Progress in Rehabilitation Medicine of Malignant Tumor:
an Education Handbook of Science Popularization

肿瘤康复"指南针":
肿瘤康复科普手册

主 编 / 彭星辰 苏勇林 胡晓林
编 委 / （以姓氏拼音为序）

陈 俊	戴婷婷	董 天	龚艳萍	郭 涛
贺莎莎	何 燕	胡晓林	李 斌	李 森
李 燕	林圯昕	刘春花	刘 劝	刘 婧
刘钦瑜	刘 倘	卢景康	潘 黎	彭星辰
任 敏	沈鹏飞	苏勇林	王 力	王 铭
王 谦	王乙舒	王 颖	卫治功	殷 莉
余 敏	张 双	张 萍	郑于珠	朱 宁

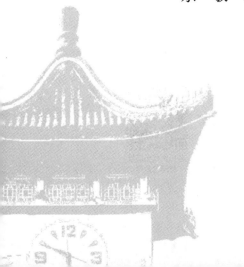

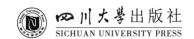

四川大学出版社
SICHUAN UNIVERSITY PRESS

项目策划：李天燕　龚娇梅
责任编辑：龚娇梅
责任校对：周　艳　许　奕
封面设计：墨创文化
责任印制：王　炜

图书在版编目（CIP）数据

肿瘤康复"指南针"：肿瘤康复科普手册 / 彭星辰，
苏勇林，胡晓林主编 . — 成都：四川大学出版社，
2021.5
　　ISBN 978-7-5690-2100-4

　　Ⅰ . ①肿… Ⅱ . ①彭… ②苏… ③胡… Ⅲ . ①肿瘤—
康复—手册 Ⅳ . ① R730.9-62

中国版本图书馆 CIP 数据核字（2020）第 084713 号

书　名	肿瘤康复"指南针"：肿瘤康复科普手册
	ZHONGLIU KANGFU "ZHINANZHEN"：ZHONGLIU KANGFU KEPU SHOUCE
主　编	彭星辰　苏勇林　胡晓林
出　版	四川大学出版社
地　址	成都市一环路南一段 24 号（610065）
发　行	四川大学出版社
书　号	ISBN 978-7-5690-2100-4
印前制作	四川胜翔数码印务设计有限公司
印　刷	郫县犀浦印刷厂
成品尺寸	170mm×240mm
印　张	18.75
字　数	346 千字
版　次	2021 年 5 月第 1 版
印　次	2021 年 5 月第 1 次印刷
定　价	58.00 元

版权所有 ◆ 侵权必究

◆ 读者邮购本书，请与本社发行科联系。
　电话：(028)85408408/(028)85401670/
　(028)86408023　邮政编码：610065
◆ 本社图书如有印装质量问题，请寄回出版社调换。
◆ 网址：http://press.scu.edu.cn

四川大学出版社
微信公众号

【目录】

第一篇

总论

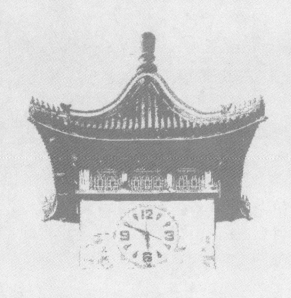

第一章 绪论

一、什么是肿瘤的康复期？

肿瘤的康复期是指经过手术、放射治疗（以下简称放疗）、化学治疗（以下简称化疗）或其他肿瘤根治性治疗后所处的时期，提高个体生存质量是肿瘤康复期的重要内容。根据世界卫生组织（WHO）的报告，近45％的恶性肿瘤可治愈。并且，新的诊疗技术的发展，为肿瘤患者带来了更多治愈的可能，越来越多的肿瘤患者将面临肿瘤治疗后的肿瘤的康复期。

二、什么是肿瘤的康复？

肿瘤的康复目前还没有公认的定义，结合目前的相关资料，肿瘤的康复是采用各种各样的措施，最大限度提高个体生存质量，尽可能延长生存期，提高治愈可能。肿瘤的康复的应用范围不仅包括肿瘤的康复期，也包括了肿瘤治疗前期、肿瘤治疗期和肿瘤姑息治疗期等。肿瘤的康复涉及患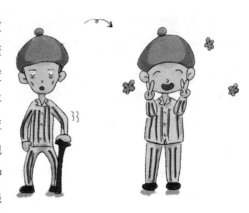者的治疗、日常饮食、心理状态及体能锻炼等方方面面，需要结合多学科可应用的一切有效方法，旨在提高患者生存质量和延长生存时间。肿瘤的康复的应用将从疾病诊断开始陪伴患者终身，不同病种、不同诊疗时期、不同疾病发展阶段，肿瘤的康复的主要内容也有很大的差异。

与目前的医学模式相切合，肿瘤康复围绕"肿瘤患者如何重塑一种最佳的生活

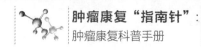

状态"开展研究。在目前"生物－心理－社会"医学模式下，生物、心理、社会三个因素对肿瘤的预后都有显著的影响：首先，生物因素直接影响了一个人的心理健康及社会适应，生物因素是所有因素的前提和基础；其次，随着肿瘤治疗技术的发展，可选择的治疗方式越来越多，患者的社会及心理因素便直接影响了治疗的依从性，影响生物因素的转归；再次，心理因素也因影响生物因素，如人体内分泌、心血管、免疫等多系统的功能，进而对肿瘤细胞的生物学发生发展产生影响。

肿瘤的康复是手术、放疗、化疗等这些抗肿瘤治疗措施的补充，并对抗肿瘤治疗有重大的影响。因此，肿瘤的康复在抗肿瘤的全过程都发挥着重要的作用。

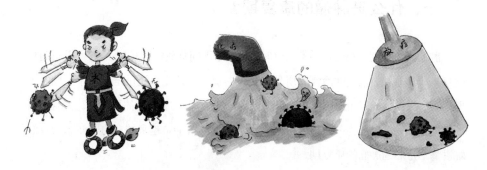

三、为什么要重视肿瘤的康复？

第一，肿瘤是危险性极大的疾病，是人类的主要死因之一。肿瘤一般起病隐匿，根据肿瘤的不同病理特点及分期，患者存活时间从几个月至几十年不等。由于病程较长，病情复杂，其造成的机体局部乃至全身的损害，可能会给患者带来很大的生活困扰及心理创伤。

第二，肿瘤的治疗期会遇到各种问题，比如手术治疗后的功能缺失，放疗引起的皮炎和口腔黏膜炎，化疗引起的恶心、呕吐和乏力等。对于这些问题，如何去预防？如何去识别？如何做出良好处理？大部分患者都比较困惑，渴望获得一些应对技能，却无从下手，所以掌握一些肿瘤康复知识，比如放、化疗反应的康复，功能康复，心理及营养的康复等，对不同肿瘤在诊疗过程中将会出现的问题进行初步了解，有利于预防和治疗抗肿瘤治疗过程中的副反应，改善机体功能状态，保持良好的心理，进而全方位地促进肿瘤的康复。

第三，虽然心理活动、饮食、身体活动在每个普通健康个体的日常生活中容易被忽视，但在肿瘤患者中却有其特殊性。在肿瘤治疗前期和肿瘤的姑息治疗期，多数患者面对的最多也最主要的问题就是各种心理问题。据报道，在肿瘤患者得知自己患病之后，并发心理问题的比例约 25％，而心理的状态也直接影响了患者对治疗的依从性，甚至影响病情的发展。了解患病后整个时期的心理特点，掌握一些可能有效的调试方法，了解临终关怀的要义，将有助于缓解患者的心理痛苦。因此，在总论部分，我们对康复期的方方面面进行了总体概述，包括肿瘤患者的心理康复，营养康复，中医康复，运动康复，放、化疗副反应康复，乙型肝炎病毒感染者化疗时的抗病毒治疗等。

第四，根据肿瘤的疾病特点，当肿瘤患者采取积极有效的治疗措施后，之后仍有复发的可能。肿瘤康复措施应用于肿瘤的康复期可以帮助患者朋友们初步了解相关疾病可能遇到的问题，改善生活质量，在发现不适时，早期做出正确的决定，尽早接受治疗。根据不同肿瘤的特点，了解肿瘤康复期的注意事项、生活护理要点、主要关注的症状、不同肿瘤需要复查的指标及随访间隔时间，警惕肿瘤的复发转移，尽早治疗，便可提高生活质量，延长生存时间。因此，在分论部分，我们对二十余种肿瘤治疗与康复过程中的方方面面进行了详细阐述，并列出了临床常见的应对措施。

四、肿瘤的康复有哪些关键点？

规律随访复诊，谨记主管医生嘱托，按时完善相关复查。

把握抗癌技能，合理饮食规范药膳，适当运动提高免疫。

卸下心理包袱，做好长期抗癌准备，释然面对生老病死。

人生在世，生老病死，无法抗拒，谨以此书，为广大患者献上绵薄之力，助各位拥有品质人生。

第二章　肿瘤患者的心理康复

一、肿瘤患者的心理变化

患有肿瘤的人可能会发现，患病后的身体和心理都很紧张。一些人试图用某些不良行为控制压力和情绪，如吸烟、饮酒或久坐不动，可能会使肿瘤治疗后的生活质量下降。相比之下，能够使用有效的应对策略（如放松和压力管理技术）来应对压力、管理情绪的人，被证明具有较低水平的抑郁焦虑及较多的有利于肿瘤治疗的因素。

肿瘤患者的心理压力会严重影响其生活质量，并且对肿瘤的治疗和后期的恢复产生很大的影响。存在心理压力的患者通常对他们接受的治疗不太满意，或对治疗不配合。那么肿瘤患者到底会有哪些心理上的变化呢？

1. 不堪重负

当你第一次知道自己患有肿瘤时，可能会觉得自己的生活失去了控制。这可能是因为：

- 你想知道你是否还能活下去，但医生又无法给你一个确切的答案；
- 你的正常生活会被治疗打断或影响，你觉得你不能做自己喜欢的事情；
- 你常听到医生说一些你不理解的医学术语；
- 你感到无助和孤独。

即使存在上述问题，实际上你还是有办法去掌控你的生活的。你可以尝试尽可能多地了解关于肿瘤的知识，向你的医生提出你的疑问；如果对某些内容不理解，一定要说出来。此外，如果你能够保持生活内容丰富一些，会感觉更好。你可以尝试做一些你原来感兴趣的事情，比如听音乐、读书、做手工，或培养一些新的兴趣爱好。

2. 否认

当你第一次被诊断患有肿瘤时，你可能无法相信或接受你患肿瘤这个事实。否认可能会对你有所帮助，因为它可以让你有时间适应你的诊断。它还可以让你有时间感到未来充满希望。但有时否认是一个严重的问题，如果持续时间过长，可能会使你无法及时得到治疗。通常在治疗开始的时候，大多数人才能接受他们患有肿瘤这个事实。

3. 愤怒

肿瘤患者常常感到愤怒，经常会问："为什么得病的人是我？"可能还会对自己的医生、朋友和家人感到愤怒或不满。当一个人不愿意去表露出自己某些负性情绪（如恐惧、害怕、焦虑、沮丧或无助）的时候，可能就会感到愤怒。如果你感到愤怒，不必假装若无其事，愤怒有时候也会有所帮助，因为它可能会促使你积极接受治疗。尝试和你的家人或朋友谈谈你的愤怒，或者可以找心理医生获得帮助。

4. 恐惧和担忧

当你认识到自己患有肿瘤，你可能会害怕或担心，这部分来源于：

- 无论是肿瘤本身还是治疗的过程都会让你感到疼痛；
- 因接受治疗而出现身体不适或外貌发生变化；
- 无法照顾好自己的家庭；
- 治疗需要高额的费用；
- 无法保留自己的工作；
- 可能会去世。

对肿瘤的恐惧有部分原因是你通过周围非专业人士或网络得知了一些和肿瘤有关的其他人的经历、谣言或错误的信息。为了应对恐惧和担忧，通过专业人士了解相关信息是非常重要的。大多数人在了解了关于肿瘤的真实信息后，恐惧会有所减轻。因为他们知道会发生什么，所以不那么害怕了。了解你的肿瘤的相关信息，并了解你自己可以做些什么。那些了解自己疾病和治疗方法的人，会更配合医生制订的治疗计划，会更快从肿瘤中恢复过来。

5. 希望

一旦人们开始接受自己患有肿瘤，他们通常会对治疗抱有希望。有很多理由可以让你感到充满希望。今天有数千万的肿瘤患者仍然活着，目前肿瘤的治疗方法和预后都比过去更好。患有肿瘤的人即使在治疗期间也可以过上积极的生活。一些医

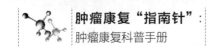

生认为，满怀希望可能有助于患者对抗肿瘤。你可以通过以下方式让自己抱有希望：

· 一如既往地规划自己的生活。

· 不要因为患有肿瘤而让自己无法做自己喜欢做的事情。

· 寻找有希望的理由。如果它对你有帮助，请把它们写下来或与他人谈论一下这些理由。

· 花点时间去接近一下大自然。

· 多听一些肿瘤患者积极生活的故事。

6. 压力和焦虑

在治疗期间和治疗后，对你所有生活的变化感觉到压力是正常的。焦虑意味着你有过分担心，感到紧张且不能放松。你可能会注意到自己的身体有如下变化：

· 心跳得更快；

· 头痛或肌肉疼痛；

· 不想吃东西或者吃得更多；

· 胃部不适或腹泻；

· 感到走路不稳、乏力或头晕；

· 喉咙和胸部有紧绷的感觉；

· 睡得太多或太少；

· 很难集中注意力。

如果你有任何上述感受，请咨询你的医生。虽然它们是压力的常见症状，但你需要确保它们不是由于药物或治疗引起的。压力可以使你的身体无法恢复。如果你担心自己压力过大，请咨询你的医生，他们可能会告诉你减轻压力的一些专业途径（如药物干预，寻求心理医生的帮助）。你也可以通过相关课程，学习应对压力的方法。关键是要找到控制压力的方法，而不是让压力控制你。

7. 悲伤和抑郁

许多肿瘤患者会感到悲伤，他们感到失去了健康和他们原有的生活。即使接受了治疗，仍可能感到悲伤。这是个体对任何严重疾病的正常反应。你可能需要一段时间才能度过并接受正在发生的所有变化。当你难过的时候，你可能感到没有精力、疲倦或不想吃东西。对于一些人来说，这些感觉会逐渐消失或减轻。但对某些人来说，这些情绪会变得更加强烈。如果这种痛苦的感觉没有好转，严重影响了日常生活，你应该警惕自己是否患了抑郁症。对于一些人来说，肿瘤的治疗可能通过改变大脑的功能而加重抑郁情绪。

抑郁症是可以治疗的。以下我们罗列了抑郁症的常见症状，如果你有超过 2 周以上存在以下的症状，请寻求专科医生进行治疗。请注意，其中一些症状可能是由于躯体不适而引起的，因此向医生告知你的这些症状非常重要。

（1）情绪表现：

- 持续悲伤的感觉；
- 情绪麻木；
- 感到紧张或情绪不稳定；
- 有一种内疚感或无价值感；
- 感到无助或无望，仿佛生活毫无意义；
- 脾气暴躁，喜怒无常；
- 难以集中注意力，精力不足；
- 经常哭泣；
- 总去担心一些事情；
- 对你过去的爱好和喜爱的活动失去兴趣；
- 即使做一些过去感到开心的事情也很难有快乐的感觉；
- 总想伤害自己，或总是出现一些自杀的想法。

（2）躯体变化：

- 不是由于疾病或治疗造成的体重增加或减少；
- 睡眠问题，例如入睡困难、多梦、早醒或睡眠过多；
- 心悸、口干、大汗、胃部不适或腹泻；
- 总感到疲乏；
- 头痛或其他躯体疼痛。

如果你的医生认为你患有抑郁症，可能会给你药物来帮助你减轻抑郁情绪。不要觉得你应该自己去控制这种情绪，或觉得自己不够坚强。寻求帮助对你的生活和健康至关重要。

8. 负罪感

许多肿瘤患者都会有这种感觉，会因为惹恼家人而责备自己，或担心自己成为家人的负担。你也可能会羡慕别人的健康，并因此而感到内疚，你甚至可能会因为自己是因为不良的生活方式才得了肿瘤而自责。这些感觉都很常见。你可以尝试去

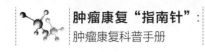

和他们谈谈自己的感受，也可以告诉你的医生。

9. 孤独

患有肿瘤的人常常感到孤独或想离群索居。这可能有以下几个原因：

· 朋友们有时因为不知道怎么帮助你，没能来看望你或打电话给你；

· 你可能感觉病得太重，无法参加社交活动；

· 即使你和家人在一起，你也觉得没有人能理解你正在经历的事情。

在患病和治疗后感到孤独是正常的。很多患者在治疗期间会切断与朋友或家人的联系也是很常见的。有些人可能会认为治疗结束后，就会恢复正常社交，但这是错误的想法。其他人可能想要帮助你，但不知道该怎么做。

10. 感谢

有些人认为，肿瘤是对自己的警醒。生病后的他们意识到享受生活中小乐趣的重要性，去了他们从未去过的地方，完成了他们一直想做却没有做的计划，花更多的时间与朋友和家人在一起，修复了破裂的关系，等等。一开始可能很难，但如果你患有肿瘤，你仍然可以在生活中找到快乐。关注每天做的让你微笑的事情，它们可以像喝杯茶或和朋友聊天一样简单。无论你选择什么，享受能带给你快乐的东西。你也可以做一些对你来说更特别的事情，它可能是你喜欢的运动或美食，可能是亲近大自然，或者到养老院做志愿者。

二、肿瘤患者的心理评估

肿瘤患者常会出现悲伤、担心、恐惧、愤怒、焦虑、抑郁等心理方面的变化，而这种变化对肿瘤的治疗和预后都有明显影响。因此肿瘤患者心理状态的筛查和评估就非常重要了。

目前，综合医院焦虑抑郁量表（Hospital Anxiety and Depression Scale，HADS）和 90 项症状自评量表（Symptom Checklist－90，SCL－90）是两个信度和效度较好的患者自评工具。HADS 是筛查躯体疾病所致焦虑抑郁最常用的工具之一，可以用来筛查肿瘤患者是否存在焦虑抑郁情绪。HADS 共有 14 个条目，焦虑分量表和抑郁分量表各占 7 个条目。评分标准：0～7 分为无表现，8～10 分为可疑，11～21 分为有症状。SCL－90 共有 90 个自我评定项目，包括了躯体化、强迫症状、人际关系敏感、抑郁、焦虑、敌对、恐怖、偏执及精神病性共九个因子，用于评估患者是否有心理问题及严重程度。采用 5 级评分制，某个因子得分越高，那么这个方面存在问题的可能性越大，严重程度也越高。

一般焦虑症筛查量表（Generalized Anxiety Disorder Scale－7，GAD－7）是一个广泛性焦虑障碍的自评筛查问卷，共有7个条目，采用4级评分制，主要评估患者两周内的焦虑程度，不能作为诊断工具。患者健康问卷（Patient Health Questionnaire－9，PHQ－9）是一个由9个问题组成的初级筛查工具，用来预测是否存在抑郁症及其严重程度。评分标准：0～4分为没有抑郁症，5～9分为可能有轻度抑郁症，10～14分为可能有中度抑郁症，15～19分为可能有中重度抑郁症，20～27分为可能有重度抑郁症。

三、肿瘤患者常用的心理治疗方法

我们经常发现，一旦肿瘤患者丧失治疗的希望，他们的健康状况恶化速度比疾病本身的发展更快。所以，心理治疗对于肿瘤患者是非常重要的。肿瘤患者心理治疗可以发挥四个方面主要作用：①延长患者生命；②减轻患者疼痛和不适；③提高患者的生活质量；④减少肿瘤治疗的副作用。

肿瘤患者的具体心理治疗方法包括个别治疗和团体治疗，心理治疗的主要目标包括：①减轻患者的心理压力，改善焦虑、抑郁情绪；②提高患者治疗的依从性；③培养患者积极的心态；④指导患者关注当下的生活；⑤改善患者的家庭气氛；⑥培养患者治疗的信心，感受生活的意义。

具体的个别和团体心理治疗方法：

1. 支持性心理治疗

支持性心理治疗可以帮助患者处理痛苦情绪，减少孤独感，学会应对技巧，强化自己的内在优势，促进患者对疾病的适应性应对。它能在相互尊重与信任的治疗关系中，帮助患者探索自我，适应疾病带来的躯体变化、角色转换和家庭关系的变化。医护人员可以通过与患者建立良好的医患关系，以及让患者感受到医生对疾病的权威性，让患者感受到心理支持。

2. 认知疗法

肿瘤及其治疗过程常给患者带来明显的躯体和情绪不适，如疼痛、恶心、呕吐、失眠、抑郁、焦虑等。患者认知的偏差对上述症状有明显的影响，认知疗法让患者了解自己的疾病，产生控制感，消除对治疗的恐惧和担心，即认知疗法通过改变患者对疾病和治疗的认知评价来调整患者的情绪。

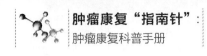

3. 精神分析治疗

精神分析治疗对于医生理解肿瘤患者的情感反应是有用的。医生通过精神分析能够更好地理解患者面对肿瘤这个诊断时出现的情绪反应。而良好的医患关系对于理解和解决冲突是非常必要的。从精神分析角度来看，患者治疗依从性的好坏可以用移情和阻抗来解释。客体关系模型有助于理解客体丧失的威胁以及患者和照料者之间的关系。自体心理学模型通过自我完整性受威胁和共情的需要来解释肿瘤患者的心理状态。

4. 正念减压治疗

正念是指自我调整注意力到当下的体验中，更好地觉察当下的精神活动，对当下的体验保持好奇心，怀有开放和接纳的态度。正念减压训练可以帮助肿瘤患者缓解疾病和治疗带来的压力，从认知上完全接纳自己。正念减压治疗还可以提高肿瘤患者的免疫功能。

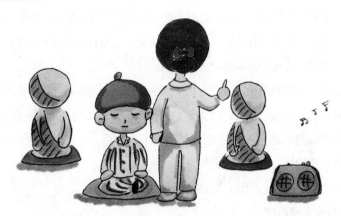

5. 团体治疗

团体治疗的内容包括：了解肿瘤和治疗的信息；了解其他患者是怎么做的，有什么经验分享；表达自己的感受（肿瘤给自己和家庭带来的变化）；在团体治疗过程中讨论对未来的担心和焦虑。团体治疗对团体成员有心理互助的作用，让成员之间的资源达到共享；团体治疗也给成员提供了一个很好的安全倾诉场所，有助于参与者宣泄情绪。

四、肿瘤患者病情告知的方法与技巧

肿瘤科医生经常会面临的一个很为难的事情就是告知肿瘤患者或家属病情。在漫长的职业生涯中，肿瘤科医生很可能会这样做成千上万次。如何向患者传达坏消息，如何告知他们所剩的生存时间，以及如何应对患者和家属的负性情绪都是极具挑战性的问题。能够清楚地传达信息，具有良好的洞察力和共情的倾听方式，是一名好医生的标志。在医生告知患者病情时，需要注意以下几方面。

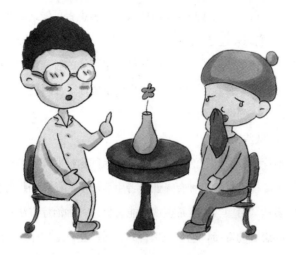

1. 环境要求

选择一个安静的房间，确保不会被其他人干扰；邀请患者以及家属一起参加。坐下来，保证患者和医生眼睛在同一个水平面，避免出现"白大褂综合征"。

2. 洞察力

了解患者目前对疾病的认识程度，通过这个方式了解患者对疾病的看法和真实情况之间有多大的差别。

一般的表达方式："在告诉你检查结果之前，我想确定一下我们的判断是否一致，你能告诉我现在你对你的病情怎么看吗？"

3. 告知信息

（1）循序渐进地告诉患者疾病相关信息。在告知信息之前，要征求患者的意见："现在可以开始讨论一下你的病情了吗？"在告知信息时确保患者的家属在场是很重要的，因为患者可能不太希望家属听到这些消息。

（2）以一种感同身受的状态（共情）与患者沟通。例如，"恐怕我有个坏消息要告诉你"。医生应该清楚表达所要传递的信息，尽量避免使用术语而造成患者误解。记住千万不要为了安慰患者而做一些虚假的保证或掩盖一些重要信息，这样会让患者失去信任。但是，告知信息时应该尽可能采取一种和蔼、共情的方式去表达，有时候一些肢体接触（如握手、拍肩膀等）是有用的，能让患者感觉

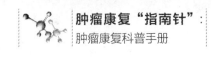
到医生的关心和担忧。避免一些不必要的令人恐惧的描述也是同样重要的。通常家属会把自己的焦虑投射到患者身上，这个时候需要认同他们想保护患者的愿望。举例：

"医生，告诉我，到底有多严重？"

这个时候需要知道患者到底想要知道什么。许多患者可能之前有一些计划（如完成一次旅行），他们想知道是否能够继续去完成。有些人想要能对未来有些规划。当患者想要了解大概还能活多久时，最好能给一个可能的时间范围，同时给予一定的希望，如"有可能几个月，也可能一年，我们希望你是活得更久的那个。那些都只是统计数据，每个人的情况不同"。

"医生，你还能做些什么呢？"

当治愈性的治疗变成了姑息治疗后，患者容易问这样的问题。通常这是患者的休克反应。尽量不要提供另外一种会降低患者生活质量的抗癌治疗方案。应该用带有共情的语气去表达"希望"："我希望现在能有另外一种治疗方法对你利大于弊。"这表明了你既关心患者的寿命，也在乎患者的生活质量。

"我想再听听其他医生的看法。"

不要和患者争辩其他医生对其疾病的看法。一些患者需要时间来消化这个坏消息给其带来的影响。让患者听听其他医生的意见也可以让患者有时间来接受这个事实，同时也让家属觉得该做的事情都已经做了。

4. 情感反应

当被告知一个非常糟糕或令人意外的消息后，患者可能表现出悲伤、愤怒等情绪。无论患者出现什么情绪，医生都要有耐心和容忍性。如果患者哭泣，应靠近患者递给他一张纸巾。一些表达可能是有帮助的："我能看出你也没有想到会这样……"或"你能告诉我你的感受吗？"这些策略通常能避免情绪进一步恶化，患者会感激医生，觉得医生关心自己，很有人情味。这个时候，医生应该告诉患者"这个过程虽然很困难，但我们会陪你一起向前走"，这是一种对患者的承诺——无论治疗计划如何改变医生都会继续关心你。

5. 总结

医生应给患者提供可供选择的治疗方案，帮助患者减轻因对疾病或未来的未知而产生的焦虑和恐惧。应该鼓励患者让家属参与进来，这样可以让家属了解一些患者因为焦虑而没有听清的信息。

医生应该关注这些信息对家庭的影响。类似"我不知道该怎么把这个消息告诉我的孩子"这样的问题应该被关注。在告知患者坏消息后，一定要给患者详细描述推荐的治疗方案。询问患者是否理解了医生推荐的治疗方案是非常有用的。千万不要和患者说："我对你的疾病无能为力了。"

告知坏消息对于患者、家属和医生都是一次应激。通过有情感支持的方式和患者交流，会增加患者的信任感、希望感和作为一个人的被尊重感，这能够促进患者配合医生的意愿，达到最好的治疗效果。

五、围手术期及手术期肿瘤患者的心理状态及应对措施

1. 围手术期及手术期肿瘤患者的心理状态

医院环境、周围患者及家属对病情的讨论、医护人员的态度对患者来说都是一种应激，尤其医护人员的不良态度和信息的模糊均可加重患者的负面心理反应。在围手术期，患者会出现明显的焦虑情绪，主要原因包括：①患者对肿瘤及其手术安全性缺乏了解，自己通过各种渠道查询资料，对所患疾病的认识比较片面，可能认为肿瘤一定会导致死亡，从而产生焦虑和恐惧；②担心手术的疗效及后遗症，对手术成功缺乏信心；③对医务人员过分挑剔，对手术医生的技术和经验反复打听，并为此感到焦虑和不安；④害怕手术引起疼痛；⑤手术费用昂贵，经济负担重，怕拖累家庭。术前焦虑程度在个体中差异很大，女性患者焦虑相对较为明显，文化程度高的患者顾虑更明显。病前性格焦虑、敏感，不善于表达自己感受，情绪不稳定，以及既往有心理创伤的患者更容易出现焦虑情绪，且焦虑水平随着手术日的渐近而逐渐升高。

手术后，部分患者可出现部分生理功能丧失和体象改变（如乳房切除、肢体残疾等），容易出现许多心理问题，表现为焦虑、抑郁、愤怒、自卑等。有的患者由于术后不能生活自理、长期卧床、躯体疼痛、疾病并发症，可继发抑郁、焦虑等心理问题。不良的心理因素可影响手术预后，这些心理因素包括：对手术不了解、与医护人员缺乏有效的沟通、消极应对、焦虑水平过高、情绪不稳定、治疗和康复的动机不足、对手术的结果期望不切实际。

2. 围手术期及手术期肿瘤患者心理问题的应对措施

（1）表达自身感受。

人们发现，当他们表达愤怒或悲伤等强烈情绪时，他们就更能解决这些情绪问

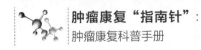

题。有些患者通过与朋友或家人、其他肿瘤患者或心理医生交谈来分享自身的感受。某些患者不想与别人讨论病情，可以选择将其写下来。

（2）寻找积极的因素。

这意味着即使在困难时期也要去发现好的方面，满怀希望，而不是总想到最坏的结果。尽量专注于健康，以及你现在可以做些什么来保持健康。

（3）不要因为肿瘤而责怪自己。

有些人认为，他们是因为做过或没做过的某些事而得了肿瘤。这是不正确的。记住，肿瘤可能发生在任何人身上。

（4）真实地表达和展现感受，不要试图去保持乐观。

许多人有时希望能任意表达自己的感受。比如，"当情况变得非常糟糕时，我只想告诉我的家人，我患肿瘤的日子很糟糕，然后就躺在床上"。这样真实地表达和展现感受是被允许的，是有益于身心健康的。当然，也有很多其他的更积极的选择。

（5）自主选择何时谈论自己的病情。

人们不知道如何与你谈论你的肿瘤。他们不知道该说些什么或怎么做。询问他们的想法或感受，你可以让他们感到更放松。

（6）寻找帮助自己放松的方法。

任何可以帮助你放松的活动，你都应该花一些时间来做。冥想、放松训练、锻炼和瑜伽都是有效的放松方式。当你感到焦虑时，这些可能会帮助你放松。你可以培养插花、摄影、听音乐、阅读或画画等爱好，或走出家门，做一些可以帮助你专注于肿瘤以外的其他事情。

（7）看看自己能控制什么。

有人说，让他们的生活井然有序是有帮助的。积极参与治疗过程、保持社交活动，是你可以控制的事情。制订每天的日程表也可以让你有一种控制感。虽然没有人可以控制每一个想法，但可以尝试尽量不去思考那些可怕的事情，而是尽你所能去享受生活积极的一面。

（8）寻求帮助。

如果需要的话，你可以寻求帮助。寻求帮助并不是软弱的表现，你的亲人可能很想要帮助你。

（9）表达对照料者的感谢。

肿瘤及其治疗对每个人都很难。有时家属会因为压力过大而疲惫不堪。因此，他们需要在生活中劳逸结合，料理自己的私事，培养自己的兴趣爱好，适当地休息，有时候能与朋友聚会。您可以对您的家人说一声"谢谢!"或写一张小的卡片表达谢意。

（10）患者互助。

请治愈的患者现身说法，可以起到事半功倍的效果。组织手术前后不同时期的患者进行交流，互相倾诉在治疗过程中的感受及体会，从手术顺利及术后长期生存的患者身上感受希望，增强战胜疾病的信心及勇气。

（11）家庭支持。

家庭作为患者的主要支持系统，对患者心理及身体的康复起着至关重要的作用。家属的言行对患者的情绪有明显影响，和谐的家庭气氛会带给患者战胜疾病的信心。肿瘤影响的不仅仅是患者本人，还会影响到患者的家人和朋友。家人可能也会感到担心、愤怒或害怕。家庭成员可能会非常理解和支持患者，但也有可能他们持完全相反的态度。有些人可能会因为自己没病而感到内疚，或者因为不知道如何帮助患者而感到无助。所以，家人要以包容的态度面对患者，此外还要学习一些技巧去应对患者的一些负性情绪。

（12）适应新的局面。

当患者发现自己有肿瘤时，周围每个人的日常生活都可能会因此发生变化，家人每天的时间安排可能都将与治疗有关。患者的某位家人可能需要从工作中抽出时间带患者去接受治疗，或者可能需要帮忙做家务。其他问题就随之出现了。

1）改变角色：当家中有人患肿瘤时，家庭中每个人都必须承担新的角色和责任。孩子可能不得不承担起更多的家务，配偶可能不得不做更多的事情。某些人可能会很难适应这些变化。

2）经济状况：大多数人都觉得在治疗过程中，经济状况是个重要的问题。肿瘤治疗会增加家庭的日常开销，也会消耗掉存款。如果患者无法继续工作，家庭中的其他人需要有经济来源来支持治疗费用。

3）生活安排：患有肿瘤的人有时需要改变他们的住所或合住的家人。例如，为了便于照顾和护理，可能需要与其他人一起住，或者可能需要远离家乡进行治疗。患者可能会因为失去了自己的独立性和私密性而感到紧张。

4）日常活动：患者可能需要其他人的帮助，比如做饭或照顾孩子。让其他人帮忙做这些事情有时候可能会让患者很为难。但是当提出请求时，大多数人都是想提供帮助并愿意这样做的。虽然有些家庭能很快适应这些变化，但有些家庭可能很

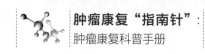

难去面对这种挑战。如果在讨论这些问题时遇到困难，应该向专业的医疗团队寻求帮助或召开家庭会议来讨论、解决问题。

5）来自家人和朋友的帮助：当家人或周围的朋友得知患者患病，有些人会想知道他们能做些什么，但却不知道该怎么问。有些人会问患者他们该如何提供帮助。你可以通过某种方式让他们了解，比如列出你认为可能需要帮助的事项，以便他们可以选择能够为你做的事情。

六、放、化疗期肿瘤患者的心理状态及应对措施

放、化疗不仅对肿瘤患者的身体是一场考验，对其心理状态也是巨大的挑战。放、化疗方案如何选择？找哪些专家做？放、化疗后效果如何？会不会人财两空？保守治疗还是手术治疗？这么多的决定需要做，会让患者一时间无所适从。放、化疗引起的恶心、呕吐、食欲不振、脱发、皮肤色素沉着、功能损害等让人备受折磨，心理上的疑虑、恐惧、焦虑更让人无所适从。

1. 焦虑

当人类面临自己无法掌控、自己的能力达不到的目标时，就会产生焦虑情绪。适度的焦虑可以让个体产生强大的动力，但是过度、过于持久的焦虑会损害个体的功能，引起躯体不适、免疫功能下降、睡眠障碍、食欲下降，而这些都是肿瘤治疗的不利因素。首先，个体要体察到自己的焦虑，例如是否有莫名的担心、紧张、心慌、出汗、坐立不安等。其次，要允许自己出现这样的情绪，并表达自己的焦虑。你可以告诉你的医生或家人你的担心，一起商量可以做些什么。有时焦虑的产生源于灾难化的思维。现代科技飞速发展，有些肿瘤在放、化疗后是可以得到有效治疗甚至治愈的，或者延长足够的生存期。做好自己能做的，不去强求不能改变的事实，即"尽人事，听天命"，分清楚哪些是自己能做的，哪些是需要医生做决策的，坦诚地向医生请教治疗的建议、把自己交给一名信赖的医生非常重要。以积极的心态科学面对焦虑情绪，专业的决定交给专业的医生去做。

2. 恐惧

当个体面对巨大威胁而手足无措时，自然会产生恐惧心理。老观点认为"肿瘤就是不治之症"，今非昔比，某些患乳腺癌、淋巴肿瘤、甲状腺肿瘤的患者可以终身不再复发。因此，当你恐惧时，先问问自己："真的那么可怕吗？""这些结果是否像我想象的那样？""怎样做会让我好一些？""如果发生那样的情况，我可以如何

应对?"同时你也需要和医生、家人交流你的恐惧,你会发现交流过后恐惧会减轻很多。

3. 无助

有些患者认为医生不给做手术就意味着"无药可救"了,进而陷入深深的无助绝望之中。也有些患者在接受放、化疗后病情并未完全控制住,出现严重的副反应,随之产生"治疗无效"的悲观念头,甚至有轻生的想法。肿瘤治疗是一项系统、长期的工程,往往不能以一时的效果来判断整体的效果。当然,治疗的过程是曲折艰难的。可是你不能放弃,说不定成功就在下一站。

4. 怀疑与敌对

有些肿瘤患者在放、化疗中变得十分敏感、多疑,甚至敌对。对家人的关心拒绝、对医护人员的医嘱拒绝、对医生的话怀疑。这可以理解为一种面对无知领域的惶恐反应和转移作用,对治疗的不确定转移为对家人、医护人员的不信任。你需要及时觉察自己的这种情绪反应,并尽量地把自己交给信任的医生,和他们多多交流你的疑惑,而不是在抵触与犹豫不决中耽误了治疗。

5. 退缩

部分患者在治疗中会出现退缩的现象,变得行为言语幼稚,凡事极其依赖家人。这是个体遇到自感无法解决的问题时的一种自我保护机制,退行到幼年状态,"过度"地将自己交给其他人。虽然个体暂时逃避了冲突与痛苦,可是也会阻碍个体有效地参与治疗。所以,建议在治疗中适度地积极参与,既不怀疑敌对,也不过分依赖。

6. 盲目

民间有很多偏方谣传有治疗肿瘤的作用,祖国医学的确伟大,但也千万不要盲目地"病急乱投医",一定要保持清醒的头脑,以免被一些骗子利用,非但病没治好,反而因为服用一些不明成分的药物对机体造成巨大的损害。如需求助中医中药,一定要去正规的中医院。

七、随访期肿瘤患者的心理状态及应对措施

在一个阶段的手术或放、化疗后,病情得到控制,随访工作就变得尤为重要。平静的心情、积极的生活态度会最大程度调动免疫系统的功能。一些患者稍有不适就会联想"是不是肿瘤复发了?"有这种警惕性很好,但也需要实事求是

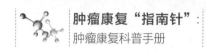
地对待躯体症状。如果经过系统、定期的随访，病情很稳定，就要平和地和疾病相处。另一些患者的情况是过度自我照料，因为生病暂停了社交、娱乐、工作等。事实证明，适度的工作、娱乐有利于患者的长期预后，正常有规律的生活有利于疾病康复。

八、姑息治疗期肿瘤患者的心理状态及应对措施

部分患者在经过系统评估后，医生会建议进行姑息治疗。姑息治疗并不代表放弃治疗，它也是一种治疗方式，是在考虑了疗效、副反应、短期与长期预后、生活质量等诸多因素后所选择的适合个体情况的一种治疗方案。首先，患者在心理上不能有医生和家人放弃自己的错觉。其次，积极配合医护人员进行相关治疗可以明显改善生活质量，提高生存期。在此，再次强调沟通的重要性。你的疑惑、想法、情绪等一定要和家人、医护人员充分沟通，这样他们才能和你一起制订合适的治疗方案。有些肿瘤患者带瘤生存期可以长达几十年，且拥有较好的生存质量。

九、临终患者及患者家属的心理状态及应对措施

死亡是人生难以回避的话题，面临死亡时，家属及患者表现出的种种反应是可以理解的：有人十分恐惧，有人恋恋不舍，有人悲恸欲绝，也有人安静释然……死亡不是个人所能掌控的，生老病死有其自然规律。当个人的力量的确无法与死亡抗争时，家属及医护人员能做的就是尽量让患者在临终前获得有质量、有尊严的生命体验。家属此时往往会将过去自己的不足之处与患者的死亡联系起来，产生自责、内疚的情绪，或家庭成员之间互相埋怨，反复回忆过去的一幕幕。这种反应也是可以理解的，可是这样做并不会让患者得到安慰。患者在弥留之际肯定希望自己所爱的人和爱自己的人生活得幸福快乐。因此，家属和患者都要珍惜所剩的时间，把更多的美好留在记忆里，而不是痛苦与悲伤。此时可以尝试完成一些患者期望完成的愿望，留下一些有纪念意义的照片等。

肿瘤患者的心理状态与肿瘤的治疗效果密切相关，乐观、积极、心怀希望、生活正常化、家人朋友的爱与关心等可以增强肿瘤治疗效果，延长患者生命与带瘤生

存期，提高生存质量。良好的心理状态是一剂金钱买不来的良药，不仅有利于肿瘤的治疗，更有利于肿瘤的预防。所以，朋友们，卸下烦恼与沉重，保持良好心态，才是最重要的长寿秘方。

第三章　肿瘤患者的营养康复

一、肿瘤患者营养状态及对预后的影响

恶性肿瘤患者营养不良发生率高，30%～80%的患者存在营养不良，约20%的患者直接死于营养不良。恶性肿瘤患者的营养不良，主要以体重下降、肌肉组织减少、恶病质为临床特征，有临床研究表明，存在营养不良的患者，不仅生存质量差，且其生存期可能缩短。恶性肿瘤患者的营养不良一方面来自肿瘤本身，另一方面来自肿瘤治疗方法及过程，包括放、化疗，手术等。几乎所有的化疗药物都可能导致营养相关不良反应，可能导致口腔黏膜损伤，从而引起口腔炎、味觉改变、食欲减退等。因而，及早发现肿瘤患者的营养不良，并进行积极的营养干预是改善患者生存质量、改善患者预后的重要措施。

二、围手术期及手术期肿瘤患者的饮食特点

术前加强营养的目的是使患者能适应手术创伤，顺利渡过手术期。营养不良常常会导致体重下降，增加住院时间，降低疗效，甚至影响生活质量和生存时间。对于术前存在营养不良的患者，应该多进食高蛋白、高能量、高维生素、易消化的食物。除了正常的三餐，可以选择适当加餐。可以随时吃自己喜欢吃的食物。每隔一段时间就可以加餐一次，不用等到感觉饥饿了再吃。适度活动或在餐前散步可以促进食欲。如想喝汤，选择在餐后比餐前更好，餐前喝汤会让人容易产生饱腹感，从而减少进食量。两餐之间可加服高能量、高蛋白的饮料，如牛奶、肠内营养制剂（需在营养师指导下使用）；或采用一些方式多摄入能量和蛋白质，如加用牛奶煲汤或煮粥，在馒头或面包上抹奶酪或花生酱。坚果及种子可以作为很好的营养加餐食品，合理的利用可以很好地增加能量及蛋白质的摄入。例如在蔬菜、水果沙拉中添

加坚果或酸奶等。若吞咽困难，可将坚果类打碎，混入粥、蛋羹、面条里。豆制品在经过加工后，可被破坏所含的抗胰蛋白酶，去除大部分纤维素，因此可提高消化吸收率，消化不良患者可将干豆换成豆腐、豆腐脑或豆腐干等。

术后患者的进食应该先从清流质开始，比如可以进食稀藕粉、米汤、果汁、鸡蛋羹等；再逐步添加一些易于消化的食物，比如原味饼干、白面包片、菜粥、面条、酸奶等；最后逐步过渡到普通饮食。过渡到普通饮食的过程中应该遵守少量多餐的原则，根据耐受程度逐步添加食物。注意避免吃容易引起胀气的食物以及油腻食物。

三、化疗期肿瘤患者的饮食特点

化疗是抗肿瘤治疗的一种重要手段，其作用机制在于杀死快速分裂的细胞，在杀死肿瘤细胞的同时，会影响整个消化道的黏膜细胞，带来恶心、厌食、呕吐等一系列不良反应。化疗反应短期可持续 1～2 天，长期可持续 1～2 个月，甚至更长，不仅影响患者的饮食和营养，也降低患者对化疗的耐受性。

化疗前，重视营养需要，积极补充营养，可减少并发症，增加耐受性，提高治疗效果。化疗期间，可以尝试在开始化疗前稍微吃一些东西，并利用治疗反应发生的间隙及胃口好的时候尽量多吃一些，少食多餐。建议在接受化疗 2 小时内避免进食，化疗后尽可能给患者提供温和无刺激的食物，避免油腻的食物。如果恶心、呕吐、食欲差等症状严重，可辅以临床药物缓解症状，或饮用清淡、冷的饮料来减轻症状。对于消化不良、食欲不振的患者，可选用开胃助消化的食物，如山楂、话梅、陈皮、酸奶等，同时要注意干稀搭配，调味品可选用番茄酱、豆瓣酱等，不吃或少吃油炸食物、奶油类食物。

化疗期间不良反应大的患者，可少食多餐，多吃一些营养丰富的加餐食品。如果不良反应持续导致食物摄入量明显减少超过一周，则需在营养师或医生的指导下及时采用肠内营养甚至肠外营养的方式补充营养。此期应注意均衡饮食，适当增加一些富含蛋白质的食物，如鸡蛋、牛奶、豆制品、各种瘦肉等。

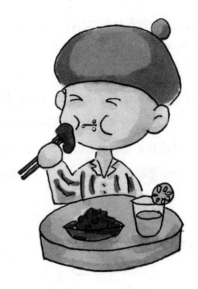

四、放疗期肿瘤患者的饮食特点

均衡饮食是放疗期肿瘤患者饮食的重要原则，应确保进食足够的主食（米饭、面条、馒头等），同时适当增加高蛋白和高微量元素食物（如鸡蛋、酸奶、豆制品、瘦肉、多种蔬菜和水果）的摄入量。不宜空腹接受治疗，可在治疗前 1 小时少量进食。少量多餐，可选择面包、饼干、藕粉、酸奶、豆腐干、水果、坚果等食物进行加餐。经过正常进食不能满足营养需要的患者可由医生或营养师开具特殊医学用途配方食品进行营养补充，改善营养不良，降低放疗不良反应的发生率。

严重口腔炎、食管炎导致吞咽困难的患者，可以吃流质或者半流质饮食，如牛奶、鸡蛋羹、米粥、果蔬汁、匀浆膳等；避免过冷、过热、酸、辣等刺激性食物；严重者可考虑管饲（鼻胃管、鼻肠管、胃造瘘管及胃空肠造瘘管等）。口腔炎患者还应定期漱口，有助于预防口腔感染。

腹部放疗导致放射性肠炎的患者，急性期应尽量避免油腻食物（油炸丸子、炸薯条）、高纤维食物（如玉米、大麦、豆类、芹菜）、产气多的蔬果（洋葱、笋、萝卜、韭菜、青椒、葱、甜瓜）、刺激性食物（如干辣椒、胡椒等）及碳酸饮料等。可食用含纤维素少的瓜茄类蔬菜，如冬瓜、去皮西红柿，煮熟的生菜、土豆等。腹泻严重的患者需要暂时禁食，适量补液。

对头颈部放疗引起口干的患者，除医生建议限制液体量之外，应确保每日饮用足量的水，另外饮食中可增加服用一些生津的食品，如藕汁、梨汁、橙汁、橄榄、酸梅汤、无花果、罗汉果等。对于正常进食不能满足营养需要的患者,可在营养师指导下使用肠内营养制剂。

五、随访期肿瘤患者的饮食特点

大多数与饮食相关的肿瘤治疗不良反应会在治疗结束后消失。但某些不良反应可能会在治疗结束后持续一段时间,如食欲不振、口干、味觉或嗅觉变化、吞咽困难或体重变化。如果随访期间出现上述情况,应及时去医院请医生或营养师调整治疗方案。同时应与医生或营养师沟通,根据复查结果确认自身饮食上是否存在禁忌。

六、随访期注意事项

1. 控制体重

维持健康体重对于肿瘤康复患者预防肿瘤复发和健康饮食、规律的体力活动同样重要。体重是客观评价人体营养和健康状况的重要指标。体质指数(BMI)控制在20~23kg/m^{2}为理想范围。体重过低可导致营养不良,诱发疾病。体重过低的患者应适当增加体重,将体重维持在正常体重范围的下限,每2周定时(早晨起床排便后空腹)称一次体重,若出现任何不明原因(非自主性)的体重丢失(体重下降超过2%),应该及时到医院复诊。消瘦不仅影响患者对治疗的耐受性,也可能影响免疫功能。如果体重过低,建议到医院找临床营养师咨询,科学增重。营养师可根据个体的情况制订适合的饮食方案,通过调整进食次数、膳食结构增加能量摄入。若体重增加不明显,必要时可通过口服营养制剂的方式补充能量,增加体重。肥胖的患者应适当科学减重。轻度超重的患者对于治疗的耐受性比消瘦的患者要好一些,但是体重过重或短期体重增加过快可能对预后产生影响。一旦开始减重,应根据个人情况制订合理的减重计划,禁用严格的饥饿疗法,应保证蛋白质的摄入;可依靠选择高膳食纤维、低热量的食物,调整饮食结构来制造能量缺口,如定时定量进餐,细嚼慢咽,避免进食过快;学会看食品标签上的"营养成分表",了解食品的能量,少喝含糖饮料,尽量少选择高脂肪、高糖、高能量的食品。除此之外,减少在外就餐频率。若仍有饥饿感可酌情增加低能量蔬菜的摄入,如黄瓜、番茄等。

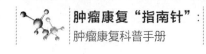

2. 规律锻炼

增加身体活动可以降低心血管疾病、2型糖尿病和结肠癌的发病风险，但剧烈、严重消耗体力的运动，会暂时削弱患者的抵抗力，并不适合肿瘤患者。若想要开始较大强度的锻炼，最好先咨询主管医生或找专业的健身顾问、营养师辅助制订一个锻炼计划。一般情况下，肿瘤患者可根据自身情况，每日进行轻到中等强度活动30分钟；建议进行柔缓的运动，如太极拳、步行、慢跑等。步行相对来说是一种安全的、适量的运动。体弱的肿瘤患者适合缓步，即步频低、步幅不大的步行，行走稳健，每分钟60～70步。锻炼应注意循序渐进，以每4～6周作为一个锻炼周期，每次锻炼的时间和强度随体能的改善可以逐渐增加。同时注意避免过度疲劳，运动到微微出汗即可。

3. 食物多样，合理饮食

食物多样、谷类为主、粗细搭配的平衡膳食模式是保障人体营养需要和健康的基础。"食物多样"是平衡膳食模式的基本原则，每日的饮食中应包含谷薯类、畜禽鱼蛋奶类、蔬菜和水果类、大豆坚果类等食物。建议平均每天至少摄入12种以上食物，每周摄入25种以上。"谷类为主"是平衡膳食模式的重要特征，建议每天摄入谷薯类食物250～400g，其中薯类50～100g，全谷类和杂豆类50～150g。全谷类如小米、玉米、燕麦、全麦粉等。杂豆类指除大豆之外的红豆、绿豆、芸豆、花豆等。加工越少的食物越好，反复加工过的精制谷物往往会损失很多营养素，如维生素B_1、膳食纤维等。可在每餐的白米中加入一把小米、玉米糁、红豆或绿豆等做成杂粮米饭。精白米面和杂豆类混合搭配食用可提高膳食营养。

4. 多吃蔬菜和适量的水果

蔬菜、水果是维生素、矿物质、膳食纤维和植物化合物的重要来源，对提高膳食微量营养素和植物化合物的摄入量起到重要作用。多吃蔬菜可降低食管癌和结肠癌的发病风险。建议每餐都有蔬菜，保证每天吃300～500g蔬菜，深色蔬菜应占50%。红、绿叶菜、十字花科蔬菜富含更多的营养物质，如菠菜、油菜、韭菜、西兰花、胡萝卜、西红柿、紫甘蓝、韭菜等。建议每天都有水果，但不宜吃太多，根据自身情况，一天一个拳头大小的水果就可以了（200～350g）。另外，因果汁去渣后会损失维生素和膳食纤维，故不能代替鲜果。蔬菜和水果的营养成分各有特点，其中矿物质、膳食纤维和植物化合物的含量也不同，故也不能相互替换。

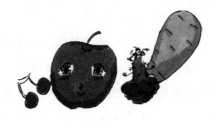

5. 经常吃奶类、豆类及其制品

牛奶是膳食中蛋白质和钙的重要来源，牛奶不仅不会致癌，低脂奶还可以降低患乳腺癌的风险。推荐每日摄入 300～500g 奶及奶制品。若喝奶出现腹泻、腹胀等症状，应考虑可能存在乳糖不耐受，可以换成酸奶或低乳糖牛奶。豆浆、乳酸菌饮料不能代替牛奶。虽然豆浆中的蛋白质含量与牛奶差距不大，但豆浆中的钙含量与某些维生素的含量远低于牛奶。因为豆浆和牛奶各有特点，所以不能单一地只喝牛奶或只喝豆浆。乳酸菌饮料中的蛋白质远低于牛奶，不建议用乳酸菌饮料代替牛奶。大豆及其制品中的蛋白质属于优质蛋白质，建议每天吃大豆 25g，相当于 50g左右的豆腐干、360ml 豆浆、180g 左右的内酯豆腐、75g 左右的老豆腐。值得一提的是，大豆及其制品并不会增加乳腺癌的发病风险，反而可降低绝经前女性乳腺癌的发病风险。

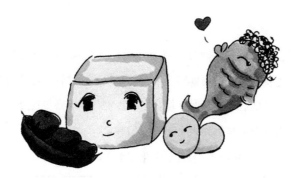

6. 不提倡饮酒，戒烟

过度饮酒可导致酒精中毒、酒精性脂肪肝，严重时还可能导致肝硬化。成年男性一天的酒精摄入量建议不超过 25g，相当于 750ml 啤酒、250ml 葡萄酒、50ml 高度白酒；成年女性一天的酒精摄入量建议不超过 15g，相当于 450ml 啤酒、150ml葡萄酒、30ml 高度白酒。烟草的危害巨大，建议肿瘤患者戒烟。

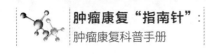
7. 限制红肉摄入

红肉指的是颜色较红的肉类，如牛、羊、猪肉。白肉指的是鱼、兔、鸡、鸭肉。红肉的脂肪含量高，含有较多的饱和脂肪酸和胆固醇，过多的摄入对健康不利。建议肿瘤患者随访期吃瘦肉，不吃肥肉和内脏，最好以鱼和家禽肉等白肉替代部分红肉。建议每天红肉的摄入量不超过 50g，白肉 75～100g（其中水产品占1/2）。贫血的患者，可适当增加红肉摄入量。烟熏制品可能增加胃癌和食管癌的发病风险，应尽可能避免吃烟熏肉类和加工肉类，如腊肉、咸肉、香肠、火腿等。

8. 减少盐、油摄入

高盐饮食会增加高血压、脑卒中、胃癌的发病风险。成人建议每天食盐摄入量不超过 6g（约一个啤酒盖量的食盐）。65 岁以上老人或有家族性高血压的人，慢性病发病风险增加，建议每天食盐摄入量不超过 5g。烹饪时，注意看食品标签中钠的含量，有些调味品中钠含量也很高，如鸡精、味精、酱油、大酱等。可以适量加入一些调味品，如番茄酱、葱、姜、大蒜、洋葱、香菜、青椒、柠檬及醋，调整食物味道。油类也应当减少，用植物油不用动物油，每天烹饪油摄入量不超过 30g。烹饪时，可选择蒸、炖、煮、凉拌的方式减少用油量，并用带刻度的油壶限制烹饪用油。

9. 吃干净卫生的食物

保障食品卫生，要做到生熟分开，处理生、熟食的刀具和砧板要分开，盛放生、熟食的餐具也要分开。不要食用在常温下存放时间过长，可能受真菌毒素污染的食物。用冷藏或其他适宜方法保存易腐烂的食物。尽量减少在外就餐次数。针对不同情况肿瘤患者的食谱举例如表 1-1～表 1-6 所示。

表 1-1 普通放、化疗患者食谱举例

餐次	食物名称	食物用量
早餐	蒸鸡蛋 杂粮粥 凉菜	鸡蛋 1 个 50g 稻米 50g＋赤小豆 10g 凉菜：各类时令新鲜少渣菜叶
上午加餐	牛奶泡杏仁粉	牛奶 250ml、杏仁粉 25g
午餐	黑米饭 清蒸鲈鱼 鲜蘑菇炒菠菜	稻米 75g、黑米 25g 鲈鱼 100g 鲜蘑菇 100g、菠菜 100g 烹饪油 10g、盐 2～3g

餐次	食物名称	食物用量
下午加餐	果汁	中等大苹果一个约200g
晚餐	玉米饭 番茄炖牛肉 蒜蓉西兰花	稻米75g、玉米糁25g 牛肉75g、番茄150g 西兰花150g 烹饪油10g、盐2～3g
晚加餐	酸奶	酸奶125ml

备注：化疗患者营养加餐食物可选用：烤馒头片、燕麦片、面包、蛋糕、小甜饼、藕粉、杏仁粉、饼干；酸奶、奶酪、豆腐干、牛肉干、煮鸡蛋；核桃、花生、杏仁；苹果、香蕉、柑橘；新鲜的蔬菜水果汁、肉汤；芝麻糊、山楂酱；肠内营养制剂等。

表1－2　恶心、呕吐患者食谱举例

餐次	食物名称	食物用量
早餐	荷叶粥 水煮鸡蛋 牛奶 早餐蔬菜	荷叶10g、稻米50g 鸡蛋1个50g 脱脂牛奶1盒250ml 小番茄100g
上午加餐	水果汁	橘子200g
午餐	软米饭 青菜豆腐汤 清蒸鲈鱼 蒸山药	稻米100g 豆腐75g、小白菜150g 鲈鱼100g 山药50g 烹饪油10g、盐2～3g
下午加餐	苏打饼干	25g
晚餐	软米饭 鸡丝蔬菜沙拉 鲜芦笋汤	稻米100g 鸡胸肉50g、时蔬（圆白菜、木耳、菜花）共150g 芦笋100g 烹饪油10g、盐2～3g
晚加餐	酸奶	脱脂酸奶160ml

表1-3 吞咽困难患者食谱举例

餐次	食物名称	食物用量
早餐	小麦糊 鸡蛋羹 酸奶	小麦 50g 鸡蛋 1 个 50g 脱脂酸奶 160ml
上午加餐	银耳薏米炖雪梨	银耳 1 小朵、薏米 15g、梨 150g
午餐	米糊 肉末豆腐羹 蔬菜泥	稻米 100g 猪瘦肉 50g、北豆腐 100g 青菜 150g 烹饪油 10g、盐 2~3g
下午加餐	蛋糕	蛋糕 50g
晚餐	软面条 牛肉羹 藕粉	小麦粉 100g 牛肉 60g、胡萝卜 100g 藕粉 50g 烹饪油 10g、盐 2~3g
晚加餐	酸奶	脱脂酸奶 125ml

表1-4 腹泻患者食谱举例

餐次	食物名称	食物用量
早餐	山药米粥 水煮鸡蛋 牛奶	山药 50g、稻米 50g 鸡蛋 1 个 50g 牛奶 1 盒 250ml
上午加餐	水果	蓝莓 100g
午餐	米饭 清蒸鲈鱼 蒸茄子	稻米 100g 鲈鱼 100g 茄子 150g 烹饪油 10g、盐 2~3g
下午加餐	山楂糕	山楂糕 50g
晚餐	软面条 土豆炖牛肉 拍黄瓜 紫菜蛋花汤	小麦粉 100g 牛肉 60g、土豆 150g 黄瓜 150g 紫菜 10g、鸡蛋 50g 烹饪油 10g、盐 2~3g
晚加餐	酸奶	脱脂酸奶 125ml

表 1-5 便秘患者食谱举例

餐次	食物名称	食物用量
早餐	红薯粥 水煮鸡蛋 全麦面包	红薯 50g、稻米 50g 鸡蛋 1 个 50g 全麦面粉 30g
上午加餐	水果	香蕉 100g
午餐	黑米饭 蒜苗炒猪肉 清炒菠菜	黑米 25g、稻米 50g 蒜苗 150g、猪肉 75g 菠菜 150g 烹饪油 10g、盐 2~3g
下午加餐	坚果	核桃 2 个 30g
晚餐	玉米饭 笋子炖牛肉 绿豆南瓜汤	玉米糁 25g、稻米 50g 牛肉 60g、笋子 150g 南瓜 150g、绿豆 25g 烹饪油 10g、盐 2~3g
晚加餐	牛奶	纯牛奶 250ml

表 1-6 贫血患者食谱举例

餐次	食物名称	食物用量
早餐	红枣猪肝粥 煮鸡蛋 凉菜	猪肝 20g、红枣 5 颗、大米 30g 鸡蛋 2 个 凉菜：各类时令新鲜少渣菜叶 100g
上午加餐	坚果	坚果一把
午餐	米饭 土豆炖牛肉 蘑菇炒肉 时令上汤青菜	大米 50g 土豆 100g、瘦牛肉 30g 鲜蘑菇 100g、瘦猪肉 30g 时令青菜 200g 烹饪油 10g、盐 2~3g
下午加餐	水果	中等大小苹果一个
晚餐	全麦馒头 白切鸡 凉拌花生木耳	全麦面粉 50~100g 白切鸡 150g 木耳少许、花生少许 烹饪油 10g、盐 2~3g
晚加餐	阿胶	阿胶 50g

备注：补血类食物包括动物血、肝脏、瘦肉、鸡蛋、枣、黑木耳、花生、阿胶等。

第四章　肿瘤患者的中医康复

一、概述

目前，根据新生物的细胞特性及其对机体的危害程度，将"肿瘤"分为良性肿瘤和恶性肿瘤两大类。其中，恶性肿瘤临床主要表现为肿块逐渐增大，表面高低不平，质地坚硬，时有疼痛、发热，患者常见食欲缺乏、乏力、日渐消瘦等。

中医将多种恶性肿瘤总称为癌病，与西医"癌症"的意思大致一致。古代医家对其早有认识，但由于条件的限制，少有专门著述，而散见于"癥瘕""瘿瘤""积聚""血证"等病的记述中。恶性肿瘤属于中医学"岩证"的范畴。"癌"字源于"岩"，指肿块高低不平、坚硬如石、不能移动、溃烂后如岩洞状。

恶性肿瘤是一种难治性疾病，目前已认识到恶性肿瘤是一类全身性疾病的局部表现，单一手段或局部治疗，均难以将其彻底治愈。中医药治疗恶性肿瘤以扶正祛邪为指导思想，中西医结合治疗可以取长补短，充分发挥各种治疗方法对恶性肿瘤各阶段的作用，达到提高疗效或减毒增效的目的，能改善患者症状，提高生存质量，延长生存期。本章主要就广义肿瘤的中医康复进行阐述。

二、病因病机

中医认为肿瘤的发生多因正气亏虚，饮食失调，情志怫郁，宿有痼疾，感受邪毒等，使脏腑功能失调，阴阳失衡，气血津液运行失常，从而产生气滞、血瘀、痰湿、热毒等病理变化，与脏腑组织相互搏结。

（一）病因

目前肿瘤的病因尚不甚清楚，但据其起病经过及临床表现，中医认为其可能与年龄、饮食、情志、既有疾病、六淫邪毒等有关。

1. 久病伤正，年老体衰

久病体衰，正气亏虚，气虚血瘀；或劳累过度，气阴耗伤，脏腑阴阳气血失调，外邪易乘虚而入，客邪久留，导致气机不畅，血行瘀滞而结聚成块。

2. 饮食失调

一方面，嗜烟酒、辛辣、油炸或生冷食物，可损伤脾胃，引起正气亏虚，易感外邪或客邪久留。另一方面，脾失健运，不能升清降浊、运化水湿，则聚湿生痰，凝结成块。

3. 七情怫郁

情志不遂，气机不畅，久则导致气滞血瘀，或气不布津，渐而成块。

4. 宿有痼疾

机体脏腑阴阳失衡，气血功能紊乱，治疗不当或失于调养，损伤正气，或正气虚弱，驱邪无力，可加重或诱发气、痰、食、湿、水、血等凝结阻滞于体内，壅结成块。

5. 六淫邪毒

正气不足则易感六淫邪毒，邪气由表入里，若正气不能抗邪，则邪毒滞留于五脏六腑，使脏腑气血、阴阳失调，而致气滞、血瘀、痰浊、热毒等病理产物。随着时间的延长则可凝聚成块。

（二）病机

中医认为肿瘤的基本病理变化为正气虚损与气滞、血瘀、痰浊、热毒等相互纠结，日久而成有形之肿块。

本病病机为本虚标实。初期邪盛而正气尚足，故以气滞、血瘀、痰浊、热毒等实证为主。中晚期由于疾病本身或治疗耗伤人体气血津液，故多出现气血亏虚、阴阳两虚等病机，邪愈盛而正愈虚，虚实夹杂，病变错综复杂，病势日益深重，缠绵难愈。不同的肿瘤在病机上又各有特点。

临床上，一个患者身上常可以见到正虚和邪实同时存在，常见的证型包括气滞血瘀、气阴两虚、气血不足、湿热内蕴、痰瘀互结、阳气亏虚等，有时病机可相互

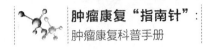

掺杂。因此需要按照中医辨证理论体系进行辨证论治。

三、辨证论治

（一）辨证要点

临床辨证时，应根据临床表现，明确各种肿瘤的脏腑辨证，分清痰浊、气滞、血瘀、热毒的不同，以及是否有兼夹证；辨标本虚实，确定人体正邪的盛衰变化；辨脏腑阴阳，分清受病脏腑阴阳失调的不同；辨病程的阶段，明确患者处于疾病不同时期的差异，评估预后，确定恰当的治则治法。在明确诊断的过程中，其细胞学分类诊断虽属西医学范畴，但它对估计病情，判断预后，选择治疗方案等有重要意义，所以中医医生也应尽可能了解肿瘤的细胞学性质，结合患者的全身情况、肿瘤发展情况等，合理安排综合诊治方案。

（二）治疗原则

肿瘤病性属本虚标实，到疾病后期表现为邪盛正衰，所以治疗的基本原则是扶正祛邪，攻补兼施。同时结合病史、病程、四诊及实验室检查等临床资料，综合分析，辨证施治。初期邪气不虚，正气盛，应攻邪为先；中期正邪相争，宜攻补兼施，以助驱邪外出；晚期正气不足，不耐攻伐，当扶正培本以抗邪气。扶正之法主要是根据邪正盛衰，结合主要病变脏腑而分别采用补气、补血、补阴、补阳的治法；祛邪主要针对病变性质采用理气除湿、行气化痰、活血逐瘀、清热解毒等法，并适当配伍软坚散结之中药。未病先防先治，对减少发病有重要意义；既病则加强饮食调养，疏解气机，调畅情志，不妄劳作，以利于身体的康复。

四、中医康复疗法

常用中医康复疗法包括中药康复法、中医心理康复法、针灸康复法、传统运动锻炼康复法等。

（一）中药康复法

早在殷商时期，就已经有关于"瘤病"的记载。商朝时开始设立"疡科"，开创了内外科共同治病的先例。《黄帝内经》记载了肿瘤的病因病机及治法，提出了扶正祛邪、治病求本的治疗原则，为后世中医治疗肿瘤奠定了理论基础。东汉张仲景的《伤寒杂病论》集理、法、方、药为一书，其所提六经辨证成为经典。宋金元时期，百家争鸣，治肿瘤的方法得到极大的丰富，如刘完素"六气皆从火化，清热解毒为治"，张从正"汗吐下三法，主邪去正自安"，李东垣"补中益胃气，养正积自消"，朱丹溪"凡人身上中下有块者多痰也""治痰当以顺气为先，气顺即一身津液自顺"，陈实功"列证最详首重脾胃，论治最精内外兼治"。清朝张锡纯"顾护脏腑气血为先，专攻病根结聚之处"。经历代医家扩充拓展，至清朝相关理论接近完备。迫至近现代，借鉴现代研究成果，中医治疗肿瘤的方法和倡导的带瘤生存、中西医结合治疗优势互补的理念，也逐渐被外界接受。

1. 治疗中的攻补关系

本病起病隐匿，患者就诊时多属中晚期，本虚标实突出。一方面，患者局部有有形之包块，治疗时多用活血化瘀，化痰散结，理气行气之法；另一方面，多有脏腑阴阳气血不足，故宜补益气血阴阳，扶正祛邪。临证可根据病情采用先攻后补，或先补后攻，或攻补兼施等方法。同时，应把顾护胃气的指导思想贯穿治疗的始终，以期调理脾胃，滋养气血生化之源，扶助正气。

2. 关于配合西医治疗

中医药配合手术、化疗、放疗，有提高疗效或减毒增效的作用。①患者经过手术后，常出现一些全身症状，如发热、盗汗或自汗、纳差、神疲、乏力等。中药可补气生血，使免疫功能尽快恢复，同时还有直接的抗癌作用。中医常以健脾益气，滋阴养血为治，代表方如参苓白术散、八珍汤、十全大补汤、六味地黄丸等。②放、化疗的患者，常出现恶心、呕吐、口干舌燥、口腔黏膜溃疡、吞咽困难、白细胞降低、大便干结、小便黄赤、骨髓抑制等副反应，中医辨证分型以阴虚热毒、气血耗伤、脾胃两虚、肝肾亏虚等常见，常用治法为清热解毒、生津润燥、补益气血、健脾和胃、滋补肝肾，代表方如黄连解毒汤、沙参麦冬汤、圣愈汤、香砂六君子汤、左归丸、右归丸等。

3. 关于抗肿瘤中药的应用

经过现代药理及临床研究，一些具有抗肿瘤作用的中药被筛选出来，可以在辨证论治的基础上配伍使用，以期提高疗效。例如，清热解毒类的白花蛇舌草、半边莲、半枝莲、藤梨根、龙葵、蒲公英、野菊花、苦参、青黛等；活血化瘀类的莪术、三棱、丹参、桃仁、鬼箭羽、大黄、紫草、延胡索、郁金等；化痰散结类的瓜

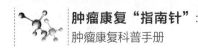
蒌、贝母、天南星、半夏、杏仁、百部、牡蛎、海藻等；利水渗湿类的猪苓、泽泻、防己、土茯苓、瞿麦等。尤其虫类攻毒药，其抗癌祛毒作用应予以重视，如蟾皮、蜈蚣、全蝎等，可辨证选用。

（二）中医心理康复法

中医认为情志失调是肿瘤形成的重要因素之一。《素问》有"膈塞闭绝，上下不通，则暴忧之病也"。《养心延命录》中讲："静者寿，躁者夭。"惊恐不安、悲观失望等可引起高级神经活动、内分泌和免疫功能等多方面的失调，可导致机体康复的能力下降。甚至病情出现急转直下，迅速恶化，所以中医医家历来十分重视心理治疗。

中医心理疗法源远流长，丰富多彩，别具特色。其认为形神合一是生命活动的关键、统领。《素问》言："主明则下安……主不明则十二宫危……"心神的变化可导致其他脏腑的疾病，故而调节心神可以治疗疾病。常用的中医心理疗法有多种，结合临床可以从以下几个方面着手：

1. 药物调节情志

临床中广泛应用中药、方剂调节情志。疏肝解郁类药物如柴胡、延胡索、制香附等能缓解多种肿瘤（如乳腺癌、呼吸系统肿瘤、消化系统肿瘤等）患者的情绪异常，并能改善临床症状，提高患者生存质量。

2. 注重心理疗法

常用的中医心理疗法包括：劝说开导、移情易性、暗示解惑、顺情从欲。具体方法如下：

（1）启发诱导患者，解除患者的疑虑，提高患者的信心，使患者主动配合治疗。

（2）调情立志，树立战胜肿瘤的信心。七情（喜、怒、忧、思、悲、恐、惊）太过或不及都会导致疾病的发生。可据患者病情、性格的不同而酌情运用，旨在调神。通过患者家属、亲友及社会的配合，共同为患者提供更多爱心与人文关怀，有利于患者保持乐观豁达的精神风貌，以扫除心理障碍，正确对待疾病，促进其身心康复。

（3）建立良好的医患关系。建立良好的医患关系是肿瘤患者心理治疗的重要环节。患者必须充分相信医生，才能充分接受医生提供的心理治疗。

3. 音乐疗法

五行对五音，五行音乐是将中国传统医学中阴阳五行、天地人合一的理论与音乐结合。中医理论自古就有五音入五脏的说法，五音为角、徵、宫、商、羽。五脏为肝、心、脾、肺、肾。宫调为长夏音，具"土"的特性，主化，通脾，协调脾胃升降，兼能保肺利肾。商调为秋音，具"金"的特性，主收，通肺，促进全身气机内收，调节肺气宣降，兼养阴保肺、补肾利肝。角调为春音，具"木"的特性，主生，通肝，能调节肝胆疏泄，兼助调脾和胃。徵调为夏音，具"火"的特性，通心，促进全身气机升提，益心阳、助心气，兼助脾胃、利肺气。羽调为冬音，具"水"的特性，主藏，通肾，促进气机下降，利于肾藏精，兼滋肝阴、降心火。肝气郁结选角调，心气不足用徵调，思虑伤脾选宫调，悲忧伤肺选商调，肾不纳气选羽调。

（三）针灸康复法

针灸疗法作为传统的中医治疗方法之一，在肿瘤康复领域有着广泛的应用。不少研究证实，针灸在肿瘤的康复治疗中具有提高生存质量，减轻放、化疗副反应，减轻癌痛，促进器官功能康复，增强免疫功能的作用，有着较单纯西医治疗更为明显的优势。本节主要介绍针灸在恶性肿瘤辅助治疗中的运用。

1. 针刺治疗

（1）改善症状，延长生存期。

治法：扶正固本。以强壮保健穴为主。

主穴：关元、足三里、三阴交。

配穴：肝癌配肝俞、中都、太冲；肺癌配肺俞、太渊、列缺、尺泽；胃癌、肠癌配胃俞、大肠俞、曲池、内关、上巨虚；乳腺癌配内关、乳根、膺窗。瘀血内停配膈俞、血海；痰湿结聚配中脘、丰隆、阴陵泉；气血不足配关元、气海、脾俞；脾肾阳虚配肾俞、命门；肝肾阴虚配太冲、太溪、照海；厌食配下脘、天枢、上巨虚；呃逆配内关、中脘。

方义：关元扶正固本；足三里、三阴交健脾益胃，协调脾肝肾经。

操作：根据不同病变部位及患者不同的体质类型选用3～5个穴位，每日或隔日治疗一次。可根据不同症状，配合艾灸，或者用温针灸。

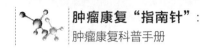

（2）镇痛。

治法：行气活血。以夹脊穴及手阳明、足厥阴经穴位为主。

主穴：夹脊穴、合谷、太冲。

配穴：肝癌配阳陵泉、章门、期门；肺癌胸痛配孔最、尺泽、列缺；乳腺癌配内关、膻中、乳根；头痛根据其头痛部位区别为阳明头痛、少阳头痛、太阳头痛或者厥阴经头痛，选择相应五腧穴及阿是穴。

方义：选用相应夹脊穴，针对病变部位，调畅脏腑气血，通调气机。合谷配太冲属阴阳经上下配穴，行气止痛。

操作：常规针刺，肿瘤局部禁止电针。

（3）减轻放、化疗反应。

治法：扶正化浊。以督脉、足阳明、足太阴经穴为主。

主穴：大椎、足三里、三阴交。

配穴：免疫功能抑制配内关、关元；白细胞减少配膈俞、脾俞、胃俞、肝俞、肾俞；胃肠反应配内关、中脘、天枢；口腔黏膜咽喉反应配照海、列缺、廉泉；直肠反应配天枢、大肠俞、支沟、梁丘。

方义：大椎为诸阳之会，针灸有宣导阳气、消散瘀热之功效；足三里、三阴交健脾益气、化湿祛痰。

操作：常规针刺或温针灸，或采用隔姜灸。

2. 艾灸治疗

近些年来，艾灸在肿瘤治疗中的作用也越来越受到关注。艾灸是利用艾绒熏灼、温熨体表一定部位，并借助其热力及药物作用来平衡人体阴阳、扶正祛邪、调节经络脏腑功能以防治疾病的方法。艾叶药性辛、苦、温，归经脾、肝、肾经；具有温通、温阳、温补之功效。灸法通经活络、祛湿散寒、消肿散结、回阳救逆、升提阳气，可升血中之气、通气中之滞，能通诸经而除百病。在肿瘤康复疗法中，采用多学科综合治疗，如艾灸与手术、放疗、化疗、免疫治疗、靶向治疗及中药等其他治疗结合的综合治疗，可能提高临床疗效，从而抑制肿瘤的生长，调节机体免疫功能，减轻放、化疗的副反应，提高患者生存质量，延长生存期。

3. 其他治疗

耳针法：根据病位选择相应脏腑，如肺、心、肝、脾、肾、大肠、内分泌、交感、皮质下、神门。毫针刺用中等或弱刺激。必要时可留针 24 小时。可用埋针法（埋线法）或耳穴压丸法。

4. 按语

（1）一般治肿瘤及预防放、化疗的副反应或防病保健，多取四肢部足三里、三阴交、内关穴；躯干部大椎、气海及背俞穴等，以达扶正而祛邪之目的。古医籍中就有不宜在瘤体内进行针刺的记载。

（2）针刺可改善肿瘤患者的部分症状，具有较好的镇痛作用。在放、化疗前进行，可更有效减轻放、化疗副反应。

（四）传统运动锻炼康复法

运动有助于改善肿瘤患者的一般状况，提高生存质量，促进免疫系统功能的提高。中医传统功法，包括传统气功导引、五禽戏、太极拳、八段锦。它们不仅可以改善人体的生理功能，也能改善人体的心理功能，临床可用于肿瘤患者康复时期的康复。运动可以给人以一种轻松愉快的感觉，以自身暖和微汗为度，每天坚持锻炼，每次 30 分钟，可增强肿瘤患者的免疫功能，防止疾病的加重，促进患者的康复。

1. 传统气功导引

传统气功导引注重调整呼吸、身体活动和意识，是以强身健体、防病治病为目的的锻炼方法，注重身心协同治疗。导引的实质是对人体形、气、神的锻炼和调控，且意识的主导作用贯穿始终，练习时需做到形松意充、神气相合，并充分发挥意识的主观能动作用，配合动作导引、呼吸调节和意识调控，以调控人的身体、气机以及精神情志，使"形"与"神"长期稳定地处于对立统一体中，既可理气破瘀、补气强身、疏通经络，又可培补元气，进而达到改善肿瘤患者症状及生存质量的目的。

2. 五禽戏

五禽戏作为世界上第一套医疗保健体操，是由我国古代名医华佗依据中医学阴阳、五行、脏象、经络等理论，在总结前人模仿鸟兽动作以锻炼身体的传统做法基础上创编的。其模仿虎之威猛、鹿之安舒、熊之沉稳、猿之灵巧、鸟之轻捷，招式力求蕴含"五禽"的神韵。虎戏有通气养肺的功能；鹿戏有活动腰胯，增进肾功能的功能；熊戏有健脾胃、助消化、泻心火的功能；猿戏具有利手足、养肝明目、舒筋的功能；鸟戏的操练具有补益心肺、调畅气血、舒通经络的功能。五禽戏锻炼时要注意全身放松，意守丹田，呼吸均匀，达到外动内静，动中求静，有刚有柔，刚柔并济，练内练外，内外兼备的效果。

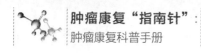

3. 太极拳

太极拳具有刚柔并济、动静结合的特点，属于中低强度的中医传统运动，是在"导引术"和"吐纳术"的基础上发展出的内外统一的健身项目。太极拳运动讲究心静体松、柔缓自然、连绵不断、动静结合，强调"练意、练气、练身"，着重调身、调息、调心。中医学认为，长期太极拳练习可使人体阴阳平衡，舒经活络，有调理脏腑、强身健体之功。

4. 八段锦

八段锦的名称出自北宋·洪迈《夷坚志》，是一种对四肢、头颈、躯干等有很好的锻炼作用的温和、安全的有氧运动，考虑到肿瘤患者的体力情况，练习八段锦能辅助减轻放、化疗并发症，改善临床治疗效果，提高患者的生存质量。八段锦的主要步骤包括：两手托天理三焦，左右开弓似射雕；调理脾胃臂单举，五劳七伤往后瞧；摇头摆尾去心火，两手攀足固肾腰；攒拳怒目增气力，背后七颠百病消。八段锦整套动作具有"柔和缓慢，圆活连贯；松紧结合，动静相兼；神与形合，气寓其中"的特点，既像行云流水连绵不断，又如春蚕吐丝相连无间，使人神清气爽，体态安详，从而达到疏通经络、畅通气血和强身健体的效果。八段锦的动作编排"刚柔并济"，每一段的锻炼重点都对应相应的五脏及经络，使人练后神清气爽，心情舒畅，从而达到疏通气血经脉、调理脏腑的功能，可以增强体质，调治亚健康状态。同时，若干患者组成锻炼小组，通过集体活动的形式进行锻炼，也可以增加治疗信心与治疗动力。

五、膳食康复法

（一）肿瘤患者饮食概述

饮食不节包括进食过快、过热，或嗜酒，或偏好辛辣等。消化道肿瘤与饮食的关系非常密切，食管癌、胃癌、结肠癌等的发病与不良饮食习惯，特别是与嗜食油炸食物、嗜酒的关系非常密切。

在肿瘤患者的饮食调护方面，饮食卫生和营养都是非常重要的。患者在化疗、放疗、介入治疗等各个阶段，往往有体质和免疫功能的下降，如果不注意饮食卫生，就更容易感染疾病，影响治疗的顺利进行。因此，肿瘤患者必须树立自我保护意识，养成良好的饮食习惯。不吃腐败变质食物，以利于早日康复。合理的饮食和调养对肿瘤的治疗也能起到一定的作用，现详述如下。

饮食治疗的必要性：

肿瘤本身及其治疗手段都会影响患者的营养状况，因此营养不良在肿瘤患者中普遍存在。肿瘤的发生发展可分为三个时期：启动期、促癌期和恶变进展期。前两个时期为肿瘤生长的阶段，如果尽早进行饮食调养，在一定程度上可能避免向第三阶段发展。良好的膳食营养不仅具有潜在的预防肿瘤作用，还可能有抗氧化、抑制肿瘤细胞增生、增强免疫功能等，在一定程度上间接起到了积极的康复作用。对于已经恶变的肿瘤，经过手术、放化疗等治疗后，合理的饮食调养对于患者的康复也非常重要。因此，肿瘤患者的饮食治疗应贯穿于肿瘤发生、发展的各个阶段。

事实上，饮食治疗与抗肿瘤治疗具有同等重要的作用。饮食水平的高低是衡量生活质量和生存质量的重要指标。中医学认为，"有胃气则生，无胃气则死"，说的就是患者的食欲。患者能够正常进食，得到合理的营养补充，对肿瘤的康复是非常重要的。如果没有充分的营养补充，受损的往往是正常细胞、组织和器官，甚至最终导致患者死亡。因此，肿瘤患者在治疗期间，配合并注重营养调护是有益的措施。

适当的饮食治疗既可以改善患者的营养状况，改善患者的免疫功能，提高患者的生活质量，又可以提高肿瘤患者对手术治疗的耐受性，减少或避免手术后的感染，促进术后伤口愈合，提高肿瘤患者对放疗或化疗的耐受能力，减轻不良反应等。虽然没有确切的证据表明营养物质对肿瘤细胞有直接杀伤作用，但其增强体质和免疫功能的作用是肯定的，可间接达到抑制肿瘤生长的效果。

（二）肿瘤患者食疗的基本原则和方法

1. 肿瘤患者食疗的基本原则

饮食营养是正常人养生保健的基础，也是肿瘤患者康复的基础。人体是一个整体，需要多种营养素，不能偏颇。饮食的偏嗜不仅可能导致肿瘤的发生，而且会影响肿瘤患者的康复，尤其在肿瘤康复期间，营养全面均衡才能在补充人体正常消耗的同时，满足身体康复的营养需求。

2. 肿瘤患者食疗的方法

（1）因时制宜：包含两个方面，一个是季节和天气，另一个是疾病的不同阶段。

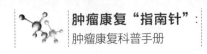
中医讲究天人合一，认为人应顺应自然，但自然的变化对于人体的生理病理活动都有一定影响，尤其是秋冬时分更是明显。不少肿瘤患者在这个季节出现病情变化，不是肿瘤本身的变化，而是出现了并发症。因此，在气候转变时，提高肿瘤患者免疫功能是康复的关键。

处于不同病理阶段的肿瘤患者需要由医生或营养师进行专业的饮食指导或处方。一般肿瘤初期邪气较盛，患者体质尚未虚弱，可以以清热泻火的食物为主，但不能过于滋腻；肿瘤手术或放化疗后患者体质虚弱，则应以富含营养、易消化的食物为主，以助身体尽快恢复抗病能力。肿瘤晚期患者异常虚弱，邪气强盛，此时应扶正与祛邪并重，可根据实际病情，或以补需扶正为主，或以祛邪为主。

（2）因地制宜：根据饮食地域习惯进行适当的饮食调护。

（3）因人制宜：根据每个人的具体情况采取最适合的饮食调护。即根据患者自身情况结合医生的指导方针来选择食物。阴虚阳虚、偏寒偏热体质患者的饮食治疗方案也各不相同。

（三）食疗的注意事项

中医食疗是中医养生康复学及中医学的重要组成部分，早在《素问·脏气法时论》中就提到过"毒药攻邪，五谷为养，五果为助，五畜为益，五菜为充，气味合而服之，以补益精气"，强调了饮食营养的治疗功效和恢复健康的作用。中医认为药物、食物均有寒、热、温、凉四性，辛、甘、酸、苦、咸五味，按照中医辨证进行食物选择，还要注意以下几点：

（1）食物与药物性味相宜。如服用热性药物时宜配用温热性的食物；服用平性、寒性药物时宜配用平性、凉性食物，这样可以增强药效，使二者相得益彰。反之，如膳食与药物性味相反，就会降低疗效，甚至可能引起不良反应。

（2）食物与病情相宜。肿瘤患者应忌食对疾病有不良影响的食物。简单来说，如热性病应忌食辣、油腻、煎炸食物；寒性病应忌食生冷食物、冷饮等；脾胃虚弱者应忌食煎炸黏腻、寒冷生硬、不易消化的食物；肝阳上亢、头晕目眩、烦躁易怒者应忌食辣椒、大蒜、白酒等辛热助阳之品。

（3）固护胃气。"有胃气则生，无胃气则死"，胃气的盛衰与生命有关。患者经多种治疗后，往往胃气耗伤，食欲不振，故饮食应以易消化、富有营养、清淡的食物为宜，以清补为多。

（四）辨证施食

以中医理论为指导的中医食疗在选择食物时，必须符合辨证论治的结果，此为中医食疗之精髓。因此，辨证施食需要掌握中医理论（如藏象、辨证、治则等）和治疗原则（如扶正祛邪、补虚泻实、寒者热之、热者寒之等）。

中医学有"药食同源"之说，古代医家将中药的"四性""五味"理论运用于食物之中，下面进行简要介绍。

四性，又称"四气"，即寒、热、温、凉。食物的四性不像药物四性那样分明，根据其对机体所产生的影响，一般分为温热性、寒凉性和介乎两者之间的平性三大类。一般温热性的食物具有消除腹中拘急疼痛、减轻或消除寒证、温中补虚的作用，如生姜、羊肉等；一般寒凉性的食物具有减轻或消除热证、清热生津止渴的作用，如西瓜、梨等；而如扁豆、粳米等寒热作用不明显的食物，属于平性食物。

五味，即辛、甘、酸、苦、咸。食物的味不同，对人体的作用也有区别。"辛"可疏风散寒，舒筋活血，行气止痛，如生姜可发汗解表，胡椒可散寒除湿，葱可解表散寒等。"甘"可补养身体，缓和痉挛，调和性味，如白糖可润肺生津，红糖可活血化瘀，冰糖可化痰止咳，蜂蜜可健脾养胃、清热解毒。"酸"可收敛固涩，增进食欲，健脾开胃，如米醋可消积解毒，乌梅可生津止渴、敛肺止咳，山楂可健胃消食。"苦"可燥湿清热泻实，如苦瓜可清热解毒明目，杏仁可止咳平喘、润肠通便。"咸"可软坚散结，滋润潜降，如海带可软坚化痰、利水泄热，海参可补肾益精、养血润燥。

每种食物都有不同的"性味"，如有些食物同为甘味，却有甘寒、甘凉、甘温之分，只有把"性"和"味"结合起来。才能准确分析食物的功效。因此，临床应用时不能把食物的性与味独立对待。

（五）肿瘤患者的饮食宜忌

所有肿瘤患者不能食用的食物包括：变质腐败的食品。

尽量少吃的食物包括：肥畜类和肥禽类；腌制的肉、鱼；烟熏制品如腊肉、香肠；不新鲜的蔬菜如咸菜；罐头食品或饮料。

肿瘤患者适宜的食物包括：瘦猪肉、牛肉、羊肉和鸡肉、鸭肉及蛋类等高蛋白动物性食品，海蜇、海带、紫菜等海藻类食品，豆浆、豆腐等豆制品，新鲜蔬菜，新鲜水果，核桃等坚果类食品。

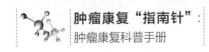

在此需要注意的是，平时我们所说的食物相克等说法基本来源于我国古代医学典籍或民间相传，现代研究结果中并未见明显证据支持，故在具体应用时一定要根据患者情况，由医生或营养师进行专业的饮食指导或处方。

六、预防调护

外邪入侵加上自身的精血不足，脏气亏虚，脏腑阴阳失衡，是重要的致病因素，故保养精气，劳逸结合，养成良好的生活、饮食习惯，戒烟戒酒，保持身心愉悦，对预防肿瘤有重要的意义。此外，加强自身保健意识，每年体检，早期发现，早期诊断，也是预防肿瘤的重要手段。这属于肿瘤的一级预防措施。

发病之后，应做到尽早治疗，这是肿瘤的二级预防：要使患者树立战胜疾病的信心，积极配合治疗，起居有节，调畅情志，饮食有当，禁食辛、辣、腌、炸、膻等，适当参加锻炼。

三级预防则是治疗后的康复，需要患者及家属共同参与，配合治疗，防止病情恶化，减轻痛苦，提高生活质量，延长生命。

七、结语

肿瘤是在人体脏腑阴阳气血失调的基础上，由六淫邪毒入侵，与气、瘀、痰、湿、热毒等搏结积聚而成的病理产物。病机是本虚标实，本虚为脏腑气血阴阳的亏虚，标实为气滞、瘀血、痰浊、热毒，聚结成块。治疗原则为扶正祛邪，攻补兼施。

肿瘤中的恶性肿瘤预后一般较差，但近年来，大量临床实验研究成果表明，运用中医的理论进行辨证论治，在肿瘤病程不同阶段，采用中西医相结合的方法，在提高疗效，减少副反应，提高患者生存质量，延长生存期等方面都取得了一些成果，值得进一步总结、研究。恶性肿瘤中医康复研究面临着机遇与挑战，综合康复的科研与实践已取得初步进展，但综合康复方案尚需深入研究，科学评价，以提供科学化的理论支持，制定规范化的指南及临床路径，并将其推广、应用到临床康复中去。

第五章　肿瘤患者的运动康复

一、适当运动原则

肿瘤本身及治疗潜在影响患者的运动系统及身体素质，如肌肉力量和耐力、行走能力、心肺耐力、身体成分和柔韧性以及神经肌肉控制能力。运动疗法可以改善肿瘤患者的身体功能，包括改善心肺适应性、乏力、生活质量、抑郁和焦虑。运动有利于提高机体的免疫系统功能，增强自然杀伤细胞的活性，提高其在循环细胞中的比例。

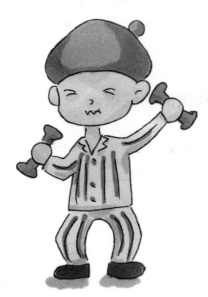

运动疗法对某些肿瘤的发生具有预防作用，尤其是结肠癌和乳腺癌。超重或肥胖与胃肠道肿瘤、肾癌、乳腺癌、前列腺癌、生殖系统和血液系统恶性肿瘤的发生密切相关。美国肿瘤学会推荐，为预防肿瘤的发生，成年人每周至少5天进行30分钟以上的中等强度体力活动，儿童和青少年则每周至少进行60分钟以上的中等强度

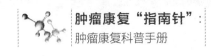

体力活动。

肿瘤患者的适当运动原则：心脏毒性药物化疗可能造成永久性心脏损伤，可能对患者的运动功能产生影响。尽管运动训练没有增加心率或每搏心输出量，但是可以通过外周循环效应，改善患者的运动时间、最大摄氧量和有氧运动阈值。血液学指标异常的患者，尤其应注意血小板减少状态下运动的安全性问题，预防由运动造成的血压升高导致颅内出血。伴有恶病质的患者，运动训练的目的在于提高能力储备，而不是恢复功能的力量性训练。正在治疗或治疗后的恶性肿瘤患者，在进行运动测试或运动训练前，明确恶性肿瘤对病情变化的影响至关重要。康复医生或治疗师应该对恶性肿瘤患者运动前、后外周神经和肌肉骨骼的继发性病变进行评估，如采用激素疗法，应进行骨折风险评估。已知患骨骼转移性疾病的患者，在运动训练之前需要通过评估去辨别什么运动是安全的。已知有心脏问题的患者，在运动训练前需评估运动对心脏功能的影响。

标准运动测试方法通常适用于经医学筛查可进行运动测试的恶性肿瘤患者，注意事项如下：理想情况下，恶性肿瘤患者应该接受所有与健康相关的身体素质测试与评估；在运动测试评估之前，医生或治疗师应当明确病史、并发症以及任何运动禁忌证，掌握肿瘤的不良反应，包括骨折风险、心血管事件、与特殊治疗相关的神经病变和肌肉骨骼继发性病变。

二、适应及代偿的功能锻炼

恶性肿瘤患者在治疗中和治疗后应该避免体力活动不足的状态。然而，目前尚无充分的循证医学证据指出最合适的运动处方制订方法。

（1）频率：应从患者开始功能锻炼时的体力活动水平逐渐增加至每周 3～5 天有氧运动和 2～3 天的抗阻运动。

（2）强度：患者在治疗过程中的运动强度承受能力有较大的变化。在完成肿瘤治疗后，建议患者缓慢增加各项体力活动的强度。治疗中的患者采用心率监测运动强度可信度较低，建议使用主观疲劳感觉监测运动强度。如果患者能够承受运动强度，且没有加重现有症状，推荐的运动强度则可与健康人群相同，进行中等强度的抗阻练习，即运动时达到 60%～70% 最大心率（HR_{max}）。即使在治疗过程中，患者也应进行柔韧性训练，同时关注手术或放疗导致的关节活动度受限。

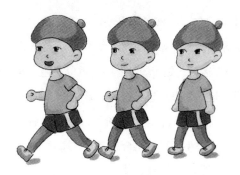

（3）时间：在肿瘤治疗过程中，患者应逐渐延长每种运动的持续时间。当运动没有加重现有症状或者产生副作用时，患者每组运动的持续时间可与健康人群相同。建议患者进行每周 75 分钟低强度或 150 分钟中等强度有氧运动，或者两种运动强度相结合，抗阻运动中每组练习至少重复 8～12 次。

（4）方式：美国运动医学会（ACSM）推荐成年恶性肿瘤患者的运动方式包括有氧运动、抗阻运动和柔韧性训炼。有氧运动应该是针对大肌群的较长时间、有节奏的运动，如步行、功率自行车、游泳等。抗阻运动应该是针对主要肌群的负重练习，如从坐到站的练习。柔韧性训练是主要肌群的拉伸和关节活动度练习，尤其应注意由类固醇药物、辐射或手术引起的关节或肌肉受限、不稳的练习。

三、肺功能康复

肿瘤患者的肺功能康复具有改善呼吸肌功能、心肺功能和整体体能，减轻呼吸困难症状和改善精神状态的作用。运动训练是肺部康复的基础，包括以下训练方法：

（1）主动循环呼吸技术（active cycle of breathing techniques，ACBT）：由呼吸控制（breathing control，BC）、胸廓扩张运动（thoracic expansion exercises，TEE）和用力呼气技术（forced expiration technique，FET）组成，可改善肿瘤患者痰液潴留和通气不足等问题。

（2）活动与运动：肿瘤患者在治疗早期，应采取床上活动，少量患者需佩戴机械通气或制氧设备作为活动辅助。活动强度评价可使用改良的 Borg 自感劳力分级量表。待患者耐受程度逐渐增加，可采取室内治疗性步行，在运动中辅以呼吸调控。根据美国运动医学会指南建议，首先应对患者进行运动自动评价，可使用亚极量运动测试（如 6 分钟步行测试）与极量运动测试（功率自行车式的运动心肺试验）。推荐患者进行有氧运动、抗阻运动与柔韧性训练，其中有氧运动每周至少

3～5次，分为较大强度（60%～80% HR_{max}）与低强度（30%～40% HR_{max}），后者适用于运动能力较差的患者。如果使用改良的 Borg 自感劳力分级 10 分量表，其评分应达到 4～6 分。在运动起始阶段，若中、重度患者在某一强度只能持续几分钟，此时可进行间歇性运动，直至患者能耐受更大的运动强度和运动量。如果血氧饱和度≤88%，应在运动中吸氧。运动进阶需以肿瘤患者自身耐受力为基础，增加运动时间和频率。运动类型尽可能结合患者的兴趣爱好，排除安全性能低、动作难度较大，以及进阶空间较小的运动。

（3）呼吸训练技术：此技术目的是使患者建立生理性呼吸模式，恢复有效的腹式呼吸。全身有氧训练可改善呼吸肌的力量和耐力，但针对性的专项训练更为有效。呼吸肌的训练原理与其他骨骼肌相似，主要通过施加一定的负荷增强其收缩力，如膈肌呼吸训练（diaphragmatic breathing）、缩唇呼吸练习（pursed-lip breathing，PLB）和深慢呼吸训练。膈肌呼吸训练又称为腹式呼吸训练，是最有效的呼吸训练方式，增加膈肌活动范围可以增加通气量。膈肌活动范围增加 1cm，肺通气量增加 250～300ml，浅快呼吸逐渐转变为深慢呼吸。缩唇呼吸练习是指在呼气时缩紧嘴唇，如同吹笛，使气体缓慢均匀地从两唇之间缓缓吹出。这种方法可增加呼气时支气管内压，防止小气道过早塌陷，有利于肺泡内气体的排出。深慢呼吸训练有助于减少解剖无效腔的影响，从而提高肺泡的通气量。随着训练次数增加，所设置的节律逐渐减慢，呼气过程适当延长，使呼气更加完善，减少肺泡内的残气量。

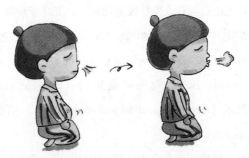

（4）控制性氧疗：患者吸氧浓度不宜过高，需注意可能发生的 CO_2 潴留或呼吸性酸中毒。建议使用鼻导管或面罩精确调整吸氧浓度，脉搏血氧饱和度应达到 88%～92%。氧疗 30 分钟后监测动脉血气，以确保氧合满意且未引起 CO_2 潴留和（或）呼吸性酸中毒。

第六章　放射治疗副反应的康复治疗

放射治疗（以下简称放疗）是一种局部治疗手段，是治疗恶性肿瘤的重要手段之一，有60％～70％的恶性肿瘤患者需要接受放疗。放疗过程中，除了给予肿瘤区域准确、均匀的放射剂量，肿瘤周围的正常组织也会受到不同程度的照射，因此会出现相应的放疗副反应。放疗期间或放疗后患者承受的副反应很大程度上取决于治疗的解剖区域，且与治疗因素（如累积剂量、每次治疗的剂量、是否靠近敏感组织和器官）以及其他癌症治疗方式（如手术和化疗）有关。一般情况下，放疗期间组织肿胀会导致靶区组织出现与该肿胀或水肿相关的急性副反应。大多数急性放疗副反应是可预测的，且局限于患者接受治疗的区域。治疗后随着肿胀及组织刺激减轻，急性副反应会较快缓解。放疗的长期后遗症主要与被照射组织纤维化有关。特定的迟发性毒性与暴露于辐射的器官和照射剂量有关。放疗对全身的影响相对较小，其副反应主要表现为全身副反应和局部副反应。

一、放疗引起的全身副反应

（一）疲劳

疲劳是患者放疗后最普遍的全身副反应，可影响患者的生活质量。放疗期间，人体将耗费大量能量来进行自我康复。疾病带来的压力、每天往返医院接受治疗，以及放疗对正常细胞的影响都会导致患者疲劳。为减轻疲劳，一般向患者建议：

（1）记录自己的活动，按照0级（不疲劳）至10级（严重疲劳）记录疲劳等级。

（2）夜晚睡眠至少8小时，日间要午睡。

（3）每天都进行有规律的、低强度的体育锻炼，锻炼时间越长，与癌症有关的疲劳就越低。低强度锻炼，如散步，可以改善精力。

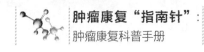

（二）消化道副反应

在放疗期间常见的消化道副反应有恶心、呕吐、食欲不振等，一般不严重，多源于放疗导致的胃肠功能紊乱，也有的是因为脑干受到照射，或放疗野太大。患者精神紧张、忧虑、疼痛等也会加重这些反应。可以服用一些健胃消食的药物，如维生素 B_6、吗丁啉、胃蛋白酶等，以促进胃肠蠕动和消化，或者口服止吐药物甲氧氯普胺（胃复安）、5-羟色胺受体拮抗剂、阿瑞匹坦。如果患者反应十分严重，可静脉滴注止吐药物来减轻放疗引起的消化道副反应。

（三）对造血系统的影响

造血系统对放射线高度敏感，部分患者在放疗中可出现外周血象下降。原因是放疗时骨髓内各种造血细胞的分裂增殖受到抑制，导致向外周血中释放的成熟血细胞减少，包括白细胞、红细胞和血小板。生成这三种细胞的前体细胞对放射线的放射敏感程度是一样的，但由于白细胞和血小板的寿命很短，因此其在外周血中计数很快下降，而红细胞的寿命很长，贫血出现较晚。因此患者放疗期间应每周检查血常规一次，如白细胞低于 $3 \times 10^9/L$，应暂停放疗。

单纯放疗一般不易引起明显的血象下降，下降的多少与照射野大小、部位及是否应用过或同时应用药物等因素有关。放疗中，患者应加强饮食营养，以高维生素、高蛋白膳食为主，促进造血功能恢复，减轻放射线对骨髓的损害。血象下降明显者，应选用升高血象的药物，如升白细胞药物鲨肝醇、利血生、维生素 B_4。重度白细胞下降，有感染危险者，可应用粒细胞集落因子，可使白细胞数量迅速回升。白细胞下降明显者，其免疫功能有明显下降，易合并细菌、病毒感染，应注意预防。血小板减少者，应注意有无出血倾向，避免各种损伤，预防出血的发生。发生出血时，应积极应用止血药物。血象下降严重者，白细胞小于 $3 \times 10^9/L$、血小板小于 $70 \times 10^9/L$ 时应暂停放疗，及时纠正。不过，当放射野较小，如垂体瘤的放疗，或放射野未包括造血系统时，如颈部的放疗、四肢软组织的放疗，在白细胞小于 $3 \times 10^9/L$，但大于 $2 \times 10^9/L$，血小板小于 $70 \times 10^9/L$，但大于 $50 \times 10^9/L$ 时，仍可继续放疗，但应严密监测血细胞的变化，如果呈逐渐下降的趋势，则应立刻停止放疗，加强升血治疗。

（四）发热

放疗过程中发热的情况时有发生，其原因是多方面的。放疗本身造成的组织损伤，尤其是肿瘤组织坏死吸收可引起低热；放疗副反应引起的血象下降、免疫功能减退，也易引起患者合并病毒或细菌感染而发热；使用化疗或其他免疫增强药物等，也可造成发热加重。因此出现发热时，应首先明确原因，以便正确处理。针对发热，可视程度不同采取相应处理措施。低于38℃的发热，可不用退热药物，多饮温开水，注意休息，促排汗、排尿，患者多能耐受并稳定病情至体温恢复正常。如体温超过38℃，伴有明显头痛或全身不适，应使用退热药物，如阿司匹林、解热止痛片等，也可用湿毛巾行头部冷敷，待进一步明确发热原因后再做相应处理，如应用抗生素控制细菌感染，应用抗病毒药物控制病毒感染，或适当调整原来的放疗、化疗方案等。如体温持续升高达38.5℃以上，应暂停放疗，稳定病情，必要时应用抗生素、维生素及适量糖皮质激素。

二、放疗引起的局部副反应

（一）皮肤反应

肿瘤患者放疗过程中，为了保护好放射区的皮肤，所穿内衣要宽松、柔软，最好是纯棉、吸水性强的内衣，以减少对局部皮肤的摩擦、潮湿等刺激。照射局部应保持清洁干燥，照射野标记要清晰可见，模糊不清时应由医生重新标记，切不可自己涂画。不要在照射野内粘贴胶布，涂抹红汞、碘酒等刺激性药物，不用肥皂等碱性物质清洗放射局部皮肤，防止曝晒等，避免一切理化因素的刺激。患者应注意保护放射区的皮肤，保证其完整性，以顺利完成放疗。

放射性皮肤反应是放疗中和放疗后经常遇到的问题，好发于颈部、腋下及腹股沟等皮肤薄嫩和多皱褶的部位，一般分为Ⅰ～Ⅳ度（如图6-1～图6-4所示），其发生除了与局部皮肤的解剖结构有关，还与照射总剂量、分割剂量、总疗程时间、射线种类、外界气候条件及患者的自我保护等因素有关。

1. Ⅰ、Ⅱ度皮肤反应护理

一般照射10次后皮肤开始发干，出现红斑、潮红，有烧灼和刺痒感（Ⅰ度），最后逐渐变成暗红，表皮脱落，称干性皮炎（Ⅱ度）。Ⅰ、Ⅱ度皮肤反应一般不停止放疗。对于皮肤瘙痒的患者，可用手轻拍瘙痒部位，或外涂冰片、滑石粉，既能止痒，又能使局部皮肤干燥。但冰片、滑石粉等不能用得太多，以免堵塞毛孔，引发毛囊炎。患者切勿用手抓挠，否则会导致皮肤破溃、感染、长期不愈合。

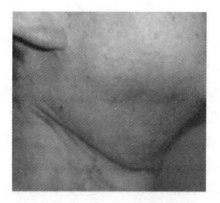

图6-1　Ⅰ度皮肤反应

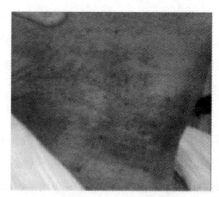

图6-2　Ⅱ度皮肤反应

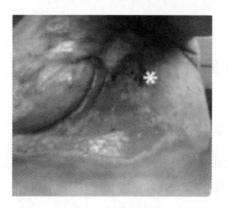

图6-3　Ⅲ度皮肤反应

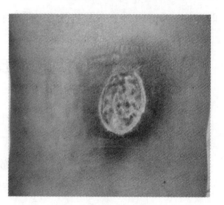

图6-4　Ⅳ度皮肤反应

2. Ⅲ度皮肤反应护理

随着照射次数的增加，局部皮肤出现充血、水肿、水疱，严重时发生糜烂，有渗出液，称湿性皮炎（Ⅲ度）。此时宜停止放疗，对症处理。小水疱不宜刺破，如皮肤糜烂时，每天局部可涂擦2或3次1％的龙胆紫或者凝胶类产品保护皮肤，切勿使用爽身粉、滑石粉。大水疱应立即消毒，用无菌注射器抽出水疱中的渗液，在创面上敷无菌凡士林纱布，保护局部皮肤，并留取渗液和表皮组织做细菌培养及药物敏感试验，以便尽早使用有效抗生素控制感染。待水疱中的渗液被吸收后，即采用暴露创面疗法，保持局部皮肤清洁、干燥，待愈合后可继续放疗。

3. Ⅳ度皮肤反应护理

如果湿性皮炎不能及时控制，则局部皮肤进一步发生坏死脱落，溃疡形成（Ⅳ度），表面为灰白色坏死组织覆盖，边界清楚，底部较光滑，呈火山口形，形成痂下溃疡，有剧痛。此时需停止放疗，经对症处理愈合后方可继续放疗。可采用暴露疗法，外用抗炎药膏，如红霉素、氯霉素软膏。当感染较重时，可肌注或静脉滴注抗炎药物。同时保持创面清洁、干燥，以利愈合。溃疡面积大时，需要植皮修补。

（二）颅内放疗副反应

颅内放疗的副反应通常分为急性反应（放疗期间或放疗后 6 周内）、早期迟发反应（放疗后 6 个月内）和晚期迟发反应（放疗后 6 个月或 6 个月以上）。急性反应和早期迟发反应通常可逆，而晚期迟发反应一般不可逆。颅脑照射对脑血管、神经胶质细胞及其前体细胞都有害。炎症和血脑屏障破坏也可间接加重细胞损伤。

局部脑照射和全脑照射都可能导致部分患者的神经认知功能随时间推移而下降，这很难与肿瘤本身、其他治疗（如手术和化疗）和同步药物治疗（如抗癫痫药）的影响相区别。目前关于颅脑照射对神经认知功能的影响的数据主要来源于成人脑转移瘤或低级别胶质瘤患者。放射性坏死是一种严重并发症，通常发生于放疗后 1~3 年。局部脑坏死引起的症状取决于病灶的位置，可能包括局灶性神经功能障碍或更广泛的颅内压增高的症状和体征。发生局部脑坏死的风险随分割剂量的增加而增加。治疗以对症为主。对糖皮质激素类不敏感的重症患者，贝伐珠单抗可能有用。

颅脑照射可导致多种脑血管并发症，包括类似烟雾病的闭塞性血管病、缺血性脑卒中和颅内海绵状血管畸形，后者可引起颅内出血。其他报道较多的颅脑照射晚期并发症包括白内障、视神经病、干眼症、视网膜病、耳毒性和内分泌病。

（三）头颈部放疗副反应

头颈部是肿瘤的好发部位，所发生的各种肿瘤约占全身肿瘤的 20%。头颈部恶性肿瘤在治疗过程的不同时期大多数需接受放疗。放疗前，患者应自觉戒除吸烟、酗酒等不良习惯。这一方面可减轻放疗过程中射线所致正常组织损伤，如咽喉糜烂、口腔溃疡等；另一方面，可避免烟酒刺激造成肿瘤复发或产生第二原发性肿瘤。头颈部放疗患者受照射部位和照射范围的影响，其口腔反应是一种常见的副反应。因此，放疗前患者应请口腔科医生进行全面检查，必要时治疗口腔内病灶，拔除残留牙齿断根和修补龋齿等，以控制口腔内感染灶。若行拔牙等口腔手术，至少在术后 2 个星期后方可考虑做放疗。放疗中和放疗后，因常有放射线所致唾液腺功能降低、唾液分泌减少、牙齿自我保护功能下降，患者除有口干不适外，口腔内还易发生感染，出现放射性龋齿。因此，患者应注意口腔卫生，饭后要漱口和刷牙，牙膏可选用含氟牙膏。放疗中和放疗后，患者应保持生活规律、增强体质，尽量避

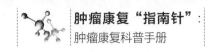

免上呼吸道感染，从而避免上呼吸道感染所致黏膜下毛细血管的扩张和鼻咽、鼻腔等部位的大出血。在春秋干燥季节，鼻腔内可滴用薄荷、液状石蜡等以保护局部黏膜。鼻咽癌患者放疗后，鼻咽黏膜抗感染能力下降，局部易发生黏膜炎，分泌物增加，有时伴有异味，这时可在医生指导下通过鼻咽冲洗以解除症状。

1. 口腔黏膜反应

口腔、咽喉疼痛是头颈部肿瘤患者放疗时最常见的副反应，常在放疗 2 周左右开始发生。患者早期表现为口腔黏膜充血、水肿，出现点、片状白膜，自觉咽干、咽痛、吞咽困难。为减轻反应可多饮水，保持口腔湿润，并采用复方氯己定漱口。出现严重的口腔黏膜反应，如口腔溃疡、糜烂，影响进食时可暂停放疗，并给予口咽部喷剂，用药为康复新 20ml、庆大霉素 24 万 U、利多卡因 100mg，每日 3 次，于饭前半小时喷雾，或者给予凝胶类产品覆盖于口腔溃疡处，促进创面愈合。必要时静脉给予抗生素治疗，并注意口腔卫生。

2. 脱发

放疗使用的高能射线穿透能力很强，而人的头颅大小有限，所以射线完全可以穿透。只要头颈部照射野内有头发或射线通过的路径上有头发，那么射线对头发毛囊的生长即可产生影响，达到一定剂量后就会引起脱发。放疗引起脱发后头发还会再长出来，只不过每个人头发长出来的时间不同。

3. 口干

正常人的唾液是由腮腺、颌下腺、舌下腺分泌的，尤其是腮腺。唾液可以保持口腔湿润，帮助食物的消化，而头颈部恶性肿瘤患者在接受放疗时，上述腺体大都在放射野内。在接受了高剂量的放疗后，正常腺体的腺细胞不能分泌足够的唾液，唾液变得少而黏稠，故患者会觉得口干。这种情况在放疗期间开始出现，并可能伴随患者终身。虽然目前还没有很好的办法可以使放疗后唾液分泌功能恢复正常，但以下的办法可以使症状减轻：改变生活方式（进食湿的软食、应用加湿器）、使用唾液替代品和非药物性唾液腺刺激剂，以及采用拟副交感神经药物（毛果芸香碱和西维美林）进行药物刺激。静脉用药可用氨磷汀，虽然不能常用，但可能降低患永久性口干燥症的风险。

4. 放射性骨坏死

放射性骨坏死被定义为：在放疗后，无复发性或残余肿瘤的情况下存在非愈合性的裸露坏死骨区域。导致放射性骨坏死的相关主要危险因素是拔牙和手术。在开始放疗前，将接受至少 50Gy 放疗剂量区域的受损牙齿和在放疗野外但预后不良的牙齿，应拔除。健康牙齿则无拔除指征。治疗后，推荐进行常规口腔科保健和补充氟化物。放疗后 2 年内应尽量避免行拔牙等口腔手术，以避免手术创伤所致放射性骨坏死的发生。若必须行手术，可到专科医院就诊。对于轻度放射性骨坏死病例，采用保守性清创和抗生素治疗通常就足够了。对于更晚期的骨和软组织坏死病例，采用下颌骨广泛切除并即刻行微血管重建可能获得更好的结果。

5. 吞咽困难与食管毒性

吞咽困难和食管毒性是头颈部肿瘤治疗的多因素性并发症。前瞻性临床试验显示，该并发症导致患者长期放置胃造瘘管的概率为 10%。然而，其实际发生率很可能被低估了，因为这一毒性可在治疗后多年才发生，且其发病呈隐匿性。临床发现，放疗过程中注意尽量减少对咽缩肌的照射，似乎有助于最大限度地减少这一并发症的发生。

6. 淋巴水肿与纤维化

一半以上接受治疗（无论是接受手术、放疗，还是两者都进行）的头颈部肿瘤患者都会发生一定程度的淋巴水肿。内部淋巴水肿涉及黏膜及其下的软组织，可能导致声音嘶哑、气道损伤和吞咽困难；外部淋巴水肿涉及面部、颈部和肩部组织，可能会导致肿胀、紧绷感和活动度减小，伴相关的功能下降和不适。内部和外部淋巴水肿的发生都是多因素导致的。与内部淋巴水肿发生相关的因素包括：手术、术后对手术野的照射、放疗失败后的挽救性手术，以及所用的治疗方式数量增加。与外部淋巴水肿发生相关的因素包括：原发性肿瘤的位置、自完成头颈部肿瘤治疗后的时间，以及所用的治疗方式数量增加。总的放射剂量和治疗时间的增加也与复合淋巴水肿相关。超过 50% 的患者对头颈部肿瘤特异性的整合性退肿治疗有反应，其使用的技术不同于身体其他部位淋巴水肿的处理。坚持使用推荐的治疗方案可提高反应率。

颈部手术也可引起颈部或面部的组织硬化，这可以是由静脉和淋巴损伤而导致的面部、颏下水肿，或罕见情况下的脑水肿。在进行双侧颈淋巴结清扫术、颈淋巴结清扫术切除颈静脉时，或颈淋巴结清扫术前或术后进行放疗时，这种副反应一般会更严重。患者可发生颈部挛缩或颈部正常活动度受限，尤其是在颈淋巴结清扫术联合放疗的情况下。已报道的对颈部僵硬（颈部软组织纤维化）有用的治疗包括：己酮可可碱，按摩治疗（物理治疗），肉毒素注射（特别是在颈部肌肉痉挛时）。

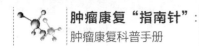
7. 张口困难

部分获得痊愈的鼻咽癌患者可出现颞颌关节强直及周围肌肉挛缩、张口困难等后期出现的放射损伤。因此，放疗疗程结束后，患者平时可做一些张口和闭口的功能训练。张口困难的特征是开颌能力受限，一般由负责颞下颌关节运动的肌肉痉挛、纤维化和收缩共同导致。在接受放疗的头颈部肿瘤患者中，张口困难的发生率存在很大差异。一项对文献的系统评价发现，使用较早的放疗技术，张口困难的平均患病率大约为25%。然而，最小化对咀嚼肌的放射剂量的新技术，似乎可显著降低张口困难的发生率。至少3项使用放疗调强技术的报道发现，使用这一放疗技术时张口困难的发生率大约为5%。相关手术也可显著影响张口困难的发生率，无论是原发部位切除术还是诸如下颌劈开操作等手术路径，均有此影响。早期治疗对预防严重的、不可逆的挛缩很重要。虽然证据有限，但使用被动运动装置和夹板可能有一定帮助，并且这些可在术后早期使用。己酮可可碱已被用于治疗放射诱发的纤维化；至少一项初步研究表明，己酮可可碱可能对张口困难患者有轻微的益处。将肉毒素直接注射入咬肌内，可能减轻疼痛和肌肉痉挛，但不能改善张口困难。

8. 甲状腺疾病

头颈肿瘤患者放疗后甲状腺疾病的发生率存在较大差异，但似乎为剂量依赖性。对下颈部的放疗可直接损伤甲状腺，导致原发性甲状腺功能减退。这通常可通过血清促甲状腺激素（TSH）的升高来发现，并且它仅在少数患者中具有临床意义。由下丘脑或垂体区域损伤所致的甲状腺功能减退症（中枢性甲状腺功能减退症）病例更少见。放疗引起的甲状腺功能减退症于放疗后发生的中位时间，为1.4～1.8年（范围为0.3～7.2年）。这在接受颈部手术联合放疗的患者中更常见。进行颈部放疗的患者，重点一般放在治疗后的筛查和甲状腺激素替代治疗，而不是预防。对儿科患者的一项单机构分析显示，放疗期间的TSH抑制对甲状腺功能有"保护作用"，但这需要更大型的研究证实后才可推荐使用。目前推荐，在完成治疗的12个月内应检测血清TSH，随后每6～12个月复查1次。

（四）胸部放疗副反应

1. 放射性食管炎

急性放射性食管炎的症状包括吞咽困难、吞咽痛和胸骨后不适。症状通常出现于开始放疗后的2～3周内。患者可能诉胸部突发剧烈锐痛并向背部放射。对食管炎或食管溃疡引起的吞咽困难或吞咽痛，管理措施包括：给予表面麻醉药（利多卡因）、镇痛药（抗炎药、麻醉剂），抑酸治疗（质子泵抑制剂、H_2受体阻滞剂）；饮食调节（清淡、糊状食物或软食、汤），帮助患者维持足够的能量和液体摄入，少食多餐，避免进食太烫或太冷的食物也有帮助，避免吸烟、饮酒、饮咖啡，少吃或不吃辛辣或酸性食物，以及薯片、饼干、油腻难消化的食物，可能有帮助。

2. 食管气管瘘

如考虑有食管气管瘘，首先应暂停放疗，禁食禁饮。如确定为食管气管瘘，若局部情况许可，可放置带膜食管支架，然后给予营养支持、抗感染、治疗吸入性肺炎、抑酸等对症处理。放疗前应对患者进行营养状态评估，如为恶病质或梗阻导致不能进食，需预防性胃造瘘以保证治疗顺利完成。

3. 食管穿孔

食管穿孔是食管癌治疗过程中比较严重的并发症之一，常合并出血、感染。穿孔主要与肿瘤消退过快及正常组织修复能力差有关。临床主要表现为白细胞升高、低热及胸背部疼痛。食管穿孔重在预防。放疗前有穿孔迹象的患者，建议单次放疗剂量为 1.8～2.0Gy/f，注意加强抗感染治疗，增强正常组织修复能力，包括营养支持、补充蛋白、纠正贫血、促进食欲等，要注意动态观察（监测食管钡餐）。这部分患者强烈建议早期置入鼻饲管或者行胃造瘘。

4. 食管狭窄

食管狭窄一般通过内镜下扩张治疗。这种方法通常能改善症状，不过可能需要多次扩张。扩张后长期使用质子泵抑制剂可降低狭窄复发的风险。只有体重显著下降或只能进食流质的患者才需要管饲，但这种情况少见。

5. 乳腺癌患者腋窝放疗后淋巴水肿

20%～30%乳腺癌根治术后的患者会发生上肢淋巴水肿，因为手术切除了腋窝淋巴结，放疗进一步破坏了淋巴管，淋巴回流受阻。淋巴水肿发生的时间多变，有的术后 1、2 年即发生，有的 10 年后才出现。乳腺癌患者在治疗后预防淋巴水肿的措施如下。

（1）皮肤护理：做好皮肤保护措施，主要目的是防止感染，因为淋巴水肿后其组织间隙富含蛋白质，微小的皮肤破损即可引发细菌感染。因此，应避免外伤，患肢抽血、注射、量血压；避免患肢手提重物和长时间下垂；避免昆虫叮咬，预防皮肤损伤，一旦出现皮肤损伤应立即处理。

（2）患侧上肢功能锻炼：适度的活动和锻炼有助于改善淋巴循环，如伸懒腰、腹式呼吸能改变胸廓内压力，促进淋巴回流；上肢抬举运动可使肌肉收缩，刺激淋巴流动。然而，强度过大的运动或静力性的活动（如搬运重物等）可造成淋巴管负荷过重，加重上肢水肿。切记不能过度锻炼，应循序渐进。运动时，应遵循由患肢远端到近端（从腕关节到肘关节再到肩关节）依次活动的原则，采用合理的方法锻炼。

6. 放射性肺炎

若患者因治疗恶性肿瘤（如乳腺癌、喉癌、肺癌及血液系统恶性肿瘤）而接受胸部照射，有发生放射性肺炎和放射性肺纤维化等放射性肺损伤的风险。很多因素会影响放射性肺炎的发生，包括照射方法、肺受照体积、照射频率和总剂量、相关的化疗，还可能包括患者的遗传背景。预防比治疗更重要。放疗前应充分评估患者肺功能情况，严格控制正常肺组织照射剂量。亚急性放射性肺炎引起的症状通常出现于放疗后 4～12 周，而迟发性或纤维化期放射性肺炎的症状出现在 6～12 个月后。两种类型肺损伤的典型症状包括呼吸困难、咳嗽、胸痛、发热和不适。肺部查体可能发现湿啰音、胸膜摩擦音、叩诊浊音，但也可能正常。皮肤红斑或许会勾勒出放射野，但这不能预测是否会发生放射性肺炎或其严重程度。通常而言，影像学检查优选胸部 CT，而非常规的胸部 X 线摄影，因为 CT 对检测细微改变更为敏感，并能更细致地比较任何放射影像学异常与放射野和放射剂量测定信息。亚急性放射性肺炎的胸片可能显示血管周围模糊影，胸部 CT 可能显示斑片状肺泡磨玻璃影或实变影。放射性肺炎慢性期胸片可能表现为肺体积减小伴粗网状影或致密影。直线效应是指不符合解剖单位而符合放射野边界，这几乎可以诊断放射性肺损伤，但在采用适形和立体定向治疗策略的患者中可能不明显。放射性肺炎的诊断是基于出现症状和体征与放疗时机之间的关系，以及放射影像学改变模式与放疗野之间的关系做出的。关键是仔细排除其他可能的诊断，包括感染、血栓栓塞性疾病、药物性肺炎、心包炎、食管炎、肿瘤进展或气管食管瘘。无症状或症状轻微的患者，可以接受支持治疗（如镇咳治疗），但只在症状令其苦恼或肺功能下降超过 10% 时，才开始糖皮质激素治疗。有中度至重度症状的患者，建议给予泼尼松（大约 60mg/d）治疗，持续 2～4 周，并在接下来用 3～12 周逐渐减量至停药，同时给予抗感染、吸氧、祛痰等对症治疗。

（五）腹部放疗副反应

1. 放射性胃炎

放射性胃炎可在开始治疗后 24 小时内出现，表现为恶心呕吐，一般给予患者保护胃黏膜、止吐等对症治疗，症状通常会在放疗结束后的 1～2 周内缓解。晚期表现为腹痛。这些症状可能由非溃疡相关消化不良、晚期胃溃疡（常发生于照射后 5 个月）或胃窦狭窄（可能发生于照射后 1～12 个月）引起。腹痛和消化不良应采用抑酸药物治疗，如质子泵抑制剂。长期使用可能有助于避免晚期溃疡的发生。严重腹痛的患者可能要按需使用麻醉和非麻醉类镇痛药。极少数患者需要手术治疗重度出血、难治性溃疡、胃出口梗阻、瘘管形成或穿孔。

2. 放射性肠炎

急性放射性肠炎的症状包括腹泻、腹痛、恶心呕吐、厌食和不适，通常出现于治疗的第 3 周，此时患者应服用清淡、少渣的饮食，避免进食产气的食物，如豆类、豆制品或牛奶，另可适当服用山莨菪碱解痉、蒙脱石散止泻以缓解症状。急性放射性肠炎一般在放疗结束后 2～6 周消退。晚期反应通常在放疗后 8～12 个月出现，但某些患者的放疗副反应可能要在数年后才出现。某些患者慢性放射性肠炎的临床表现会随时间推移而逐渐加重。晚期反应包括吸收不良和腹泻。患者可能因小肠细菌过度生长而有腹胀、产气过多和腹鸣。其他症状包括溃疡引起的出血或腹痛，以及脓肿形成引起的发热。重症患者可能因狭窄而发生间歇性、部分或完全性小肠梗阻。

3. 放射性肝病

放射性肝病一般发生于照射后 2 周～4 个月。患者表现为乏力、体重增加、腹围增大，偶有右上腹疼痛。体格检查可见肝大和腹水。实验室检查所见包括碱性磷酸酶升高，但氨基转移酶和胆红素水平仍正常。相反，有基础肝病的患者会表现为黄疸和氨基转移酶水平明显升高至超过正常范围上限的 5 倍。放射性肝病的治疗多为支持治疗，涉及症状处理（如治疗腹水）。大多数患者会在 3～5 个月完全恢复，而少数患者会出现逐渐加重的肝纤维化及肝衰竭，只有极少数情况下会发生暴发性肝衰竭。

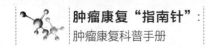
（六）盆腔放疗副反应

1. 放射性膀胱炎

放疗相关急性膀胱炎是常规剂量盆腔放疗的一个常见并发症，但是发病率差异很大。其可伴有刺激性排尿症状（排尿困难、尿频、尿急和夜尿）和膀胱痉挛。这是由放疗诱导的膀胱炎症和水肿破坏尿路上皮完整性导致的。当它们发生在放疗期间时，通过适当多饮水及碱化尿液，症状通常在治疗完成后1～2周消退，消退后无明显后遗症。迟发性泌尿道毒性一般由放疗诱导性上皮和微血管改变引起膀胱生理改变导致。这些改变常为永久性，主要通过上皮和肌层内胶原沉积而发生的纤维化介导，从而导致膀胱容量减少和组织顺应性降低。虽然病理生理学不同，但迟发性膀胱毒性反应可导致与急性期所见相似的下尿路症状谱，如尿急和尿频。这常归因于膀胱过度活动或收缩。膀胱明显收缩时，膀胱功能障碍可造成急迫性尿失禁。迟发性副反应发生时间通常为治疗后1～3年，但更长的潜伏期也有报道，尤其是治疗宫颈癌，相关的总放射剂量较高时。轻度副反应难以与衰老或先前盆腔手术的影响相鉴别。肥胖似乎能增加发生严重并发症的可能性。在有盆腔照射史的患者中，出血性膀胱炎可在数年后发生。难治性病例通常会因共存疾病所致持续的抗凝需求而复杂化。目前，权威的治疗方案尚未确定。通常首选保守治疗，因为干预可诱发高级别毒性。木聚硫钠已用于治疗放疗相关血尿，可缓解症状。烧灼术、膀胱内灌注甲醛（福尔马林）和氩气刀也被介绍。据报道，当高压氧用于治疗有症状的迟发性放射性膀胱炎时，患者症状改善率高。

2. 放射性直肠炎

放射性直肠炎表现为里急后重，大便次数增加，大便疼痛，甚至出现血性黏液便。少量灌肠剂（氢化可的松或鳕鱼肝油）、抗炎栓剂和不含动物油脂、香辛料和不溶性纤维的低渣膳食对于直肠炎和直肠不适有效果。两项小型前瞻性临床研究显示了在急性放射性直肠炎治疗中局部用丁酸钠灌肠剂的益处。丁酸是一种短链脂肪酸，是结肠上皮的优选营养来源。止泻药可用于肠炎的对症治疗，而且在急性情况下是安全的。目前，可用来改进治疗决策的数据极少。我们通常将洛哌丁胺作为首选。当症状难治时，地芬诺酯－阿托品和阿片酊可能有效。一项随机试验表明，对于缓解放疗诱导的急性腹泻，奥曲肽比地芬诺酯－阿托品更有效。对于洛哌丁胺难治性腹泻，一项小型研究初步显示皮下应用奥曲肽可以使80％的患者完全缓解，到起效的平均时间为2.7日。迟发性肠炎表现为肠梗阻、肠蠕动消失和消化道出血，常常适合保守治疗。避免便秘可控制出血的发生。药物治疗包括硫糖铝灌肠剂的使用，这是一种与受损黏膜结合并保护受损黏膜的氢氧化铝复合物。对于难治性病例，内镜干预可控制出血，效果持久的可能性高。一项研究表明，局部用福尔马林与氩气刀控制出血的效果相同。与急性直肠炎不同，局部用丁酸盐不能减轻慢性直肠炎的症状。手术治疗仅用于难治性病例，如输血依赖性出血、顽固性疼痛以及瘘，但是极少病例需要手术治疗。

3. 肛门毒性

急性肛门毒性表现为肛周皮肤反应，轻者为轻微皮肤改变，重者为湿性皮肤脱屑和红斑。肛周区域脱屑加重一般伴有疼痛，肛管和远端直肠的炎症也可引起疼痛、出血和里急后重。针对急性毒性反应的治疗是支持治疗，包括正确的皮肤护理、对大便失禁的患者给予饮食调整、使用止痛药和皮质类固醇栓剂。急性放疗副反应通常呈自限性，一般在治疗结束后数周内消退。然而毒性严重时可能需要中断治疗。晚期毒性可在治疗完成后数月至数年出现。最常见的晚期并发症是肛门直肠溃疡。还可能发生肛门狭窄或肛门直肠瘘。患者往往表现为肛门疼痛和失禁。对于严重或难治性肛门溃疡，可以用于指导治疗的数据很少。病例报告表明，高压氧和口服维生素 A 可能有助于治疗肛门直肠溃疡。肛门狭窄的标准治疗为扩张括约肌。极少数患者可能因症状严重而需要行结肠造口术。

4. 下肢水肿

手术后合并放疗的宫颈恶性肿瘤患者及腹股沟部照射者，常见下肢水肿。有此现象发生时，建议患者不要长时间站立，休息或睡觉时把下肢垫高或穿弹力袜。

第七章　化学治疗副反应的康复治疗

化学治疗（以下简称化疗）是一种传统的重要抗肿瘤治疗手段，某些肿瘤可以通过化疗治愈，很多时候化疗能够减少肿瘤复发转移，改善患者症状，延长患者生存时间。一方面，化疗因副反应较重，部分患者及家属对化疗心生恐惧，甚至抗拒化疗；另一方面，即使在靶向治疗、免疫治疗等多种新兴治疗手段广泛应用的今天，化疗在治疗中仍占据重要地位，不管是单独化疗，还是化疗与靶向治疗、免疫治疗、放疗等其他治疗手段联合治疗，化疗都是不可或缺的。如果患者及家属能够提前了解相关副反应，并掌握处理方法，出现副反应时及时处理，就能避免或减轻化疗副反应，使患者耐受性更好，患者及家属的治疗信心增强。

一、化疗药物分类

化疗药物有很多不同的分类方法，目前临床常用分类具体如下：

（一）按照传统方法分类

化疗药物按照传统分类法可分为以下六类：第一类，烷化剂。抗瘤谱广，半衰期短，毒性较大。常用药物包括：氮芥、环磷酰胺、异环磷酰胺、苯丁酸氮芥、卡莫司汀等。第二类，抗代谢类。这类药物能干扰细胞代谢的过程。常用药物包括：甲氨蝶呤、巯嘌呤、氟尿嘧啶、阿糖胞苷等。第三类，抗生素类。来源于微生物的抗肿瘤药。常用药物包括：阿霉素、博莱霉素、丝裂霉素等。第四类，植物类。此类药物与细胞微管蛋白结合，通过阻止微管蛋白装配干扰增殖细胞纺锤体形成，从而抑制有丝分裂，使细胞死亡。常用药物包括：长春新碱、长春瑞滨、依托泊苷（足叶乙甙）、伊立替康、紫杉醇、多西他赛等。第五类，激素类。常用药物包括：地塞米松、泼尼松（强的松）、他莫昔芬、甲地孕酮、氟他胺、阿拉曲唑、来曲唑、依西美坦等。第六类，杂类。常用药物包括：奥沙利铂、顺铂、卡铂、达卡巴嗪、门冬酰胺酶等。

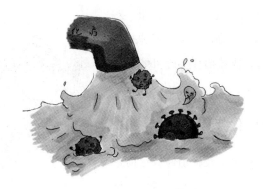

（二）按对肿瘤细胞增殖周期的敏感性分类

按对肿瘤细胞增殖周期的敏感性分类，可将其分为两大类：第一类，细胞周期非特异性药物。主要作用于处于增殖周期各期的细胞，这类药物包括烷化剂和大部分抗生素类抗肿瘤药。第二类，细胞周期特异性药物。主要作用于增殖期的细胞，如植物类抗肿瘤药物主要作用于 M 期，抗代谢类药物作用于 S 期。

（三）按作用机理分类

按作用机理，化疗药物可以分为以下五类：第一类，干扰核酸的合成代谢，如氟尿嘧啶、甲氨蝶呤等。第二类，直接与 DNA 作用，干扰其复制等功能，如烷化剂，抗生素，金属化合物。第三类，作用于微管蛋白，从而抑制有丝分裂，如抗肿瘤植物类药长春碱类及紫杉类。第四类，抑制蛋白质合成，如 L-门冬酰胺酶。第五类，拓扑异构酶抑制剂，如拓扑替康、伊立替康等喜树碱类药物。

二、化疗分类

根据恶性肿瘤患者化疗应用的时机，可将化疗分为以化疗为主的治疗、新辅助化疗、辅助化疗和腔内化疗。

（一）以化疗为主的治疗

对于晚期肿瘤患者或对化疗特别敏感、可能达到治愈效果的肿瘤，化疗可作为治疗的主要方法。对于生殖细胞肿瘤、霍奇金及非霍奇金淋巴瘤、绒毛膜癌、儿童

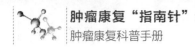

急性白血病、儿童肾母细胞瘤及胚胎性横纹肌肉瘤患者，化疗可能达到治愈的效果。对于晚期胃肠道肿瘤、肺癌、乳腺癌等肿瘤患者，化疗与单纯最佳支持治疗相比可能延缓病情进展，延长患者生存期，改善生活质量。

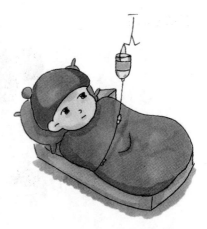

（二）新辅助化疗

新辅助化疗指在手术及根治性放疗前进行的化疗，治疗目的不仅在于缩小肿瘤，增加完整手术切除的概率，减少手术创伤，提高器官保全率，提升患者生活质量，还在于破坏肿瘤细胞活力，减少手术造成的肿瘤扩散及转移，从而改善患者的生存质量。在乳腺癌、食管癌、肺癌、直肠癌等多瘤种中，新辅助化疗应用广泛。

（三）辅助化疗

辅助化疗是在根治性手术及放疗后进行的化疗。主要目的是清除残余和转移的亚临床微小肿瘤病灶，延长无病生存期，甚至延长患者总生存期。主要应用于卵巢癌、肺癌、乳腺癌、胃肠道肿瘤等。

（四）腔内化疗

全身治疗如化疗、靶向治疗等可能对胸膜腔、腹膜腔、心包腔、膀胱内、脊髓腔等局部腔隙内肿瘤控制效果不佳，造成胸腔积液、腹腔积液、心包积液，需要反复引流，膀胱内肿瘤复发转移，脑脊液代谢异常，甚至出现呼吸衰竭、心包填塞、心功能衰竭、持续血尿、颅内高压、脑疝、猝死等可能。对这部分患者，腔内化疗尤为重要。腔内化疗，顾名思义是指直接将化疗药物注射进入患者胸膜腔、腹膜腔、心包腔、膀胱内、脊髓腔等腔隙内，以达到控制局部肿瘤的目的。现举例如下：

（1）胸腔内化疗。原理是通过胸腔内注射化疗药物使胸膜产生化学性炎症，产生胸膜粘连，使胸膜腔闭塞，减少胸腔积液生成。因此，为了让药物更好地发挥作用，需尽量将胸腔积液引流干净后再注射化疗药物。常用药物有顺铂、博来霉素等。

（2）腹腔内化疗。和胸腔内化疗相反，为了防止注射药物后出现广泛性腹腔粘连、肠梗阻等情况，腹腔内化疗需在腹水量减少但还有部分腹水时注入，如果没有腹水，需将灌注药物溶于大量液体后注入腹腔。常用于卵巢癌、消化道恶性肿瘤等的治疗。常用药物有氟尿嘧啶、顺铂等。

（3）鞘内化疗。腰椎穿刺后直接将化疗药物注射进入脊髓腔。常用于伯基特淋巴瘤等高度恶性淋巴瘤中枢神经系统预防治疗以及恶性肿瘤脑脊膜转移治疗。

（4）膀胱灌注化疗。多用于膀胱癌，通过膀胱灌注卡介苗、阿霉素、丝裂霉素等药物来减少膀胱局部复发，防止腔内种植转移。

三、化疗副反应

化疗是一把"双刃剑"，通常在治疗肿瘤的同时，也会引起皮肤、肺、心脏、肝、肾、胃肠道、骨髓功能等多器官的副反应。在化疗前，如果医护人员提前向患者及家属交代化疗药物可能导致的副反应及相应的应对措施，就能提前进行预防干预，并在化疗过程中及化疗后尽早识别并处理相应副反应，提高患者依从性，改善生活质量，减少严重不良反应的发生，降低化疗药物致死率。

（一）疲乏

肿瘤患者出现疲乏是很常见的，尤其是化疗后，疲乏发生率更高。目前肿瘤患者疲乏机制不明，可能与促炎性细胞因子有关，也可能与下丘脑—垂体—肾上腺轴调节异常，昼夜节律失调，骨骼肌萎缩等有关。有研究报道，接受化疗和（或）放疗的患者80％都有疲乏症状。肿瘤相关疲乏患者经常会表现出与肿瘤或肿瘤治疗相关的令人痛苦的、持续的、主观的躯体、情感和（或）认知疲倦或疲惫，这种感觉与患者近期活动不成比例，并且干扰日常活动。引起疲乏的因素很多，包括睡眠障碍、睡眠卫生习惯差（如睡眠环境差、睡眠习惯差、睡前无法减压等）、抑郁、焦虑、疼痛等。一项包含753例接受全身化疗患者的研究显示：在大部分患者中，疲乏与生理功能异常有关，女性、非白人、转移的患者更容易出现疲乏。中重度疲乏患者需评估功能状态，包括锻炼和活动方式等。基于上述研究成果，应该针对所有肿瘤患者进行疲乏教育，特别是开始进行化疗、放疗或生物治疗前。需要教育患者如果治疗后发生了疲乏，可能是与治疗相关的，并非一定是治疗无效或肿瘤进展所致，这非常重要，因为对疾病进展的恐惧可能成为加重疲乏的重要因素之一。此外，还可以给患者提供一些策略（能量守恒和注意力分散）的咨询。节能是指对个人的能量资源进行有计划的管理，以减少能量损耗。具体实施时，医生可以帮助患者设定其可实现的活动计划，按重要性安排活动，减少不必要的活动。患者可以通过每天或每周记日记来确定精力高峰时期，以利于计划每日活动。非药物性治疗对疲乏患者有一定效果，包括在患者进行治疗中或治疗后鼓励他们进行适量的体力活动，但伴有骨转移、血小板低、贫血、发热或活动性感染、跌倒高危、因转移或其他合并症活动受限的患者锻炼时需谨慎。另外，瑜伽、按摩、心理干预、营养指导、睡眠治疗、药物干预等其他方法也都可能改善肿瘤患者的疲乏。

（二）贫血

肿瘤和化疗诱导的贫血现象非常普遍，30％～90％肿瘤患者都有可能发生。贫血的病理生理机制主要有三类：功能性红细胞生成减少；红细胞破坏增加；失血。贫血的特点表现为血红蛋白浓度下降，红细胞数目减少，红细胞比容低于正常水平。轻度贫血为血红蛋白浓度＞10g/dL，中度贫血为血红蛋白浓度8～10g/dL，重度贫血为血红蛋白浓度6.5～8g/dL，血红蛋白浓度＜6.5g/dL危及生命。化疗药物可以直接影响骨髓造血功能导致贫血，机制可能是破坏红细胞前体生成。肾毒性药物特别是细胞毒性药物（如铂类药物）可能通过减少肾脏促红细胞生成素产生引起贫血。研究显示，肺癌及妇科肿瘤患者更容易出现化疗药物相关贫血。含铂方案通常应用于肺癌、卵巢癌和头颈部肿瘤，通过抑制骨髓功能和肾毒性两方面因素导致贫血。随着化疗反复进行，某些化疗药物可能出现骨髓抑制毒性累积，造成在后续化疗中贫血发生概率及严重程度增加。治疗方法主要为治疗原发病，输注全血或成分输血，应用促进红细胞生成的药物，适当补充铁剂。输血优点在于能快速提高血红蛋白及红细胞比容水平，因此输血主要应用于需要立即纠正贫血的患者。一个没有失血的正常成年人输注300ml红细胞悬液平均能提升血红蛋白浓度1g/dL，提升红细胞比容3％。而输血的弊端主要在于输血可能出现输血相关反应，比如体内容量负荷过多、病毒感染、细菌污染、铁负荷过大等。促红细胞生成素，一种肾脏产生的细胞因子，能刺激贫血患者红细胞生成，但并不是所有患者应用促红细胞生成素均有效。一项纳入2192名接受促红细胞生成素治疗的肿瘤患者的临床试验显示，应用促红细胞生成素治疗后能提高血红蛋白至少1g/d的患者比例是65％。不过促红细胞生成素起效时间较慢，往往需要数周时间才能起效。应用促红细胞生成素能减少患者输血，但应用促红细胞生成素治疗可能增加患者血栓栓塞风险，包括深静脉血栓。有研究发现，在进展期乳腺癌、宫颈癌、头颈部肿瘤、非小细胞肺癌等患者中应用促红细胞生成素可能缩短患者总生存期和（或）降低局部控制率。但也有Meta结果显示，在化疗诱导的贫血患者中应用促红细胞生成素并不会增加患者死亡率。补铁也是纠正贫血的重要手段，补铁有口服及静脉两种方式，静脉优于口服。研究证实，静脉补铁联合促红细胞生成素治疗可能改善化疗诱导贫血患者红细胞生成，减少输血。

（三）血小板减少

化疗引起的血小板减少指因为化疗药物对骨髓功能的影响，尤其是对巨核细胞产生抑制作用，导致血常规检查中血小板水平小于 100×10^9/L。化疗药物中，吉西他滨、卡铂、阿糖胞苷、蒽环类药物等更容易引起血小板减少。根据血小板减少的程度，可将血小板减少症分为 5 级：1 级为 75×10^9/L$\leqslant$血小板$<100\times10^9$/L；2 级为 50×10^9/L$\leqslant$血小板$<75\times10^9$/L；3 级为 25×10^9/L$\leqslant$血小板$<50\times10^9$/L；4 级为血小板$<25\times10^9$/L；5 级为死亡。血小板降低的主要风险是出血，血小板$<20\times10^9$/L 可能出现高危的自发性出血风险，包括咯血、消化道出血、脑出血等，严重者可能危及生命。化疗引起的血小板减少的主要治疗方式包括输注血小板，给予促血小板生长的因子，包括重组人白介素-11、重组人血小板生成素、血小板生成素受体激动剂如罗米司汀和艾曲波帕。但目前促血小板生长因子中只有重组人白介素-11 及重组人血小板生成素获得了国家药品监督管理局批准用于肿瘤相关的血小板减少症。当血小板水平低于 20×10^9/L，需考虑输注血小板。当血小板水平在 10×10^9/L$\sim50\times10^9$/L，根据患者出血情况，也可考虑输注血小板。输注血小板需严格把握指征，如滥用，可能因为产生同种免疫反应影响输注效果。应用促血小板生长因子可降低血小板减少严重程度，缩短血小板减少的时间，减少输注血小板。当血小板水平低于 75×10^9/L，建议开始应用促血小板生长因子。需注意，老年、有心脏病史（如充血性心功能衰竭、冠心病、房性心律失常、体液潴留等）患者不推荐应用重组人白介素-11，应用蒽环类药物（如阿霉素、表阿霉素、米托蒽醌等）引起的血小板减少也要慎用重组人白介素-11。待血小板恢复到 100×10^9/L或较用药前升高超过 50×10^9/L 时，可停止使用促血小板生长因子。对于有出血高风险患者，为预防下一周期再出现严重血小板减少，可预防性使用促血小板生长因子。另外，医护人员必须对患者及家属进行关于血小板减少的宣教，叮嘱注意事项，加强其对血小板减少的认识及重视度，减少意外发生。血小板减少的患者需限制活动，出现严重血小板减少或已有出血的患者需卧床休息，减少出血发生或避免出血加重。需保持心情平和，避免因情绪波动诱发出血。保持大便通畅，必要

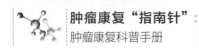

时应用缓泻剂，避免用力解大便引起出血。随时关注身体情况，尤其是出血情况（鼻衄、牙龈出血、结膜出血、咯血、呕血、血便、血尿、脑出血、皮肤瘀斑瘀点等），如有出血或出血加重，应及时向医护人员汇报。

（四）白细胞减少

白细胞包含中性粒细胞、淋巴细胞、单核细胞等多种细胞，其中化疗后中性粒细胞减少危害最大，受医生关注度最高，需要密切监测。中性粒细胞减少症是指外周血中性粒细胞绝对值小于 $2.0×10^9/L$。根据中性粒细胞减少程度，可将中性粒细胞减少症分为 5 级：1 级为 $1.5×10^9/L≤$中性粒细胞绝对值$<2.0×10^9/L$；2 级为 $1.0×10^9/L≤$中性粒细胞绝对值$<1.5×10^9/L$；3 级为 $0.5×10^9/L≤$中性粒细胞绝对值$<1.0×10^9/L$；4 级为中性粒细胞绝对值$<0.5×10^9/L$；5 级为死亡。部分中性粒细胞减少的患者可能发展成为严重的致死率较高的中性粒细胞减少伴发热（febrile neutropenia，FN）。FN 指患者中性粒细胞绝对值$<0.5×10^9/L$ 或预估未来 48 小时内中性粒细胞绝对值会降低到$<0.5×10^9/L$ 水平，同时体温$≥38.3℃$ 或$>38.0℃$持续 1 小时。中性粒细胞减少是一个主要的化疗剂量限制性毒性，经常导致住院、延长住院时间和应用广谱抗生素，严重时可能危及生命。发生严重中性粒细胞减少或 FN 的患者可能在后期的化疗周期中需降低化疗剂量或延迟治疗从而影响疗效。FN 风险与治疗药物及药物剂量强度有关。在应用细胞周期特异性化疗药物（如吉西他滨、氟尿嘧啶、紫杉醇等）7～14 天内，中性粒细胞会降到低谷，用药 14～21 天内中性粒细胞会恢复正常。而对于细胞周期非特异性药物（如铂类、环磷酰胺、阿霉素等），用药 10～14 天内中性粒细胞可能降低，到用药 21～24 天恢复。对于化疗患者，重组人粒细胞集落刺激因子及聚乙二醇重组人粒细胞集落刺激因子能有效防治中性粒细胞减少症。如果患者既往化疗后曾出现过 FN 或者剂量限制性中性粒细胞减少症，后续化疗后可预防性使用粒细胞集落刺激因子。对于接受高 FN 风险化疗的患者，建议预防性使用粒细胞集落刺激因子。值得注意的是，粒细胞集落刺激因子不宜在化疗前后 24 小时之内应用。另外，如果中性粒细胞绝对值小于 $0.1×10^9/L$ 或预估中性粒细胞减少症会持续超过 7 天，可考虑应用抗生素预防感染。对于不应用粒细胞集落刺激因子的血液系统肿瘤患者也应使用抗生素预防感染。对中性粒细胞减少症或 FN 患者来说，最重要的是及时识别并及时得到处理。因此医护人员在化疗后对患者及家属的宣教尤为重要，要求患者每周到就近医院复查血常规 1～2 次，拿到查血报告后立即拿给医生解读报告，如有问题及时处理。切忌查血后不拿报告、拿了报告后自行解读或发现问题后置之不理，贻误治疗时机。中性粒细胞减少症患者更容易出现感染，因此当患者出现中性粒细胞减少或 FN 时应当减少外出，尽量不去人群较多的公共场合，外出需佩戴口罩，房间应注意通风，保持空气流通。如家人中有人出现了流行性感冒、肺部感染、肠道感染等，需将患者及患病家属隔离。患者应注意饮食卫生，食用干净的食物和水，切勿食用不洁食品，以避免出现肠道感染。对于白细胞及中性粒细胞水平过低的患者，需要采取接触隔离的措施，包括减少与其他人接触，使用空气净化器等，每日进行空气消毒，保持口腔清洁及皮肤完好。

（五）肝功能异常

化疗药物引起的肝功能异常可能源于化疗药物导致的药物性肝损伤，是一种较常见的药物不良反应，严重者可能导致急性肝衰竭甚至死亡。我国肿瘤患者多喜欢联合中医中药治疗。在所有药物相关肝损伤中，中药引起的占 23％，而抗肿瘤药物占 15％，故不建议患者在化疗的同时应用中药治疗。化疗药物引起药物相关肝损伤的原因主要分为遗传因素及非遗传因素。遗传因素涉及药物代谢酶、药物转运蛋白、人类白细胞抗原系统等的基因多态性，此外，不同种族患者易感性也存在差异。非遗传因素众多，包括年龄、性别、基础疾病等，尤其有慢性肝病基础的患者化疗后更可能出现肝功能异常，而且一旦出现，肝功能衰竭甚至死亡的风险更高。因此，患者化疗前需常规筛查肝炎标志物，对于 HBsAg 阳性的乙肝病毒携带者或乙肝患者，需检测肝功能及 HBV DNA 等，如化疗前 HBV DNA 很高，需先进行抗病毒治疗，待病毒滴度下降后再行化疗。对于 HBsAg 阳性患者，即使化疗前 HBV DNA 正常，也应在化疗同时应用恩替卡韦、替诺福韦等抗病毒药物预防治疗，化疗期间持续服药，化疗结束后还需要服药一段时间，具体服药持续时间需请传染科医生评估。抗病毒治疗期间，患者需每周复查 1～2 次肝功能指标，定期监测 HBV DNA 水平，必要时于传染科门诊随访。乙肝核心抗体阳性患者在化疗前及化疗中需定期监测肝功能及 HBV DNA 变化，警惕乙肝活跃。对于有 HBV 或 HCV 标志物阳性，应用化疗药物后出现肝功能异常的患者，需鉴别是否为 HBV 或 HCV 再激活，或因为单纯化疗药物所致，还是两者都有。另外，还需要排除甲肝、戊肝、自身免疫性肝病、肿瘤多发肝转移、心功能不全导致肝淤血等其他因素所致肝功能异常。查血生化，ALT 上升较 AST 上升对诊断药物相关肝损伤意义可能更大，敏感性高，但特异性较低。治疗原则主要是及时停用可疑肝毒性药物，并且尽量避免再次使用可疑或同类药物，应充分权衡停药后原发疾病进展风险和继续用药肝损伤风险。对于轻中度肝细胞损伤型和混合型药物相关肝损伤患者，如果炎症较重，推荐应用双环醇和甘草酸制剂，如果炎症较轻，可考虑水飞蓟。如患者肝功能异常主要表现为胆汁淤积、胆红素升高，可选用熊去氧胆酸及腺苷蛋氨酸治疗。

（六）肾功能异常

化疗药物引起的肾毒性多发生于化疗后 7～12 天，大多可以恢复，但少数不可逆。顺铂、卡铂、卡莫司汀（卡氮芥）、环磷酰胺、异环磷酰胺、甲氨蝶呤等药物应用后可能出现肾毒性，作用机制各异，如顺铂及卡铂通过引起肾小管坏死导致肾功能异常，环磷酰胺及异环磷酰胺则可能引发出血性膀胱炎，卡氮芥可能因为肾小管萎缩、肾小球坏死引起肾功能异常。肾毒性关键在于预防，如输注顺铂的患者，顺铂剂量每日 20～30mg/m²，可适当水化利尿，但如果单次大剂量应用顺铂，如单次应用 80～120mg/m²，则需充分水化，在应用顺铂前 1 天、用药当天、用药后 1 天输注 2000～3000ml 液体，并配合利尿治疗，保证每日尿量在 2000～3000ml。应用环磷酰胺及异环磷酰胺时加用美司钠可预防出血性膀胱炎。对于淋巴瘤、小细胞肺癌、生殖系统肿瘤等可能对化疗很敏感的肿瘤或肿瘤负荷大的患者，为预防肿瘤溶解综合征导致的肾功能异常，化疗同时需水化利尿、碱化尿液、应用降低尿酸药物。另外，阿米福汀等药物可保护肾功能、减轻肾毒性。化疗前应常规检查患者肾功能，计算肌酐清除率，如肾功能异常或肌酐清除率较低，不用肾毒性药物，例如肌酐清除率低于50ml/min，不用顺铂。老年患者因肾小球滤过率及肾血浆流量减少，可能有糖尿病及高血压等合并症，需慎用肾毒性药物。如患者本来合并肾疾病，如仅有单侧肾或有泌尿系统结石导致肾积水等情况，需要在治疗前进行肾图等专科检查评估患者肾功能，慎用肾毒性药物。化疗后需要每周复查至少 1 次肾功能，如出现了肾功能异常，需立即停用化疗药物，建议患者到肾内科门诊就诊，给予保肾药物治疗；如出现肾功能衰竭，应及时透析，定期监测肾功能指标。

（七）心脏毒性

近年来，因为抗肿瘤治疗导致的心血管毒性逐渐获得了大家的重视，衍生出了一门新兴的学科——肿瘤心脏病学。化疗药物如蒽环类（阿霉素、表阿霉素、吡喃阿霉素等）、紫杉类（紫杉醇、多西他赛）、铂类（顺铂等）、生物碱类（长春新碱、长春地辛）等随着剂量累积可能出现心血管毒性，属于造成不可逆心血管损伤的 I 型抗肿瘤药物。各种化疗药物引起心血管损伤的机制不同，例如阿霉素主要是造成心肌细胞坏死或者凋亡，导致心功能不全，而氟尿嘧啶主要是导致冠状动脉痉挛及心肌缺血。我们可以通过一些检查来监测和评估化疗药物的心脏毒性，其中左室射血分数（LVEF）对于评估心肌损伤非常重要。应用阿霉素的患者需要在治疗之前行超声心动图检查评估 LV、EF，治疗过程中应动态监测 LV、EF 等指标，治疗后如 LV、EF 下降超过 10% 且低于正常值下限，则可判断患者存在肿瘤治疗相关心功能不全。另外，除了超声心动图检查，心电图也是治疗前需完成的重要的筛查项目。为了减少化疗过程中或化疗后心血管毒性的发生，蒽环类药物需限制累积剂量，阿霉素小于 $360mg/m^2$，表阿霉素小于 $720mg/m^2$，并建议应用血管紧张素转化酶抑制剂或血管紧张素 II 受体拮抗剂、β 受体阻滞剂、右丙亚胺、他汀类药物等预防心血管疾病。对于化疗患者，应加强心血管毒性的识别与防控，如明确发生心血管毒性，一定要与心脏内科等相关科室进行多学科团队协作。

（八）皮肤副反应（色素沉着增加，手足综合征）

化疗药物引起色素沉着增加主要是因为其引起黑色素在局部皮肤中沉积，并非因为化疗药物或其代谢产物在皮肤中聚集。博莱霉素、氟尿嘧啶等可能引起皮肤色素沉着加重，这种副反应不会对患者生命产生威胁，但会存在美容问题。虽然这种副反应是可逆的，不需要任何治疗，化疗结束后会逐渐恢复，但同时需要关注患者因为美容问题产生的心理压力。手足综合征是另一种化疗后常见的皮肤副反应，氟尿嘧啶及其衍生物（如卡培他滨）、蒽环类药物（如脂质体阿霉素）、紫杉类药物（如多西他赛）、甲氨蝶呤、足叶乙甙、环磷酰胺、伊立替康、长春瑞滨、顺铂等均有可能引起手足综合征，前三类最常见。手足综合征发生的原因可能是化疗药物直接作用于皮肤。目前报道化疗后手足综合征发生的概率在 5%～89%，主要与化疗药物种类、药物剂型、给药方式、药物单次剂量、累积剂量等有关。例如，口服卡培他滨较静脉输注氟尿嘧啶更容易发生手足综合征，而静脉持续滴注氟尿嘧啶较快速注射氟尿嘧啶更容易出现手足综合征。手足综合征通常开始于化疗后 2～3 周，患者初始主要症状为手掌或足底感觉异常或有刺痛，随后可能出现红斑和手掌足底皮肤水肿，伴随疼痛、皮肤皲裂、脱皮，甚至出现水疱和溃疡，严重时可能影响患者日常生活。对于手足综合征，最有效的治疗就是将化疗药物减量或停药。患者最好穿戴宽松的手套和鞋袜，避免手足暴露于过热或过紧的环境中，并且避免阳光长时间照射。局部可涂抹保湿的润肤乳，冰袋冷敷和涂抹含激素的软膏可能有帮助。口服大剂量的维生素 B_6 可能预防并减轻卡培他滨和脂质体阿霉素所致的手足综合征。口服塞来昔布也可能预防手足皮肤反应，减轻疼痛。口服维生素 E 对于多西他赛引起的手足综合征可能起到一定效果。

（九）神经毒性

环磷酰胺、阿糖胞苷、氟尿嘧啶、长春新碱、奥沙利铂、顺铂、紫杉醇等化疗药物可引起神经毒性。静脉输注长春新碱、奥沙利铂、顺铂、紫杉醇等化疗药物主要引起外周神经病变，患者可能出现肢端感觉减退或感觉异常，肢端呈手套一袜子样麻木、腱反射减弱、肌力下降、痉挛，甚至出现麻痹性肠梗阻。鞘内注射甲氨蝶呤、阿糖胞苷及大剂量静脉应用甲氨蝶呤、氟尿嘧啶、阿糖胞苷可能会引起脑、脑脊膜病变，出现化学性脑炎、脑脊膜炎、脑白质病变、急性小脑综合征等，患者临床表现为记忆力下降、痴呆、共济失调、定向力障碍、震颤等。神经系统毒性发生概率与程度与化疗药物累积剂量及单次用药剂量多少有关。出现化疗药物相关神经毒性的部分患者在化疗结束后可能缓慢恢复，但少部分患者可能无法恢复。化疗期间及化疗后可通过口服或肌内注射甲钴胺、口服维生素 B_1、扩血管药物等改善神经毒性。应用奥沙利铂的患者有95％可能出现神经毒性，需注意奥沙利铂神经毒性的特点是遇冷激发，故用药前向患者及家属宣教时应重点提出神经毒性护理注意事项，在用药期间及用药后尽量不碰触冷的东西及环境，最好戴手套，不食用冷的食物和水，不用冷水洗手洗脸，避免吹冷风等。

（十）肺毒性

博莱霉素、吉西他滨、甲氨蝶呤、丝裂霉素及亚硝脲类药物等可能引起肺毒性。患者主要表现为咳嗽、呼吸困难。血气分析检查可发现低氧血症，影像学检查初期可能表现为斑片状影像，晚期可能有肺间质纤维化。年龄大、化疗药物剂量过大、有慢性肺疾病病史、肺部放疗等可能导致应用博莱霉素化疗的患者出现肺毒性。吉西他滨也有肺毒性，在进行肺部放疗前后28天之内不建议使用。甲氨蝶呤相关肺毒性与应用药物的频率有关，如持续用药可能更容易出现肺毒性。肺毒性的处理最主要是预防，对于年龄大、肺部放疗、有慢性肺疾病病史等患者，应谨慎应用甚至不用可能造成肺毒性药物。用药剂量和用药方法也可进行调整，如将博莱霉素剂量限制在 300mg/m² 以内，甲氨蝶呤尽量间歇应用。如患者已出现了化疗药物相关肺毒性，应立即停用造成肺毒性药物，吸氧可能改善患者症状，应用糖皮质激素治疗可能减轻肺间质纤维化，如患者出现发热等感染征象，加用抗生素治疗。

（十一）脱发

环磷酰胺、博莱霉素、阿霉素、伊立替康、紫杉醇、多西他赛等化疗药物可能引起脱发。化疗药物会作用于生长初期毛发基质细胞，造成毛发在轻微压力下就会出现脱落或毛发脆性增加，引起毛发在头皮表面折断。脱发开始于化疗后几天至几周内，头顶是脱发最常见部位，大部分患者脱发是可逆的，化疗结束后头发会再生，且可能新生的头发颜色、质地等与脱发前不同。医护人员在化疗前预先对患者及家属进行脱发相关教育尤为重要，应当告诉患者这只是众多化疗副反应之一，并且不会对生命产生威胁，可帮助其进行心理建设，并为其提供戴假发等替代方案。一旦出现脱发，建议患者将头发剪短，脱发后每日护理时应将床上及衣服上的头发清扫干净，以减少对患者的不良刺激。可以应用冰袋或降温帽来降低头皮温度，预防脱发，或应用止血带减少脱发，局部应用米诺地尔等调节药物可能缩短脱发后再生时间。

（十二）恶心、呕吐

呕吐由大脑控制的多步反射通路刺激引起，是由化学感受器触发区、咽部和胃肠道和大脑皮层向呕吐中枢传入冲动触发的。化学感受器触发区、呕吐中枢及胃肠道有许多神经递质受体，化疗药物及其代谢产物激活这些受体可能是化疗引起呕吐的原因。参与致吐的神经递质包括 5-羟色胺（5-HT$_3$）和多巴胺，以及乙酰胆碱、皮质类固醇、组胺、阿片类及神经激肽-1（NK-1）受体。止吐药物能阻断不同的神经通路，在致吐过程的不同位点发挥作用。除奥氮平外，其他每种止吐药物达到一定浓度时只能阻断一种受体，没有一种止吐药物能为化疗引起的呕吐提供完全的防护。化疗所致的恶心呕吐（chemotherapy-induced nausea and/or vomiting，CINV）一般分为五类：急性 CINV，一般发生时间从应用化疗药物后几分钟到几小时不等，在 5～6 小时达到高峰，在化疗后 24 小时之内会解决；延迟性 CINV，指应用化疗药物后 24 小时出现的恶心呕吐，多与应用顺铂、卡铂、环磷酰胺、阿霉素等化疗药物有关；预期性 CINV，是在患者接受下周期化疗前发生的恶心呕吐，它被认为是一种条件反射，一般发生在既往化疗的负面经历后；突破性

CINV，指给予了预防性止吐治疗后仍需止吐药物解救的情况；难治性 CINV，指在之前的化疗周期中预防性和（或）解救性止吐治疗并未起效，于后续化疗周期中出现的恶心呕吐。根据引起急性 CINV 的患者比例可将化疗药物分为四类：高致吐药物，超过 90％患者都会出现急性呕吐，如任何包括蒽环类的药物和环磷酰胺的方案、卡铂（AUC≥4）、顺铂、氮稀米胺、阿霉素（≥60mg/m²）、异环磷酰胺（每次剂量≥2g/m²）、氮芥、环磷酰胺（>1500mg/m²）等；中致吐药物，30％～90％患者会出现急性呕吐，如马法兰、奥沙利铂、伊立替康、卡铂（AUC<4）、苯达莫司汀、异环磷酰胺（每次剂量<2g/m²）、环磷酰胺（≤1500mg/m²）、阿霉素（<60mg/m²）等；低致吐药物，10％～30％患者会出现急性呕吐，如多西他赛、足叶乙甙、氟尿嘧啶、吉西他滨、丝裂霉素、紫杉醇、培美曲塞、拓扑替康等；轻微致吐药物，低于 10％患者出现急性呕吐，如长春新碱、博莱霉素、Nivolumab 等多个 PD-1 单抗、贝伐珠单抗、利妥昔单抗、曲妥珠单抗等。可选择的止吐药物包括 NK-1 受体拮抗剂，如阿瑞匹坦胶囊、阿瑞匹坦静脉乳剂、福沙匹坦、奈妥匹坦、罗拉匹坦等；5-HT₃ 受体拮抗剂，如多拉司琼、格拉司琼、昂丹司琼、帕洛诺司琼等；糖皮质激素，如地塞米松；镇静药物，如劳拉西泮、阿普唑仑等精神类药物，如奥氮平等；其他类药物，如甲氧氯普胺（胃复安）、奋乃静等。对于高致吐化疗药物，预防急性和延迟性呕吐建议使用三药方案（NK-1 受体拮抗剂＋5-HT₃ 受体拮抗剂＋地塞米松或奥氮平＋帕洛诺司琼＋地塞米松）或四药方案（奥氮平＋NK-1 受体拮抗剂＋5-HT₃ 受体拮抗剂＋地塞米松）。对于中致吐化疗药物，建议应用三药方案（奥氮平＋帕洛诺司琼＋地塞米松或 NK-1 受体拮抗剂＋5-HT₃ 受体拮抗剂＋地塞米松）或两药方案（5-HT₃ 受体拮抗剂＋地塞米松）预防急性和延迟性呕吐。对于低致吐化疗药物，可应用地塞米松、胃复安、5-HT₃ 受体拮抗剂、奋乃静等药物预防性止吐。对轻微致吐化疗药物无须预防性止吐治疗。患者化疗期间建议少食多餐，进食清淡、易消化的流质食物，食物最好为常温，尽量避免让患者感到恶心的食物。

（十三）过敏反应

紫杉醇、多西他赛、阿糖胞苷、L-门冬酰胺酶、吉西他滨等化疗药物可能会引发过敏反应。患者可能会出现皮肤发红、皮疹、瘙痒，严重者可能出现表皮剥脱性皮炎、呼吸困难、喉头水肿、血压下降、意识障碍，甚至危及生命。如化疗后仅出现少量皮疹，应用抗过敏药物后迅速缓解，可以考虑再次尝试用药。但如果出现严重过敏反应，需停药。特别需注意，紫杉醇等药物存在引发过敏反应可能，因此说明书推荐用药前使用地塞米松预处理，如果预处理的地塞米松用药剂量不够或未按照说明书规定的时间应用，输注紫杉醇时患者很可能会出现过敏反应。处理过敏反应，可给予抗组胺药物、维生素C、葡萄糖酸钙、糖皮质激素，局部应用炉甘石洗剂等可减轻瘙痒症状。

（十四）腹泻

氟尿嘧啶及其衍生物、伊立替康、足叶乙甙、甲氨蝶呤等化疗药物可能引起患者腹泻。腹泻的原因可能是化疗药物使肠黏膜萎缩、变短，肠绒毛受损或剥脱，破坏黏膜完整性，导致消化功能障碍，或因其影响小肠吸收。如每日腹泻超过5次或出现血便，应停止化疗并进行对症处理。对于腹泻患者，除了应用蒙脱石散、黄连素、洛哌丁胺等止泻药物之外，应常规行大便常规、大便隐血、大便培养、大便菌群比等检查，排除是否存在肠道感染或肠道菌群失调。如大便常规查见脓细胞或大便培养阳性，需加用抗生素治疗。如大便菌群比检查结果显示为革兰阴性菌明显减少引起的菌群比失调，可加用益生菌补充肠道菌群。如患者腹泻次数多，口服止泻药物仍无明显改善，恐出现脱水，需给患者口服补液盐或静脉输注营养液维持水盐电解质平衡，适当补钾，警惕因腹泻导致低钾血症。特别应注意应用伊立替康的患者。伊立替康可能引起腹泻，根据腹泻发生的时间、原因不同，需要采取不同的处置：如用药24小时之内出现腹泻，则考虑是药物引发的胆碱能综合征，患者可能合并腹痛、低血压、出汗、头晕、瞳孔缩小、流泪及流涎多等其他症状，可给予阿托品0.25mg皮下注射缓解症状；如用药24小时之后出现腹泻，则可能是伊立替康所致的迟发性腹泻，出现迟发性腹泻的中位时间是用药后第5天，应用伊立替康的患者中有20%可能出现严重腹泻，严重者可能危及生命。因此，医护人员在患者应用伊立替康前需详细说明药物不良反应及其应对措施，用药前让患者储备洛哌丁胺并叮嘱患者一定要随身携带，一旦出现迟发性腹泻（大便变稀或大便次数增加），立即开始服药，首次剂量为4mg，以后每2小时服用2mg，一直持续到最后一次稀便结束后12小时，患者用药时间不得少于12小时，但也不能连续服用超过48小时。洛哌丁胺不用于预防伊立替康引起的迟发性腹泻。腹泻严重或规律服用洛哌丁胺48小时之后仍未停止腹泻的患者，需要及时就医，输注营养液，必要时可静脉持续泵入生长抑素，减少腹泻。腹泻患者应尽量食用高蛋白、高热量、少渣的食物，避免食用

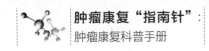

对胃肠道有刺激的食物及产气性食物，如豆类、碳酸饮料等。腹泻严重时，应减少肠内营养量，增加肠外营养，尽量口服稀粥等流质饮食，待腹泻好转后再逐渐恢复正常饮食。多次排便后，要注意肛门护理，每次排便后最好用温水清洗肛门周围，并保持局部干燥，必要时可表面外涂氧化锌软膏等保护肛周皮肤。腹泻严重的患者可用淡盐水或高锰酸钾稀释液等坐浴。

（十五）便秘

长春碱类、五羟色胺受体拮抗剂、阿片类药物等可能引起患者便秘。其他因素如胃肠道内、外梗阻，长期卧床，进食量少，饮食习惯不佳等也可能会引起患者便秘。如患者既往化疗后曾出现过便秘，后期化疗期间可预防性应用大便软化剂或缓泻剂，如乳果糖、聚乙二醇、番泻叶、开塞露等。鼓励患者多进食蔬菜等富含膳食纤维的食物，有利于软化大便。建议患者化疗后进行适量的活动，对于不适合下床活动的患者，也可按摩腹部（顺时针方向，从右下腹到右上腹、左上腹、左下腹，轨迹呈圆弧形），增加胃肠道蠕动，减少便秘。对于呕吐或进食少，有脱水情况的患者，应适当补充营养支持液体。叮嘱患者切勿在化疗中或化疗后因便秘长时间独自待在厕所里用力排便，如此可能会出现因突然起身导致体位性低血压，甚至可能出现肺栓塞，引起患者跌倒、晕厥，甚至死亡。如果确实有便意但无法解出大便，可应用开塞露帮助排便，必要时可灌肠。

（十六）口腔黏膜炎

与化疗相关的氧化应激反应可能是黏膜损伤的原因，可能导致消化道特别是口腔黏膜炎（主要表现为疼痛、溃疡、出血等），随后出现细菌、真菌、病毒所致的继发性感染。口腔黏膜炎不仅降低患者生活质量，严重时可能影响下一步化疗。化疗应用的药物类型、剂量、给药途径、给药频率、是否联合治疗等均影响黏膜炎的发生及程度。甲氨蝶呤、氟尿嘧啶、顺铂、阿糖胞苷、足叶乙甙等化疗药物最常引起黏膜炎。口腔黏膜炎治疗药物很多，包括漱口水（常见成分为苯海拉明、糖皮质激素、制霉菌素、利多卡因等）、包衣剂（如硫糖铝）、止痛药、抗炎药、局部或全身麻醉药、局部或全身应用生长因子等，上述药物可改善患者症状，减轻黏膜炎程度，促进口腔黏膜炎恢复。过去认为，微生物感染可能对口腔黏膜炎有较大影响，但局部或全身应用抗菌药物并未显著改善口腔黏膜炎发生率及严重程度，因此目前不推荐局部或全身应用抗生素治疗口腔黏膜炎。生活中，口腔黏膜炎患者需注意避免辛辣、过冷、过热、酸性食物，或含有乙醇的食物及药物，应多吃清淡、软的食物，多饮用水或非乙醇饮料。如患者因重度口腔黏膜炎进食困难或无法进食，需评估患者营养状态，必要时需给予静脉输注液体补液、加强营养、维持水盐电解质平衡。

第八章　乙型肝炎病毒感染者化疗时的抗病毒治疗

一、重视化疗时的抗病毒治疗

乙型肝炎病毒（HBV）感染呈世界性流行，但不同地区的 HBV 感染流行强度差异较大。据世界卫生组织报道，全球约 20 亿人曾感染 HBV，其中 2.4 亿人为慢性 HBV 感染者，每年约有 65 万人死于 HBV 感染所致肝功能衰竭、肝硬化和肝细胞癌。2006 年，全国乙型肝炎血清流行病学调查表明，我国 1～59 岁一般人群乙肝表面抗原（HBsAg）携带率为 7.18%。据此推算，我国有慢性 HBV 感染者约 9300 万人，其中慢性乙型肝炎患者约 2000 万例。

HBV 感染的自然史一般可人为划分为 4 个时期，即免疫耐受期、免疫清除期、非活动或低（非）复制期和再活动期，具体表现如表 8-1 所示。我国 2015 年的慢性乙型肝炎防治指南指出：是否启动抗病毒治疗，主要根据血清 HBV DNA 水平、血清 ALT 和肝脏疾病严重程度，同时结合患者年龄、家族史和伴随疾病等因素，综合评估患者疾病进展风险后决定。

表 8-1　HBV 感染的自然史

	免疫耐受期	免疫清除期	非活动或低（非）复制期	再活动期
HBV DNA (IU/ml)	$>2\times10^5$ 大多$>2\times10^{7\sim8}$	$2\times10^5\sim2\times10^9$	$<2\times10^3$	$2\times10^3\sim2\times10^7$
HBeAg	阴性	阳性	阴性	阴性
ALT	正常	增高或波动	正常	增高或波动
肝组织学	无明显异常，或轻度炎症纤维化	中度或严重炎症、纤维化快速进展	无炎症或仅有轻度炎症	中度或严重炎症、肝纤维化

	免疫耐受期	免疫清除期	非活动或低（非）复制期	再活动期
临床诊断	慢性 HBV 携带者	HBeAg 阴性慢性乙型肝炎、乙型肝炎肝硬化	非活动性 HBeAg 携带者	
肝硬化发生	很少	2%～4%/年	很少	2%～3%/年
HBsAg 阴转	无	无	1%～2%/年	无

Liaw YF. Natural history of chronic hepatitis B virus infection and long-term outcome under treatment [J]. Liver International，2009，29（s1）：100-1-7.

随着恶性肿瘤发病率的升高，合并 HBV 感染的恶性肿瘤患者接受化疗后，HBV 再激活已成为常见的临床问题。目前认为 HBV 再激活的过程分为以下两个阶段：第一阶段，随着化疗药物的应用，机体的免疫功能（特别是 T 淋巴细胞的功能）被抑制，HBV 复制增强并感染肝细胞；第二阶段，在停用化疗药物后，机体的免疫功能恢复，免疫细胞攻击已感染 HBV 的肝细胞，导致了肝细胞的损伤。同时，慢性乙型肝炎防治指南（2015 年版）也明确指出：慢性 HBV 感染患者在接受细胞毒性药物或免疫抑制剂化疗过程中（肿瘤治疗药物的 HBV 再激活风险分级如表8－2所示），20%～50%的患者可以出现不同程度的乙型肝炎病毒再激动，重者引起急性肝功能衰竭甚至死亡。因此，合并 HBV 感染的恶性肿瘤患者在接受化疗时的抗病毒治疗已经受到高度重视。

表8－2　肿瘤治疗药物的 HBV 再激活风险分级

	定义	相关药物
高风险	引起 HBV 再激活的可能性超过 10%	B 淋巴细胞活性抑制剂（如利妥昔单抗或奥法木单抗）、蒽环霉素衍生物（如阿霉素、表阿霉素等）或类固醇激素如强的松每天 10～20mg 持续 4 周以上或甚至更高剂量者
中风险	引起 HBV 再激活的可能性在 1%～10%	TNF 抑制剂（如依那西普、阿达木单抗、赛妥珠单抗、英夫利昔单抗等）、其他细胞因子或整合素抑制剂（阿巴西普等）、酪氨酸蛋白酶抑制剂（伊马替尼等）、类固醇激素每天<10mg 但持续 4 周以上者
低风险	引起 HBV 再激活的可能性在 1%以下	咪唑硫嘌呤、甲氨蝶呤等，或口服类固醇激素少于 1 周

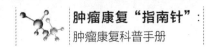

二、治疗前需要做的筛查

对于所有接受化疗或免疫抑制剂治疗的患者，在起始治疗前都应常规筛查 HBsAg、抗 HBc 和 HBV DNA 并评估接受免疫抑制剂的风险程度。

三、预防性抗病毒治疗的时机选择

对于 HBsAg 阳性的慢性 HBV 感染患者，无论 HBV DNA 载量如何，在使用细胞毒性药物或免疫抑制剂治疗前至少一周开始使用非核苷（酸）类抗病毒药物预防性抗病毒治疗。

对 HBsAg 阴性、抗 HBc 阳性者，若需要接受强效免疫抑制剂或细胞毒性药物（如抗-CD20、抗-TNF 抗体或大剂量糖皮质激素）等，可以酌情使用非核苷（酸）类抗病毒药物预防治疗。

四、预防性抗病毒治疗的药物选择

因为肿瘤患者多不能耐受由于病毒耐药导致的病情反复，应结合患者基线 HBV DNA 载量、免疫抑制剂或细胞毒性药物疗程等进行抗病毒治疗的药物选择。如预防用药时间超过 12 个月，建议选用耐药发生率较低的药物。综上，预防用药应选择抗病毒效价高、耐药发生率低的药物，如恩替卡韦或替诺福韦。

五、预防性抗病毒治疗的疗程

对于基线 HBV DNA≤20000IU/ml 的患者，可考虑于免疫抑制剂或细胞毒性药物治疗结束后 6～12 个月停用预防治疗。

如患者 HBV DNA＞20000IU/ml，则应继续治疗直至达到一般患者抗病毒治疗停药标准。

对于高危人群，如接受免疫化疗、造血干细胞移植或伴有肝硬化的患者，抗病毒治疗应至少持续 12 个月。

对于接受利妥昔单抗维持治疗的患者，则应维持抗病毒治疗（建议至少 18 个月，并且只有在基础疾病缓解时才停止）。

对于血液系统恶性肿瘤以及接受造血干细胞移植的患者，免疫恢复期可能是停止抗病毒预防的最佳时间，但是目前尚缺乏可靠的免疫恢复生物标志物协助确定预防的最佳治疗疗程。

六、随访

化疗期间，患者应于每个化疗周期检测 1 次乙型肝炎血清标志物、HBV DNA 和肝功能；化疗结束后，每 3 个月检测 1 次乙型肝炎血清标志物、HBV DNA 和肝功能；抗病毒治疗或化疗结束后继续监测至少 12 个月。

七、总结

综上所述，免疫功能低下的人群合并 HBV 感染，需要综合评估 HBV 感染的病毒因素、造成宿主肝脏的损害程度、应用免疫抑制剂的种类、疗程以及基础疾病最终的缓解等以确定抗病毒治疗的药物时机、疗程。同时还要注意停药后的观察随访，在相应专科医生和肝脏专科医生的指导下做到两者兼顾。

第二篇

分论

第一章　肺癌的治疗与康复

一、肺癌概述

当肺部的正常细胞变成异常细胞并且失去控制时，就会发生肺癌。根据它们在显微镜下的外观，可分为不同类型。主要可以分成两类，非小细胞肺癌和小细胞肺癌。小细胞肺癌约占肺癌的 10%～15%，非小细胞肺癌（以下简称 NSCLC）约占肺癌的 85%～90%。NSCLC 又可进一步细分为腺癌，鳞状细胞癌和大细胞癌等。相较非小细胞肺癌，小细胞肺癌更具攻击性并更容易转移。小细胞肺癌和非小细胞肺癌具有不同的手术、放疗和化疗方案。

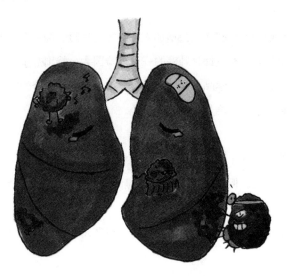

二、肺癌的危险因素

个体患肺癌的风险取决于许多重要因素，如吸烟量、家庭或工作中的毒性暴

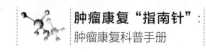
露、遗传的癌症易感性、年龄、癌症或肺部疾病的个人史。

1. 吸烟

吸烟是肺癌最常见的危险因素。据估计，吸烟者患肺癌的风险是非吸烟者的10～30倍。所有形式的烟草，都可能导致口腔、咽喉和肺部的癌症。随着每天吸的数量和吸烟年的增加，患肺癌的风险也会增加。吸烟量通过每天吸的香烟数量乘以吸烟年来计算。例如，每天吸一包，吸烟20年的人就有20包年的吸烟暴露。无论一个人吸烟多少年，戒烟都可以降低患肺癌的风险。戒烟后患肺癌的风险虽仍将高达数年，但戒烟后5～10年内风险确有下降。二手烟又被称为被动吸烟或侧流烟，对成人和儿童均有害。二手烟与直接吸入的烟雾含有相同的有毒物质，是导致肺癌和心脏病死亡的重要原因。二手烟也是成人和儿童呼吸道疾病（如支气管炎，鼻窦问题和耳部感染）的危险因素。

2. 家中的辐射

家庭和工作场所中的氡被认为是肺癌的重要危险因素。氡是一种天然存在于地下的放射性气体。氡泄漏出地面并进入房屋或建筑物，然后被人体吸入。你看不到也闻不到氡味，这就是为什么需要对建筑物中的空气进行特殊测试来测量是否存在氡的原因。

3. 职业和环境因素

工作中或环境中的某些物质会增加人患肺癌的风险。经常在室内使用生物质燃料（如木材或煤炭）进行烹饪是肺癌的一个危险因素，特别对于女性。工业因素包括使用石棉、砷和一些化学品。金属加工行业中用于生产合金的镍、铬和其他金属产生的粉尘和烟雾也可能增加患肺癌的风险。

4. 年龄

人患肺癌的风险随年龄增长而增加。肺癌可发生在年轻人身上，尽管在40岁以下的人群中很少见。但40岁以后，患肺癌的风险每年都在缓慢增加。

5. 家庭和遗传

有些人有肺癌的遗传倾向。有患肺癌的一级亲属（父母，兄弟，姐妹）的人患肺癌的风险略高。

6. 有癌症或肺部疾病的个人史

既往患有癌症的人也可能有患肺癌的风险。对于患有其他烟草相关癌症（如咽喉癌）或在胸部进行过放疗的患者尤其如此。此外，患有慢性阻塞性肺病（COPD）或肺纤维化的患者患肺癌的风险也将增加。

三、肺癌的症状

肺癌的常见症状包括：①咳嗽；②呼吸困难或喘息；③咳血或吐血；④胸部疼痛；⑤声音嘶哑；⑥面部、手臂或颈部的疼痛和肿胀；⑦手臂、肩膀或颈部疼痛；⑧下眼睑下垂或视力模糊；⑨手部肌肉虚弱等。所有这些症状也可能由非肺癌的病症引起。但如果有上述这些症状，您应该让您的医生或护士知道。

四、怀疑肺癌应做哪些检查？

如果您的医生怀疑您患有肺癌，他将对您进行相关检查。如果胸部 X 线检查显示出可能是癌变的部位，他可能会跟进并建议您进行其他检查。这些检查可包括：①验血；②CT 或 PET 扫描，这些成像检测可创建身体内部的图像，显示异常生长的组织；③活组织检查，医生将从肺部取出一小部分异常组织样本，放在显微镜下观察，看它是否是癌变的组织。

五、肺癌治疗

大多数肺癌患者有以下一种或多种治疗方法：①手术治疗，即通过外科手术切除肿瘤及区域淋巴结。②放疗，即通过辐射杀死癌细胞。②化疗，即通过化学药物杀死癌细胞。③靶向治疗，即通过特异性靶点抑制剂杀死癌细胞。医生可能会通过检查，判断患者是否患有对这些药物有反应的肺癌。④免疫疗法，即激发肿瘤患者自身免疫系统来阻止癌症生长。

除上述疗法，患有肺癌的人也会接受其他改善症状的治疗。例如，如果患者由于肺部周围积聚了液体而呼吸困难，医生可以帮助其排出肺部周围液体，以帮助患者更轻松地呼吸。

六、治疗后续

患者治疗结束后，将定期接受检查，以监测肺癌在完成治疗后的情况，包括稳定、缩小、进展。随访监测通常包括血液学检查，CT、MRI 检查等。此期患者应

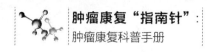
该注意之前提到的肺癌伴随症状，因为这些症状可能意味着癌症复发或增长，如果有任何症状，都应该告诉自己的医生或护士。

七、肺癌可以预防吗？

也许。避免患肺癌的最佳方法是不吸烟。吸烟的人比不吸烟的人有更高的风险。如果你吸烟，你可以通过戒烟来减少患肺癌的风险。

八、非小细胞肺癌分期

癌症分期是医生了解癌症在患者体内扩散程度的一种方式。正确的治疗将部分取决于肺癌的阶段。同时治疗还取决于患者所患肺癌的类型、年龄以及其他健康问题。为了描述一个人非小细胞肺癌扩散的远近，医生将其分为4个阶段，这些也被写为Ⅰ、Ⅱ、Ⅲ或Ⅳ期。这些阶段之间的一些主要差异包括：①在第1阶段，肺癌通常很小，位于左肺或右肺，没有扩散到肺外或任何淋巴结。②在第2阶段，癌症已扩散到肺的其他部位，如肺部淋巴结。第2阶段癌癌病灶可以表现为不同的大小。③在第3阶段，肺癌病灶可能很大，或者它可能已经扩散到左肺和右肺之间的淋巴结。④在第4阶段，除了肺部病灶，癌症已扩散到另一个肺叶或身体的其他部位，如大脑或骨骼。患者治疗方案的选择将在很大程度上依赖于其所处的肺癌阶段。

九、Ⅰ期和Ⅱ期非小细胞肺癌的治疗

患有Ⅰ期或Ⅱ期非小细胞肺癌的人通常首先接受手术治疗以消除癌症病灶。为了消除癌症，医生可能会切除部分肺，或者可能需要移除整个肺（去除一侧肺的人可以用另一侧健康的肺来呼吸）。患有Ⅰ期肺癌的人可能在手术后不需要任何其他治疗。患有Ⅱ期肺癌的人通常需要在手术后进行更多的治疗，这可以包括：①放疗，辐射可以杀死癌细胞，有些不想手术或不能进行手术的人会接受放疗；②化疗。

十、Ⅲ 期非小细胞肺癌的治疗

医生可以不同的方式治疗 Ⅲ 期非小细胞肺癌。治疗取决于癌症的位置、癌症的大小以及患者已经接受的治疗方法。患有 Ⅲ 期肺癌的人通常会接受以下一种或多种治疗，即化疗、放疗、手术。

十一、Ⅳ 期非小细胞肺癌的治疗

没有一种治疗可以治愈 Ⅳ 期非小细胞肺癌。但不同的治疗可以减轻症状，帮助患者延长寿命。患有 Ⅳ 期肺癌的人可以进行以下一种或多种治疗：①化疗；②靶向治疗；③免疫疗法；④手术切除肺外的癌变组织；⑤治疗由癌症引起的症状；⑥放疗。

十二、如果我吸烟怎么办？

如果你吸烟，你应该尝试戒烟。肺癌幸存者如果吸烟则再次患肺癌的可能性更大。

十三、肺癌筛查

肺癌筛查是在没有肺癌症状的人群中检查出肺部有早期癌症迹象个体的方法。医生会建议某些肺癌高风险的人进行肺癌筛查。尽管筛查不太可能对所有吸烟者有帮助，但医学界确实认为这可能有助于预防一些重度吸烟者或多年吸烟者（即使他们已经戒烟）发生肺癌。研究人员一直在研究胸部 X 线和"低剂量 CT 扫描"两种类型的成像检查，看看它们是否是良好的筛查工具。成像检查可以创建身体内部的图像。一方面，与典型的 CT 扫描相比，低剂量 CT 扫描使用的辐射要少得多，并且可以显示出比标准 X 线更详细的肺部图像。事实证明，胸部 X 线无法用于筛查肺癌。另一方面，低剂量 CT 扫描可能对某些肺癌高风险人群有用。肺癌筛查的目标是在癌症有机会生长、传播或引起问题之前及早发现。一项大型研究发现，接受低剂量 CT 扫描筛查的吸烟者死于肺癌的可能性低于接受标准 X 线检查的吸烟者。

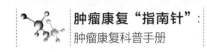

即便如此，专家尚未准备好为所有重度吸烟者推荐低剂量 CT 扫描。那是因为目前尚不清楚在研究之外的"现实世界"中进行筛查是否也会起作用。

十四、我应该接受肺癌筛查吗？

这个问题的答案对每个人来说都不一样。您的医生可以根据您的价值观和偏好帮助您做出决定。戒烟与筛查一样重要，可以降低死于肺癌的风险。戒烟也会改善个体的健康状况。用于肺癌筛查的主要检查项目是低剂量 CT 扫描。对于患有肺癌的患者，及早发现病情可以提高治愈率和延长寿命。

在决定是否进行筛查时，以下问题可能对您有帮助：

我有资格接受肺癌筛查吗？

对于高风险人群，建议进行肺癌筛查。要获得肺癌筛查资格，以下 4 个问题的答案都需要为"是"：您的年龄在 55～80 岁之间吗？您抽烟吗？30 年来，您每天至少吸 1 包烟吗？如果您患有癌症，您的健康状况是否足以获得治疗？（您的医生可以帮您回答这个问题。）

十五、肺癌筛查的缺点

肺癌筛查的主要缺点为假阳性，即低剂量 CT 扫描后，医生有时会误将肺部良性结节判断为肺癌。这可能会导致不必要的担心和更多的检查。例如，有假阳性的人有时会接受全剂量 CT 扫描，这会使他们接受更多的辐射。他们有时也需要进行肺活检，这个过程可能很痛苦，且有发生出血或气胸等风险。

十六、小细胞肺癌

肺癌有不同类型，有些类型比其他类型增长更快。小细胞肺癌通常快速增长。患有小细胞肺癌的大多数人是吸烟或习惯吸烟的人。

十七、小细胞肺癌分期

为了描述一个人的小细胞肺癌扩散的范围，医生使用"局限"或"广泛"进行描述：①局限期：患者在胸部的一侧患有肺癌，无论是在右肺还是在左肺。②广泛期：胸部两侧（右肺和左肺）患有肺癌。或者肺癌已经扩散到身体的其他部位。许多专家建议使用与非小细胞肺癌相同的系统对小细胞肺癌进行分类，并将其分类为Ⅰ、Ⅱ、Ⅲ或Ⅳ期，以便对其进行更详细的评估。

十八、局限期小细胞肺癌的治疗

大多数局限期小细胞肺癌患者接受化疗联合针对胸部疾病的放疗。在初始治疗之后，患者经常接受大脑放疗，以预防脑转移并提高生存率。治疗局限期小细胞肺癌的目标是治愈患者。在罕见的早期疾病（Ⅰ期）患者中，唯一的癌症部位是单肺内单个肿瘤，可考虑手术治疗。

十九、广泛期小细胞肺癌的治疗

大多数小细胞肺癌患者在初次确诊时即为广泛期。这意味着癌症已扩散到肺的另一侧或身体的更远处。常见的转移部位包括：其他肺叶、肝、肾上腺、骨骼或大脑。患有广泛期小细胞肺癌的患者通常接受化疗。广泛期疾病不被认为是可治愈的，治疗目标是缓解癌症引起的症状并延长寿命。对化疗反应良好的患者可以对大脑进行放疗以预防脑转移，同时还可以对胸部进行放疗。

二十、肺癌手术前的准备工作

在肺癌手术前，医生要辅助患者在身体和情感上做好手术准备，以提高短期和长期的术后效果。其中戒烟、营养、慢性疾病优化、确保知情同意都是重要的组成部分。

1. 运动

外科手术是肺癌的主要治疗方法，但术后可能出现胸腔感染、呼吸衰竭、胸内出血等并发症，严重时可危及生命。澳大利亚悉尼大学等机构的研究人员在新一期《英国运动医学杂志》上发表的研究结果表示，术前锻炼可有效降低肺癌手术后并发症的发生率。研究人员对数据库中 13 项相关临床试验结果进行了分析。参与试验的对象为 806 位分别患有肠癌、肝癌、食管癌、肺癌、口腔癌及前列腺癌的患者。试验对象在手术前进行了 2 周左右的体育锻炼，锻炼项目多为散步、抗阻力训练等，频率为每周 3 次或每天 3 次不等。结果分析显示，运动对肺癌患者的影响最为明显。与不运动的患者相比，参加锻炼的患者出现并发症的风险降低 48%，住院时间也缩短了近 3 天。

2. 营养

患者在住院期间应由护士或营养师进行营养风险筛查及评估（如接受 NRS2002、PG－SGA 等量表的评估，具体可以咨询病区的护士或营养师），根据营养不良风险评级进行适当营养干预。无营养不良的患者无须特殊营养治疗，可按正常饮食安排，注意营养均衡、能量充足。可参考《中国居民膳食指南 2016》，在此基础上适当增加优质蛋白质的摄入，如蛋、奶、鱼、禽、瘦肉、大豆及其制品等。特别提醒患者应多吃肉少喝汤。有糖尿病、痛风、高血压等慢性疾病的患者，如基础疾病控制较差，建议咨询营养师指导调整饮食，可以帮助控制病情。轻到中度营养不良患者建议在营养师指导下调整饮食结构或口服肠内营养制剂进行营养补充，在临床工作中我们发现许多患者的饮食结构是不合理的，也不能正确选择和使用肠内营养制剂。重度营养不良的患者应在营养师指导下进行营养治疗 1～2 周后再接受手术治疗，否则易导致术后感染发生率增高、伤口愈合延迟等。饮食原则为高蛋白、高能量、高维生素膳食。

第二章　乳腺癌的治疗与康复

一、乳腺癌概述

乳腺癌通常是指乳腺导管小叶的上皮细胞发生的恶性肿瘤。按解剖部位分，乳腺癌可发生在乳房的外上象限，内上象限，内下象限，外下象限和中央的乳头乳晕区。

二、乳腺癌的发病率及死亡率

乳腺癌是我国最常见的女性恶性肿瘤，也是全球女性癌症死亡的主要原因。2012 年全球估计有 170 万例新发乳腺癌病例和 52 万例乳腺癌患者死亡，占所有癌症死亡人数的 15%。

三、乳腺癌的危险因素及病因

乳腺癌主要发生在女性，在男性中较少见。绝大多数乳腺癌病例的病因尚不清楚。然而，目前已经确定了许多乳腺癌的危险因素，包括生殖因素、良性乳腺疾病史、既往辐射暴露、外源性激素治疗、饮食因素和遗传因素。

（1）生殖因素：月经初潮年龄小（小于 12 岁）和自然绝经晚、首次生育年龄晚（大于 40 岁）和未生育均与患乳腺癌风险增加有关。在 35 岁之前接受双侧卵巢切除术的女性与自然绝经的女性相比患病风险降低。

（2）良性乳腺疾病史：有乳腺囊肿、纤维腺瘤或良性增生史的女性患乳腺癌的风险增加。

（3）电离辐射：电离辐射会增加患乳腺癌的风险。因霍奇金淋巴瘤接受胸部放

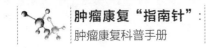

疗的女性患乳腺癌的风险增加，特别是在月经初潮的 6 个月内接受放疗。

（4）外源性激素治疗：同时服用雌激素和孕激素的女性患乳腺癌的风险大于只服用雌激素的女性，并且风险随着使用激素替代治疗时间的增加而增加。乳腺癌激素替代治疗临床试验证明，乳腺癌早期使用激素替代治疗会提高乳腺癌复发率。

（5）饮食因素：与患乳腺癌风险增加相关的饮食因素包括肥胖和饮酒量增加。肥胖会使绝经后的女性患乳腺癌风险增加约 50%，其原理可能是通过升高雌二醇的血清浓度和降低性激素结合球蛋白的血清浓度，导致生物可利用的雌二醇显著增加。

（6）遗传因素：研究表明，有一级亲属患乳腺癌的女性发生乳腺癌的风险加倍。所有患乳腺癌的女性中 5%～10% 可能是遗传了具有特异性突变的单个基因，其中最常见的突变基因是 BRCA1 或 BRCA2。BRCA1 和 BRCA2 的突变导致 85% 的遗传性乳腺癌。BRCA1 或 BRCA2 突变者患乳腺癌终身风险为 45%～84%，且患双侧乳腺癌的风险增加。研究表明，BRCA1 突变者发展为乳腺癌的风险估计为 83%，BRCA2 突变者为 62%。

四、乳腺癌的常见临床表现

（1）乳房肿块：恶性乳房结节通常是单发固定的，质硬且不规则。肿块有压痛需认真对待，但反而不太可能与恶性肿瘤有关。

（2）皮肤变化：皮肤可能出现增厚、发红、凹陷和（或）发炎。

（3）乳头乳晕变化：突然发现乳头移位、增厚、扁平或回缩要怀疑乳腺癌。持续湿疹样乳头乳晕病变很可能是乳腺癌（佩吉特病）的一种表现。

（4）腋窝和（或）锁骨上淋巴结肿大：乳腺癌有些会引起同侧腋窝和（或）锁骨上淋巴结肿大。值得注意的是，少数乳腺癌患者仅表现为腋窝淋巴结肿大而临床上没有检查到乳腺肿块，我们称之为隐匿性乳腺癌。

五、乳腺癌的特殊临床类型

（1）男性乳腺癌：较女性乳腺癌，男性乳腺癌预后更差，治疗类似女性乳腺癌。

（2）双侧乳腺癌：对于患有乳腺癌的患者，1% 的患者可能为双侧原发性乳腺癌。

（3）炎性乳腺癌：炎性乳腺癌发病占所有乳腺癌的 3%。它是一种特殊类型的乳腺癌，预后不良。

（4）佩吉特病：佩吉特病是一种较少见的乳腺癌。患者表现为乳晕湿疹、出血、溃疡和乳头瘙痒。

（5）妊娠期乳腺癌：为女性妊娠期间发生的乳腺癌，预后较差。

（6）隐匿性乳腺癌：临床表现为腋窝肿块，同侧乳腺临床查体及影像学上无原发肿块。

六、什么是 *BRCA* 基因？哪些人群需行 *BRCA* 基因检测？

BRCA 基因通常包括 *BRCA*1 和 *BRCA*2，它们是抑制肿瘤生长的基因，主要参与调控人体细胞的复制、遗传物质 DNA 的损伤修复及细胞的正常生长。研究发现，具有这个基因突变的家族患乳腺癌风险会显著增加。

具有以下危险因素的人群应行 *BRCA* 基因的检测：

（1）已知家族中有 *BRCA* 突变的患者。

（2）早发性乳腺癌（年龄≤45 岁）患者。

（3）年龄≤60 岁的雌激素受体（ER）、孕激素受体（PR）、原癌基因 HER-2 均为阴性（简称三阴）的乳腺癌患者。

（4）有 1 个以上近亲（一级、二级或三级亲属）≤50 岁患乳腺癌。

（5）有 2 个以上近亲患乳腺癌。

（6）有 1 个以上近亲（一级，二级或三级亲属）患以下肿瘤：侵袭性卵巢癌、男性乳腺癌、胰腺癌、转移性前列腺癌。

BRCA 突变的基因检测结果包括：阴性、阳性和不确定意义的变异。阴性即不存在 *BRCA* 突变。阳性表明存在 *BRCA* 突变，患乳腺癌风险较高。不确定意义的变异表明，没有确凿证据表明检测到的 *BRCA* 突变与乳腺癌的发病风险相关。

七、*BRCA* 基因检测阳性的女性患者该如何处理？

（1）18 岁开始进行乳腺自我检查。

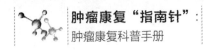
（2）25 岁开始每 6～12 个月行临床乳腺体格检查。

（3）25 岁开始每年行乳腺 X 线和乳腺 MRI 检查。

（4）根据具体情况可行双侧预防性乳房切除术，因为这样可以 90%～100%预防乳腺癌的发生。

（5）35～40 岁或完成生育后的女性可行双侧输卵管及卵巢切除术，可将患乳腺癌风险降低 50%。不愿意行双侧输卵管及卵巢切除术的女性从 30 岁开始，需定期行经阴道超声检查及每隔 6 个月行 CA125 检查。

八、*BRCA* 基因检测阳性的男性患者该如何处理？

（1）35 岁开始进行乳腺自我检查。

（2）45 岁开始行前列腺癌筛查。

九、如何进行乳腺自我检查？

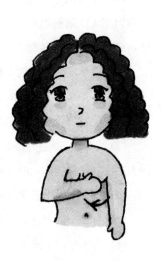

站立于镜子前，双手自然下垂，观察双乳的位置、大小、形态及对称性，是否有溃疡、色素沉积，双侧乳头是否对称、有无回缩、有无移位。取坐位或卧位，用手指掌面来回触摸乳房。触摸压力适当，以能触及肋骨但不引起疼痛为宜。按照乳腺外上、外下、内下、内上顺时针触摸，最后触摸乳晕及乳头，轻轻挤压乳头观察是否有溢液。然后检查腋窝部分。左手检查右侧乳腺，右手检查左侧乳腺。

十、进行乳腺自查的最佳时期

女性患者通常在月经之后一周左右进行乳腺自查为宜，此时乳腺充血程度最轻。

十一、发现乳腺肿块该如何处理？

可先观察 1～2 个月经周期，看肿块是否消散，若肿块持续存在或者长大应及时去医院就诊，行乳房体格检查及乳腺超声检查或乳腺 X 线检查，并进一步行肿块 BI－RADS 分类。

十二、BI－RADS 分类结果及意义

BI－RADS 这组字母是 "Breast Imaging Reporting and Data System" 的缩写，即美国放射学会推荐的 "乳腺影像报告和数据系统"，是目前乳腺超声诊断普遍应用的分级评价标准。BI－RADS 分级法将乳腺病变分为 0～6 级，用于评价乳腺病变良恶性程度。对 BI－RADS 分级的解读如下：

BI－RADS 1：阴性，即未发现异常。

BI－RADS 2：良性，如发炎、皮肤钙化、金属异物（如手术夹）或脂肪病变（如脂肪瘤、乳腺囊肿和混合密度错构瘤）。没有发现恶性肿瘤的证据。

BI－RADS 3：可疑良性。使用该类别评估结果具有不超过 2% 的恶性可能性。2 年内每 6 个月需复查乳腺超声或者乳腺 X 线检查。

BI－RADS 4：可疑恶性。通常将类别 4 进一步细分为 4A、4B 和 4C。此类别评估结果用于不具有恶性肿瘤的典型外观，但强烈建议行活检进一步确定性质的肿块。

BI－RADS 5：高度怀疑恶性肿瘤，即考虑恶性概率非常高（≥95%），强烈建议行活检进一步确定肿块性质。

BI－RADS 6：已活检证实为恶性，这一分级用于在活检已证实为恶性但还未进行治疗的影像学评价上。

十三、非侵袭性乳腺癌的治疗及随访

非侵袭性乳腺癌通常包括导管原位癌和小叶原位癌。导管原位癌是一种真正的癌前病变，有 30%～50% 未经治疗的导管原位癌女性，会在诊断后 10 年内发生同

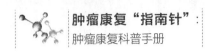

侧乳房的浸润性乳腺癌。导管原位癌应行乳房肿瘤切除术及患侧乳腺放疗，再给予5年内分泌治疗。5年内每6～12个月行一次临床乳腺体格检查，5年后每年一次，每年行乳腺X线检查。小叶原位癌其实并不是真正的癌前病变，但是会增加患乳腺癌的风险，诊断为小叶原位癌的患者发展为侵袭性乳腺癌的终身风险约为30%。小叶原位癌通常选择观察随访。

十四、乳腺癌常见的手术方式

乳腺癌常见的手术方式包括：

（1）改良根治性乳房切除术，包括切除整个乳房、乳头和乳晕，通常与腋窝淋巴结清扫术相结合。

（2）保乳术，指局部乳腺包块切除术，术后常需行放疗。

（3）全乳切除术，只切除乳腺不行淋巴结清扫。主要用于导管原位癌的患者。

（4）前哨淋巴结活检术。前哨淋巴结是乳腺癌淋巴结转移的第一站。临床评估腋窝淋巴结阴性的患者，可行前哨淋巴结活检。前哨淋巴结活检阳性的患者建议行腋窝淋巴结清扫术。

十五、哪些患者可行保乳术？

行保乳术的患者应同时具备以下条件：①患者有强烈的保乳意愿；②单个病灶；③肿块大小≤3cm；④临床评估无腋窝淋巴结转移；⑤乳腺肿瘤可完整切除且获得切缘阴性；⑥肿块位于乳晕区以外。

十六、哪些患者不适合行保乳术？

有以下情况的患者不适合行保乳术：

（1）之前有乳腺或胸壁放疗史。

（2）妊娠期乳腺癌。

（3）乳腺X线检查显示有弥漫性可疑恶性或恶性微小钙化灶。

（4）病理切缘阳性。

（5）通过单一切口并不能完全切除的多中心病灶，且无法达到令人满意的美容效果。

（6）伴有活动性皮肤结缔组织疾病（尤其是硬皮病及红斑狼疮）。

（7）肿块大于 5cm 及病理切缘局灶阳性。

（8）已知或怀疑有乳腺癌相关的基因突变，如 *BRCA*1、*BRCA*2 基因的突变。

十七、乳房重建的最佳时机

乳房重建分为即时重建和延迟重建。研究表明，即时重建的并发症、复发率、死亡率等与延迟重建无明显统计学差异，且即时重建可以显著降低患者心理疾病的发生率。即时重建并没有绝对禁忌证，相对禁忌证包括缺血性心肌病、肥胖症、糖尿病、吸烟等。

十八、乳腺癌患者手术后常见的并发症及处理

乳腺癌患者术后常见的并发症包括上肢功能障碍及上肢淋巴水肿、伤口感染、皮下积液等。上肢功能障碍主要表现为患侧上肢肩关节僵硬、肩关节运动幅度受限、部分区域感觉异常或丧失、精细运动功能障碍等，治疗主要以保守治疗为主，主要针对患侧肢体进行渐进式功能锻炼及上肢负重力量锻炼与全身有氧运动。功能锻炼是目前最主要的治疗手段，且应在医务工作者的指导下完成，尽量避免不适当的功能锻炼。上肢淋巴水肿通常与腋窝淋巴结清扫有关，可通过抬高患肢、弹力绷带压迫、患肢功能锻炼、专业按摩等进行改善，也可行手术治疗，如淋巴－静脉系统吻合术等。

十九、乳腺癌患者为何需要化疗？

乳腺癌患者手术治疗后通常还需行化疗。多项研究表明，化疗可降低患者的复发风险及死亡率，同时能够减少肿瘤的播散及转移的概率，延长生存期。

二十、乳腺癌新辅助化疗的作用

新辅助化疗通常又称术前化疗，手术前给予 2～4 个周期的化疗，主要目的为

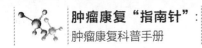

消灭微小转移灶，降低肿瘤细胞的活力以减少远处转移的机会，缩小肿瘤大小，降低分期，将"局部晚期不可手术的乳腺癌"转化为"可手术的乳腺癌"。对部分原发肿瘤较大且有强烈保乳意向的患者，可考虑行新辅助化疗，若肿瘤明显缩小可采用保乳术；对于临床评估有腋窝淋巴结转移以及高危复发、转移倾向的患者也可行新辅助化疗降低相关风险；通过观察化疗前后肿瘤的大小，能够更加直观地了解肿瘤对所给化疗方案是否敏感、有效，尤其是三阴及 HER-2 阳性的乳腺癌患者，同时能为进一步化疗提供药物选择的依据。

二十一、乳腺癌常用的化疗方案

目前乳腺癌常采用的化疗药物为含蒽环类药物的 AC 方案（阿霉素＋环磷酰胺）序贯 T（紫杉醇）方案，其他方案有 EC 方案（表柔比星＋环磷酰胺），CMF 方案（环磷酰胺＋甲氨蝶呤＋氟尿嘧啶），AC 方案（阿霉素＋环磷酰胺）序贯 D（多西他赛）方案，TAC 方案（多西他赛＋多柔比星＋环磷酰胺），TC 方案（多西他赛＋环磷酰胺）等。

二十二、哪些患者需行辅助内分泌治疗？常用的药物有哪些？

激素受体阳性的乳腺癌的发生、发展与雌激素密切相关，乳腺癌内分泌治疗主要可通过降低体内雌激素水平或抑制雌激素的作用而达到抑制肿瘤细胞生长的目的。因此，ER 或 PR 阳性的浸润性乳腺癌患者都应考虑行辅助内分泌治疗。绝经前的患者通常采用口服 5 年的他莫昔芬或者行卵巢去势后（药物去势或手术）加用芳香化酶抑制剂（阿拉曲唑、来曲唑、依西美坦）5 年；绝经后患者可用芳香化酶抑制剂 5 年，或口服他莫昔芬 2~3 年后序贯使用芳香化酶抑制剂共 5 年，或口服他莫昔芬 4.5~6 年后序贯使用芳香化酶抑制剂 5 年。

二十三、HER-2 阳性的乳腺癌患者常用的靶向药物

曲妥珠单抗是靶向 HER-2 的单克隆抗体。对于 HER-2 阳性的晚期乳腺癌患者，

单药曲妥珠单抗的有效率约为 35%；曲妥珠单抗联合化疗可延长生存期，减少复发及死亡风险。拉帕替尼、帕妥珠单抗及 TDM-1（曲妥珠单抗与细胞毒性药物美登素的复合制剂）也是针对 HER-2 阳性乳腺癌患者的有效药物。

二十四、如何定义绝经？

绝经通常指月经永久性停止，提示卵巢合成的雌激素持续性减少。满足下列的任意一项都可认为达到绝经状态：

（1）行双侧卵巢切除术后。

（2）年龄大于等于 60 岁。

（3）年龄小于 60 岁，在未行化疗，未用他莫昔芬、托瑞米芬或卵巢抑制剂的情况下闭经 12 个月以上，且卵泡刺激素和雌二醇的水平在绝经后的范围内。

（4）服用他莫昔芬或托瑞米芬，且年龄小于 60 岁，但卵泡刺激素和雌二醇的水平连续两次检测在绝经后的范围内。

未绝经的患者在治疗期间出现的闭经并不可靠，治疗结束后卵巢功能可能恢复，如果考虑使用芳香化酶抑制剂，则需连续监测卵泡刺激素和雌二醇的水平在绝经后的范围内以确定绝经。

二十五、放疗在乳腺癌中的作用

1. 保乳术后放疗的作用

通常保乳术后需行辅助放疗，可降低将近一半的局部复发风险。有研究表明，在保乳术后行放疗可将 10 年的复发风险从 35% 降至 19%。

2. 乳房根治术后放疗的作用

乳房根治术后的患者是否行放疗需咨询肿瘤科医生。通常局部复发风险高的患者乳房根治术后需常规行放疗（如肿块>5cm，淋巴结转移≥4 个）。

二十六、乳腺癌患者治疗后常见的心理障碍有哪些？如何克服？

乳腺癌患者确诊后及治疗过程中常容易出现多种心理障碍，主要表现为害怕、

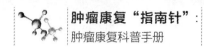
抑郁、焦虑及认知障碍等。许多研究表明，这些负面情绪会严重影响患者的免疫功能，进而影响患者的预后。因此，改善患者抑郁、焦虑等不良情绪对于乳腺癌的治疗是非常必要的。对乳腺癌患者应尽早进行心理干预，如鼓励其参加专家讲座、患者经验交流，进行放松训练、冥想、催眠、诱导联想、抗焦虑和镇静治疗。配偶及亲人的鼓励支持，可大大减少患者的不良情绪。

二十七、影响乳腺癌预后的因素

通常影响乳腺癌预后的因素有肿瘤的分期、是否有远处转移、腋窝淋巴结转移的数目、肿瘤的大小、组织学分级，ER/PR 的表达状态、HER-2 表达状态及是否有遗传基因的突变。肿瘤分期晚、有远处转移、腋窝淋巴结转移的数目越多或肿瘤越大预后越差；ER/PR 阳性、黏液腺癌及腺管样癌的预后相对较好。

二十八、乳腺癌患者的随访及复查

（1）最初 3 年，每 3～6 个月于医院定期随访，4～5 年，每 6 个月～1 年于医院随访，5 年后每年随访。

（2）每月行乳腺自我检查。

（3）每年行乳腺 X 线检查。

（4）对于正在服用或服用过他莫昔芬的女性每年行妇科检查。

（5）服用芳香化酶抑制剂的患者建议每年行骨密度检查。

第三章　胃癌的治疗与康复

一、胃癌概述

胃癌是起源于胃黏膜上皮的恶性肿瘤，男女发病率比例约为 2：1。胃癌多发生于 50 岁以上的人群，但近年来发病人群趋于年轻化。胃癌可发生于胃的任何部位，其中半数以上发生在胃窦部，胃大弯、胃小弯及前后壁均可受累。

早期胃癌没有典型的症状，一般以恶心、呕吐、反酸等上消化道疾病的症状为主要表现。随着疾病进展，可能出现上腹部疼痛不适、进食后饱胀、食欲下降、乏力、体重减轻、贫血等。发生在不同部位的肿瘤可引起不同的症状，如贲门胃底癌可有胸骨后疼痛和进行性吞咽困难；幽门附近的肿块可能引发幽门梗阻；若肿瘤破坏血管，可出现呕血、黑便等消化道出血症状；若肿瘤引发溃疡穿孔，则可出现剧烈疼痛甚至腹膜刺激征象；若肝门淋巴结出现转移，压迫胆总管，可出现黄疸症状；若出现远处淋巴结转移，多数情况下可在左锁骨上触及肿大的淋巴结。晚期胃癌患者因全身消耗，常可出现贫血、消瘦、营养不良甚至恶病质等表现。

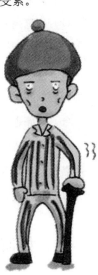

二、哪些因素与胃癌的发生有关？

胃癌的具体发病原因不详，但以下因素与胃癌的发生关联较大：

（1）饮食：长期食用熏烤、腌腊食品。腌腊食品中含有较高的亚硝酸盐、真菌毒素、多环芳烃化合物等致癌物。

（2）幽门螺杆菌（Hp）感染：Hp 能促使食物中的硝酸盐转化成亚硝酸盐及亚

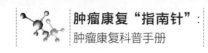

硝胺而致癌，同时会引起胃黏膜慢性炎症，黏膜上皮细胞过度增殖，有增加畸变致癌的风险。

（3）癌前病变：胃息肉、慢性萎缩性胃炎及胃部分切除后的残胃等病变，容易发生肿瘤转化，胃癌发生率相对较高。

（4）遗传和基因：目前研究表明，胃癌可能存在家族聚集性，与胃癌患者有血缘关系的亲属其发病率更高。

三、患胃癌的高危人群有哪些？

"高危因素"是指容易使人患上某种疾病的危险因素，"高危人群"是指具有这些危险因素的群体，他们相对于普通人群发生癌症的概率更高，是筛查的重点人群。目前临床上对于胃癌的高危人群，共识如下：

（1）40 岁以上；

（2）胃癌高发地区人群；

（3）幽门螺杆菌感染者；

（4）既往有慢性萎缩性胃炎、胃溃疡、胃息肉、术后残胃、肥厚性胃炎及恶性贫血等癌前疾病病史；

（5）胃癌患者的一级亲属；

（6）存在胃癌的其他高危因素（如高盐、腌制饮食，吸烟，重度饮酒等）

若符合第 1 项和第 2～6 项中任何一项，则定义为胃癌高危人群。这部分人群需定期进行筛查，以利于早期诊断。

四、如何进行胃癌筛查？

目前临床上针对胃癌的主要筛查手段为血清学检测、幽门螺杆菌检测和胃镜检查。血清胃蛋白酶原和促胃液素-17 检测可评估是否存在萎缩性胃炎，[14]C-尿素呼吸检测可判断是否存在 Hp 感染。若以上两项检测结果均为阴性，可每年复查一次。若 Hp 阳性，不管是否存在萎缩性胃炎，均先予以根治 Hp 治疗。此后无萎缩性胃炎的患者每 3 年复查一次胃镜，有萎缩性胃炎患者每年复查一次胃镜。条件允许也可直接进行胃镜检查。若存在遗传性胃肠道疾病，应在 25～30 岁开始，每 1～2 年行一次胃镜检查，同时还应进行肠镜检查，以免遗漏。

五、诊断胃癌需要做哪些检查?

胃癌诊断包括影像学诊断和组织学诊断。胃镜检查获取癌组织是诊断的金标准,同时可观察病变大小、部位、范围。影像学诊断包括上消化道造影,腹部超声、内镜超声、腹盆腔 CT、MRI 及 PET-CT 检查。血清肿瘤标志物检测(CEA,CA19-9,CA72-4)对胃癌的诊断及监测也有重要意义。

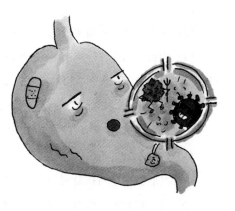

六、胃癌的治疗方法

目前最主要的治疗方法为手术、化疗、放疗;靶向治疗、生物治疗、免疫治疗及营养支持治疗在胃癌的整体治疗中也起到越来越重要的作用。

(1)手术治疗:是唯一的根治性手段,经腹根治术仍占主要地位。对于早期胃癌,腹腔镜下胃癌根治术应用逐渐增多。对于晚期患者,为了减轻由于梗阻、穿孔、出血等并发症引起的症状,也可进行姑息性手术,如胃空肠吻合术、空肠造口、穿孔修补术等。

(2)化疗:手术或放疗前的化疗可起到降低肿瘤负荷,使得原本切除有难度的肿瘤易于切除,及早控制转移的作用。根治术后的化疗可消灭微小转移灶,提高根治率。晚期患者也可通过化疗缓解症状,提高生活质量。

(3)放疗:放疗可有效清除手术区域及淋巴结残留病灶,对存在远处转移无法手术的患者,放疗也可以达到帮助缓解疼痛的目的。

(4)靶向治疗:对于存在基因突变的患者,相应的靶向药物(如曲妥珠单抗)单独或联合应用均可有效减缓肿瘤生长。

(5)其他:如免疫治疗、热疗等。目前仍处在临床研究阶段。

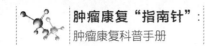

七、胃癌主要的手术方式

根据患者病情，目前主要的手术方式包括：

（1）内镜下切除术：包括内镜下黏膜切除术（EMR）和内镜黏膜下剥离术（ESD），用于病灶较浅的原位癌或未累及胃壁黏膜下层的早期胃癌，创伤性小。

（2）腹腔镜下胃切除术：也是一种微创手术，通过腹部的三个小切口在电视监视下手术，包括腹腔镜下胃癌姑息性切除和腹腔镜下胃癌根治术两种。

（3）开腹手术：是最传统也是目前最主要的手术方式，分为根治性和姑息性切除术。在开腹直视下对病灶进行切除，创伤性较大。根据病灶的具体部位分为远端、近端胃癌根治术和根治性全胃切除术。

八、胃癌患者术后家属需注意什么？

为减轻和消除手术给患者身心带来的创伤，使其尽快恢复正常生活及工作，患者家属需注意以下几个方面：

（1）心理护理：加强陪伴，积极安慰及鼓励，认真倾听并给予支持及理解。帮助患者分散注意力，如帮助患者按摩、锻炼等。

（2）手术切口及引流管护理：保持手术切口清洁，避免感染、挤压及碰撞。注意保持引流管通畅，防止脱落。若手术切口感染或引流液的量、颜色发生变化，需及时就医。

（3）饮食护理：以流质、半流质饮食为主（牛奶、稀饭、粥、肉汤等）；继而为易消化的软食（面包、面条、馄饨等），配合鱼、肉、蛋、蔬菜、水果。少食多餐，必要时予以要素饮食。

（4）早期活动：主要为床上活动及离床活动。床上活动主要是为患者翻身、拍背、按摩腿部或进行上下肢活动。离床活动应在病情稳定后，在护士协助下循序渐进地进行，坐位无不适后可由他人搀扶沿床边行走，情况良好时可在室内慢慢走动。

（5）保持口腔清洁卫生，预防并发症发生。刷牙或漱口是保持口腔清洁常用方案。

九、胃癌术后近期饮食应该注意什么？

胃癌患者术中及术后均会存在营养物质消耗的增加，均衡营养是切口愈合、体质恢复所必需的。在食物的选择上面要注意以下几点：

（1）根据术后时间选择食物：术后第一天不宜进食牛奶、豆浆等易胀气的食物，排气后可进流质饮食。第一阶段开始以清流食（如米汤、果汁）为主；第二阶段可改为流食（如牛奶、豆浆）；第三阶段为半流食（如粥）；第四阶段为软饭或普通饭。

（2）保证饮食的多样性：术后要多进食营养价值较高、清淡、易消化吸收的食物，尤其是优质动物蛋白；其次是补充微量元素，尤其是锌与钾；再次是各种维生素及纤维素，如维生素 A、维生素 C 和维生素 E。避免食用猪油、动物内脏、海鱼等。

（3）根据手术类型与病情选择食物：患者可以进食后，应给予熟、嫩、软、少渣的食物；宜清淡，忌辛辣、富含脂肪的食物或煎炸食物；高蛋白，如禽肉、虾、蟹等以及含植物粗纤维多的食物在术后早期应慎重摄入。

十、全胃切除术后患者饮食应遵循哪些原则？

全胃切除术后当日及术后 2 天内需禁食。排气后，术后第 3 天可进少量清流食，如米汤、蜂蜜水、面汤、青菜汤等，每次 50～100ml，一天 6～7 次。3～5 天后可改为流食，如大米粥、小米粥、鸡蛋汤、鸡蛋面糊等，一天 6～7 次。术后 1 周可吃半流食，如面条、馄饨、小米红枣粥等。产气的食物如牛奶、豆浆以及含粗纤维多的食物，如芹菜、黄豆芽、洋葱等均不宜食用。

术后半月可适当增加高热量、低脂肪、易消化的半流质饮食，每次 250～300ml，每天 6～7 餐。大便正常后可吃容易消化的食物，如馒头、包子、软米饭、炒肉末、青菜等，蛋白质可选择鱼肉。术后 6～12 个月内仍要坚持饮食调理，少食多餐，适当多吃瘦肉、鱼虾、动物血、动物内脏、蛋黄、豆制品、大枣、绿叶菜、芝麻酱等富含蛋白及铁的食物。勿食生冷、坚硬及粗纤维多的食物，忌食辛辣刺激性强的调味品，如胡椒、芥末等。

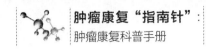

十一、胃癌术后常见并发症有哪些？如何治疗？

胃癌术后并发症包括与手术直接相关的并发症和间接相关的并发症。

（1）与手术直接相关的并发症：如残端、吻合口瘘，术后消化道出血，腹腔感染，脓肿，切口愈合不良，胃排空障碍等。残端、吻合口瘘多发生于术后一周，需予以有效引流，营养支持，抗感染；全身情况稳定后行手术修复。消化道出血多于手术当时或当日发生，需尽早明确原因，予以抑酸，止血等药物治疗，必要时需输血，手术止血或行动脉栓塞术。术后胃排空障碍多表现为进食后呕吐，排便迟缓。早期需禁食，禁水，留置胃肠减压，鼓励患者多活动，勤换体位。

（2）与手术间接相关的并发症：如肺部感染、下肢静脉血栓脱落形成肺栓塞、尿路感染等。肺部感染主要由于长期卧床排痰不畅，常发生于术后 3 天后。需予以抗感染，化痰，促咳嗽等措施。下肢深静脉血栓多发生于术后一周，需尽早活动，予以抗血栓压力袜预防。若血栓明确形成，则需适当抗凝，必要时予以溶栓治疗。尿路感染常发生于拔除尿管后，术后需尽早锻炼膀胱功能，及时拔除尿管，多饮水及排尿。

十二、胃癌患者术后为什么会发热？应如何处理？

胃癌患者术后发热可能有以下几种原因：

（1）吸收热：由机体吸收组织创伤产生的蛋白质导致，此时会出现发热，多为38℃左右的低热，维持数天恢复正常。

（2）感染：如肺部、切口、腹盆腔感染等，多为持续性高热。

（3）过敏反应：出现输液过敏反应时可表现为寒战后高热，体温常超过 39℃。

（4）静脉营养支持：部分患者在输注脂肪乳、氨基酸等营养制剂时也会出现体温升高。

体温在 38.5℃以下时，可考虑采用冰袋冷敷、酒精擦浴等方法进行物理降温，无须使用退热药物。若体温高于 39℃，需要积极采用药物联合物理降温的方法。过敏导致的发热需停用相关药物，应用抗过敏药；营养制剂导致的发热可减缓输液速度，必要时停用。

十三、什么是术后胃瘫综合征？什么是倾倒综合征？

术后胃瘫综合征是指腹部手术后继发的非机械性梗阻引起的以胃排空障碍为主要表现的胃动力紊乱综合征，主要表现为术后持续胃液量大，每天 800ml 以上，持续超过 10 天；或表现为开始进食后 1～2 天出现上腹部饱胀、频繁呕吐，呕吐后腹胀可缓解。胃瘫综合征可采用禁食、禁水、胃肠减压、营养支持、药物、针灸等进行综合治疗。大部分患者可在数周内好转。

倾倒综合征是由于胃大部切除术后，原有的控制胃排空的幽门窦、幽门括约肌及十二指肠球部解剖结构不复存在；或吻合口过大，导致胃排空速度过快所产生的一系列综合征。主要表现为心慌、心动过速、出汗、无力、面色苍白等，可伴有恶心、呕吐、腹部绞痛、腹泻等消化道症状。发生在进食后半小时内，称为早期倾倒综合征；发生在进食后 2～4 小时，称为晚期倾倒综合征。通常采用饮食调整疗法可明显改善，即少量多餐，避免过甜食物、减少液体摄入量并降低渗透浓度。效果不好可使用生长抑素治疗，手术需谨慎。

十四、胃癌患者手术后进食为什么会频繁出现呕吐？

除胃瘫综合征外，胃癌患者术后进食后频繁呕吐的原因还可能为：

（1）术后肠梗阻：远端肠管因术后粘连、组织水肿、炎症肿块压迫等原因形成梗阻。钡餐检查及立卧位腹部 X 线摄影可以帮助明确梗阻部位。如果非手术治疗无效，应进行手术以解除梗阻。

（2）吻合口梗阻：由吻合口太小或吻合时胃肠壁组织内翻过多引起，也可因术后吻合口炎症水肿导致暂时性梗阻。

如为术后肠梗阻，常需再次手术处理；如为后者，经胃肠减压等处理后吻合口水肿可消退，梗阻可缓解。

十五、胃癌患者手术出院后需要注意什么？

胃癌手术后患者要按医嘱用药，根据具体情况进行化疗、免疫治疗、中药治疗等辅助治疗，最重要的是定期复查，以便及早发现胃癌复发或转移。同时需保持心

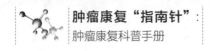

情愉悦，合理饮食，适当进行体育锻炼。

十六、胃癌手术后需要进行辅助治疗吗？

胃癌术后分期 II 期以上的患者，通常需要进行术后辅助治疗。但对于某个患者是否需要进行辅助治疗，还需综合考虑病理类型、患者的年龄、身体状况、合并疾病及术后恢复情况，听取专科医生的意见。

十七、胃癌新辅助化疗后何时可以接受手术治疗？

术前接受新辅助化疗的患者需定期进行影像学等一系列检查重新评估能否手术。如果外科医生认为有手术可能，需待患者全身情况良好时手术，通常是在新辅助化疗结束后的第 2～4 周。为减少出血，若使用贝伐珠单抗治疗常需停药 4～6 周，使用索拉非尼或舒尼替尼需停药 1～2 周后手术。

十八、术后辅助化疗一般什么时候开始？

胃癌术后分期为 I a 期的患者无须辅助化疗，肿瘤浸润 T_3 及以上，术后淋巴结检出阳性，T_2N_0 存在高危因素（如低分化，有血管、神经浸润，小于 50 岁）的患者需行辅助化疗。化疗需在患者体力评分良好，指标正常且无化疗禁忌后进行。通常手术后 3～4 周左右开始，持续 4～6 周期。

十九、胃癌常用的化疗药物和化疗方案有哪些？

在胃癌的治疗中，常用的化疗药物主要包括：

（1）氟尿嘧啶：通过阻碍细胞代谢，干扰肿瘤细胞 DNA 合成抑制肿瘤生长。临床上常见的有通过静脉给药的 5-Fu，口服的卡培他滨、替吉奥等。

（2）铂类：主要通过与体内 DNA 形成交叉链，干扰 DNA 正常复制合成，影响细胞增殖，杀伤肿瘤细胞，包括顺铂、奥沙利铂等。

（3）紫杉醇类：抗微管类药物，促进细胞的微管蛋白聚合，保持微管蛋白稳定，抑制细胞有丝分裂，主要包括紫杉醇和多西他赛。

（4）其他：表柔比星、丝裂霉素、伊立替康等，也常用于胃癌的化疗。

目前针对胃癌尚无标准的化疗方案，既往多用 FAM 方案（5-Fu、阿霉素、丝裂霉素），但目前有更多方案进入临床，如 DCF 方案（多西他赛、顺铂、5-Fu），以多西他赛为基础的联合方案（DC 或 DF）。卡培也滨、替吉奥等口服氟尿嘧啶类药物在保证疗效的同时具有使用方便、不良反应小的特点，也广泛应用于临床。

二十、什么是"一线""二线"或"三线"化疗方案？

一般针对中晚期无法手术的胃癌患者，医生会综合评估患者全身情况后选择一种最合适的化疗方案，称"一线"化疗方案。该方案具有对大部分患者疗效好，可重复使用，不良反应少，性价比高的特点。但随着机体对药物敏感性逐渐下降，疾病复发进展，需更换另一种可继续使患者获得最佳生存获益的方案，即为"二线"化疗方案。在"二线"化疗方案耐药后，后续使用的化疗方案即为"三线"化疗方案。通常后线化疗方案多选择前线方案未使用过的药物，以避免耐药情况出现，方案及药物调整均根据医生的经验和指南推荐来选择。

二十一、什么是化疗耐药？怎样评估化疗是否有效？

化疗耐药是指使用化疗药物无效的现象。一种是先天耐药，指一开始使用就无效；另一种是继发耐药，指刚开始使用有效，随着时间延长出现无效的情况。通常出现耐药后，需更换结构、机制不同的药物。

因此在化疗期间，患者通常需在每 2 个化疗周期间期进行复查，以判断原方案有效性。在评估疗效时，需由专科医生根据患者病灶情况有针对性地行血液学及影像学的检查、评估，若病情评估稳定，可延用原治疗方案；若病情进展，则需更换药物及方案。

二十二、在化疗前要做哪些检查及准备？

因化疗药物对于器官功能有一定损害，化疗前需由医生根据患者情况有针对性地安排检查，以保证化疗安全进行。一般需进行血常规、肝肾功能、电解质、心电图、腹部 B 超、胸部及上腹部 CT 检查等。同时，为了避免化疗药物损伤外周血管

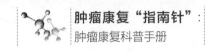
或者出现外渗损伤周围组织，化疗前还应行深静脉置管。

对患者而言，除配合医生完善检查，也需和医生交流，了解化疗中的注意事项；同时与病友交流，选择适合自己的活动，缓解紧张情绪。在化疗前需要保证充足睡眠，保持充沛的精力和体力。饮食上保证足够的蛋白质摄入，多吃水果、蔬菜及易消化的食物，少吃油炸、肥腻的食物，化疗期间多饮水，戒烟、戒酒。

二十三、什么是靶向治疗？胃癌患者需要接受靶向治疗吗？

靶向治疗是一种分子水平的治疗方法，使用的药物针对与肿瘤生长、增殖、侵袭和转移相关的基因和分子设计，抑制这些靶标的致癌或者促进肿瘤生长转移的能力，达到治疗肿瘤的目的。靶向治疗具有高效低毒的特点，但针对性极强，因此在治疗前需对患者进行肿瘤相关基因的检测，从而判断是否适合靶向治疗。

胃癌细胞表达一种叫作人表皮生长因子受体-2（HER-2）的基因，其高表达与胃癌的恶性侵袭密切相关。曲妥珠单抗（赫赛汀）可通过与 HER-2 受体特异性结合，抑制肿瘤血管生成，使肿瘤细胞失去营养及供能从而无法生长。若晚期胃癌患者检测出 HER-2 高表达 [免疫组化 HER-2（＋＋＋）；或免疫组化 HER-2（＋＋），并且 FISH（＋）]，可从曲妥珠单抗治疗中获益。其他与胃癌相关的靶向药物还包括抗血管生成药物阿帕替尼、雷莫芦单抗等。具体临床应用时需考虑患者基因状态及全身情况，如有无高血压、出血等。

二十四、靶向药物有什么不良反应？如何应对？

使用抗 HER-2 的曲妥珠单抗的过程中，患者最常见的不良反应有乏力、胸痛、肌肉酸痛、寒战、发热、流感样症状以及便秘、腹泻和消化不良等症状。但最主要的不良反应为心脏毒性，用药前及用药中需定期评估心脏功能，若出现心功能减退的症状和体征，如呼吸困难、咳嗽、夜间阵发性呼吸困难、周围性水肿等，应考虑停药并对症处理，大部分患者治疗后症状可缓解。

抗血管生成药物如阿帕替尼引起的最常见的不良反应有高血压、蛋白尿以及凝血功能障碍。在用药前需排除严重高血压及出血风险。若服药中出现轻度高血压，可使用降压药物，不用停药；若出现重度高血压，则需医生评估是否减量或停药。

若存在基础肾脏疾患、肾切除术后或糖尿病出现蛋白尿，用药期间需密切监测尿蛋白，严格控制血压在 125/75mmHg 以下，若出现重度蛋白尿，则需调整剂量或减药。

二十五、化疗期间饮食应注意些什么？有忌口吗？

部分患者对化疗期间的饮食存在误区。例如，有的认为治疗时不能吃鱼、虾、海鲜、鸡等"发物"，否则会造成疾病进展；还有的则认为应该多吃补品。其实这些看法并没有科学依据，某些食物可能对特定疾病存在影响，如海产品对甲状腺功能亢进，含过多的淀粉或糖的食物对糖尿病，饮酒及海鲜火锅等对痛风等会产生一定的影响。但鱼、肉类食物对肿瘤并没有影响，相反许多患者因为没有注意饮食均衡，引起营养不良，反而造成无法耐受化疗，使治疗中断。

胃癌患者由于疾病消耗，加之化疗期间容易出现恶心、呕吐等消化道反应，本身就容易出现营养不良，若不及时补充，就会对身体形成负面影响。鱼、虾、海鲜等含有丰富的优质蛋白，属于适合胃癌患者的食物。同时需注意，饮食应清淡，多补充维生素，并且服用一些纤维素预防及缓解便秘。化疗间期可适当增加营养，正常饮食，不需特别进补。

二十六、哪些胃癌患者需要放疗？

根据治疗目的不同，放疗分为根治性和姑息性两类。根治性放疗即在足够剂量的放疗后，肿瘤可治愈，以延长生存；姑息性放疗则主要用于缓解症状，控制肿瘤生长。局部晚期（T_{3-4}，淋巴结阳性）、未接受标准 D2 根治术的患者因容易出现复发转移，需要在术后进行放疗。近年来，对胃癌术前放化疗的研究也逐渐深入，但优势人群尚未完全明确。此外，对于无法手术的晚期胃癌患者，在病情稳定的情况下，局部放疗也可达到延长生存期、减轻症状，提高生活质量的目的。

二十七、胃癌患者出现肠梗阻怎么办？

胃癌患者如突发恶心、呕吐、腹痛、腹胀、排便困难甚至排便排气停止，需警惕肠梗阻，腹部立卧位 X 线摄影及 CT 检查可确诊。导致胃癌相关的肠梗阻的原因

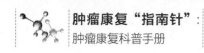

很多，主要包括：原发病灶或转移灶压迫导致肠腔狭窄、阻塞；术后肠道粘连；使用阿片类药物等。治疗包括内科及外科两部分，但需明确病因后有针对性地选择。

（1）内科治疗：①禁食，禁水；②静脉营养支持，胃肠减压以缓解肠腔压力；③预防感染，避免肠道菌群失调，预防性使用抗生素；④减少肠液分泌，如使用生长抑素类药物。

（2）外科治疗：用于内科保守治疗无效，生存期预计超过 3 个月，体力状况良好，单处梗阻的患者，可考虑使用肠道支架，造瘘等方式缓解梗阻。

二十八、胃癌患者术后可以运动吗？

胃癌患者术后进行科学的运动可起到调整心态，增强体力，提高免疫力的作用。若无禁忌，术后 3～7 日可在病房内走动，若创面较大，可在床上进行小幅度肢体运动及翻身动作，逐渐加大运动量。锻炼需适当，循序渐进，有规律，休息充分。比较适宜的运动包括游泳、散步、钓鱼、太极拳等。

二十九、胃癌患者治疗后是否需要定期复查？多长时间复查一次合适？

即使经过规范治疗，胃癌患者复发转移率仍在 50％左右，主要可能出现淋巴结转移、体内脏器转移（如肝、肺转移）、腹腔种植转移、吻合口复发等，是造成患者死亡的主要原因。因此定期复查是预防和早期发现肿瘤复发转移的主要措施。

胃癌患者在治疗后 2 年内最易出现复发转移，在此期间，应每 3～4 个月复查一次；第 3～5 年需每半年复查一次；第 5 年以后则可延长至每年检查一次，直至终身。肿瘤是一种慢性疾病，有时可能在 7～8 年，甚至 10 年后仍然出现复发转移。

三十、胃癌患者复查时需进行哪些检查？

胃癌患者复查的项目主要包括以下几项：

（1）体格检查：伤口愈合情况，若在伤口旁边出现硬结，需警惕种植转移；同时需检查左侧锁骨上淋巴结是否肿大，此处为最常见的远处转移部位；肛门指检可发现肿瘤是否存在盆腔转移。

（2）实验室检查：主要包括血常规，肝肾功能、电解质、肿瘤标志物（CEA，CA19-9，CA72-4 等）、大便隐血检查等。

（3）胃镜检查：术后每 6 个月检查 1 次，术后 3 年后可每年检查一次。

（4）影像学检查：术后 4 周，治疗之前需行一次胸部、全腹部及盆腔增强 CT 作为基线检查，其后每 3～4 个月检查一次，不超过半年；X 线钡餐、MRI 则酌情选择。

（5）特殊检查：如骨扫描可酌情每年检查一次。

需注意的是，复查及随访最好至初诊治疗医院进行，因经治医生对于个体疾病更为熟悉，且同一诊疗机构的实验室及影像学检查基线较统一，便于对比。患者需听从医生安排，定期复查。

第四章　结直肠癌的治疗与康复

一、结直肠简述

结直肠是消化系统的一部分，属于大肠。结肠包括升结肠、横结肠、降结肠和乙状结肠四个部分，是大肠中最长的一段，起到吸收水分和电解质、形成及存储粪便的作用。直肠是大肠的末段，上接乙状结肠，下连肛门，主要起到储存和排出粪便的作用。

二、结直肠癌概述

结直肠癌包括结肠癌和直肠癌，是起源于结直肠黏膜上皮的恶性肿瘤，又称大肠癌，是我国常见的恶性肿瘤之一。2018 年我国癌症中心公布的数据显示，结直肠癌位列我国男性癌症发病率的第 4 位（10.13％），女性发病率的第 3 位（9.25％），占癌症总体死亡率的 14.11％，位列第 4。结直肠癌最常见的病理类型为腺癌，占结直肠癌的 95％以上。

三、结直肠癌的临床表现

结直肠癌发病较为隐匿，早期多无症状或无特异性临床症状，中晚期结直肠癌的临床表现多与肿瘤部位、大小有关，右半结肠癌常见临床表现包括腹部包块、腹痛、贫血，左半结肠癌及直肠癌常见排便习惯改变、大便性状改变，并可能出现血便、肠梗阻等。直肠癌局部侵犯也可以出现相应症状，比如侵犯膀胱会出现尿频、尿急、尿痛、血尿、直肠膀胱瘘，侵犯阴道会出现直肠阴道瘘，侵犯骶丛神经会出现骶部疼痛等。

四、确诊结直肠癌需要做哪些检查？

结直肠癌常需要进行的检查包括：血清 CEA、大便隐血、胸腹部 CT、肠镜、病理活检。病理活检是确诊结直肠癌的金标准，必要时还需加做免疫组化及基因检测以协助治疗决策。直肠癌还可以通过肛门指检初步判断肿瘤位置、大小、周围侵犯情况。MRI 在判断直肠癌局部分期、肝转移灶以及腹膜小病灶的情况方面优于CT。腹腔镜探查可以协助进行结直肠癌的分期诊断。PET-CT 不作为常规检查手段，在必要时可以协助进行肿瘤良恶性的鉴别以及疾病的分期诊断，以便进行治疗决策，但是 PET-CT 存在假阴性的可能，比如低分化或黏液腺癌以及极小病灶都导致出现假阴性结果。

五、哪些因素与结直肠癌发病相关？

导致结直肠癌发生的常见危险因素包括：长期高脂肪、高蛋白、低纤维饮食，食用红肉及加工肉类等；既往存在溃疡性结肠炎、克罗恩（Crohn）病等炎性肠病，有结直肠息肉史以及个人肿瘤病史；遗传相关因素包括家族性腺瘤性息肉病（FAP）、遗传性非息肉性结肠癌（Lynch 综合征）和家族性多发性结肠息肉－骨瘤－软组织瘤综合征（Gardner 综合征）以及近亲曾患结直肠癌。其他如年龄、吸烟、饮酒、肥胖/高体质指数（BMI）、糖尿病、低运动量等都与结直肠癌的发生相关。

六、结直肠癌的治疗原则

结直肠癌的治疗原则是以手术治疗为主要方式，联合化疗、放疗、靶向治疗等多种方式进行综合治疗。总体来说，0～Ⅰ期结直肠癌患者主要进行根治性手术，术后定期随访观察。Ⅱ期具有高危因素（组织学分化差、T4、淋巴结清扫不够、脉管神经侵犯、术前肠梗阻或肠穿孔）和Ⅲ期的结肠癌患者以根治性手术为主，术后行辅助化疗。Ⅱ、Ⅲ期高位直肠癌治疗原则同Ⅲ期结肠癌。Ⅱ、Ⅲ期低位直肠癌则建议考虑术前放化疗后行根治性手术，术后行辅助化疗。Ⅳ期患者根据疾病状况、身体耐受情况以及治疗目标等进行手术、化疗、放疗、靶向治疗的综合治疗，

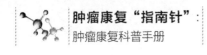

治疗方案制订相对复杂。

七、结直肠癌手术的术前准备

充分的术前准备可以为患者创造良好的手术状态，术前准备包括营养状况的调整、心理的疏导、肠道的准备、合并疾病的控制及治疗等。术前患者应注意调整身体营养状况，特别是择期手术患者，有更充分的时间调整自身营养状况，宜多进食高蛋白、高营养、易消化及少渣的食物。术前也需要放松心情，保持乐观积极的心态，不要过于紧张，进行适当的锻炼，做好深呼吸、咳嗽咳痰、翻身、肢体活动等训练，为预防术后肺部感染及下肢静脉血栓等并发症做好准备。有其他一些合并症，如糖尿病、高血压等的患者，需将血糖、血压调整到正常水平。如合并心肺疾病，术前需评估手术耐受性，必要时进行心肺功能的训练，术前戒烟一周。如有长期口服药物的情况，应及时告知手术医生，根据具体情况看是否需要调整口服药物。术前3天宜进食少渣半流质饮食、术前1天进食流质饮食，以减少肠腔粪渣的产生，同时术前还需使用肠道清洁剂清理肠道，遵医嘱做好禁食禁饮工作，为手术做好充分准备。

八、肠道造瘘口的护理

部分结直肠癌患者术后可能会有造瘘口，这是通过外科手术的方式在腹壁开出的用于排出排泄物的人工肛门。造瘘口可能是临时性的，也可能为永久性的，根据疾病状况及治疗目的的不同而不同。造瘘口常见的并发症包括造瘘口出血；造瘘口缺血坏死；造瘘口皮肤黏膜分离；造瘘口周围皮炎；造瘘口狭窄、回缩、脱垂；造瘘口旁疝等。造瘘口护理过程中需要注意观察造瘘口周围皮肤黏膜颜色是否红润有光泽，是否有出血或缺血，造瘘口高度是否合适，有无明显突出或回缩，造瘘口直径是否有明显缩小，形状是否有改变，造瘘口周围皮肤黏膜是否分离、有无红肿、糜烂、皮疹等情况；选择合适的造瘘袋，按时更换造瘘袋，平时注意保持造瘘口周围皮肤清洁干燥，每天需要清水清洗造瘘口周围皮肤并擦干。为了避免造瘘口因瘢痕挛缩而变得狭窄从而影响排便，可在术后7～10天切口愈合良好的情况下开始造瘘口扩张训练。具体方法是戴上干净的乳胶手套或指套后手指涂液状石蜡插入造瘘口内2～3cm，停留2～3分钟，适当扩张瘘口，扩张可以从小指开始到无名指、中指逐渐过渡，动作需轻柔，当手指插入困难时不能强行插入，避免损伤造瘘口黏膜，开始时 1 次/天，2 周后改为隔天 1 次。行肠造瘘术的患者，平时可以参加一些低强度运动，但需避免重体力劳动和剧烈的体育运动，同时做好术后复诊，若有造瘘口异常及时寻求医生帮助。

九、结直肠癌化疗的分类

结直肠癌化疗包括术前的新辅助化疗、转化化疗、术后的辅助化疗以及晚期的姑息化疗。但其区分也不是绝对的，比如对于存在潜在可切除病灶的患者来说，转化化疗如果不成功那么其治疗也可称为姑息化疗。新辅助化疗用于可切除的直肠癌或伴有可切除肝转移的结直肠癌患者，治疗目的在于提高 R0 切除率，降低局部复发风险，对于低位直肠癌患者可以增加保肛率。转化化疗适用于局部晚期或存在潜在可切除肝转移病灶的结直肠癌患者，通过术前的转化化疗将不能切除的肿瘤转变为可切除的肿瘤，主要目的在于降期，减少肿瘤负荷，提高 R0 切除率。术后的辅助化疗主要用于根治术后预后不良的 II 期及所有 III 期结直肠癌患者，其目的是预防术后肿瘤的复发、转移，提高治愈率，延长患者生存期。姑息化疗适用于晚期或复发不能再次手术的患者，目的是缩小肿瘤体积，改善肿瘤引起的相关症状，提高患者生活质量，延长患者生存期。

十、结直肠癌常用的化疗药物和方案

结直肠癌化疗药物常用的药物包括 5-氟尿嘧啶、卡培他滨、奥沙利铂及伊立替康。术后辅助治疗常用方案包括 5-Fu/LV（亚叶酸钙）或卡培他滨单药、FOLFOX（5-Fu/LV＋奥沙利铂）或 XELOX（希罗达＋奥沙利铂）。晚期患者则可以 FOLFOX（5-Fu/LV＋奥沙利铂）或 FOLFIRI（5-Fu/LV＋伊立替康）互为一二线方案，同时卡培他滨可以替代 5-Fu。对于肿瘤负荷大、疾病恶性程度高、进展快且身体一般状况较好需要尽快控制肿瘤进展或缩瘤的患者，可以考虑FOLFOXIRI 三药联合（5-Fu/LV＋奥沙利铂＋伊立替康）方案，其缩瘤作用较双药方案更明显，但不良反应更严重。

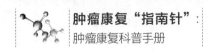

十一、结直肠癌化疗用药的特殊不良反应及其护理

除了化疗药物常会引起的恶心、呕吐、骨髓抑制、肝肾功能异常等常见的不良反应，结直肠癌化疗过程中所使用的药物还存在一些特殊的不良反应。比如奥沙利铂可能会引起外周神经毒性，表现为肢端感觉异常或麻木，冷刺激易加重，严重者还可以出现喉痉挛，应嘱患者注意保暖、戴手套、避免接触冷刺激，饮食上更要注意忌冷，不要喝冷水、不要吃冷食。伊立替康常见的不良反应为腹泻，包括早发性腹泻和迟发性腹泻。早发性腹泻主要发生在用药 24 小时内，是急性胆碱能综合征的一种表现，及时予以阿托品处理即可缓解。而 24 小时后出现的腹泻则为迟发性腹泻，发生常见时间为化疗后 5~8 天，为伊立替康代谢产物对肠道黏膜产生损伤所致，严重者甚至可能导致死亡，所以一定要引起重视。一旦出现腹泻，饮食宜清淡易消化，忌油腻、辛辣、油炸食物，忌牛奶、奶制品及包菜、甘蓝、椰菜、豆类等产气食物，注意补充水分或含电解质的饮料，并在医生指导下服用洛哌丁胺（易蒙停）。腹泻超过 24 小时仍未见好转则需及时就医做相应检查及处理。

十二、结直肠癌的靶向药物有哪些？有哪些不良反应？

目前国内及国际上用于结直肠癌治疗的靶向药物包括贝伐珠单抗、西妥昔单抗、帕尼单抗、阿柏西普、瑞戈非尼、雷莫芦单抗、呋喹替尼等。贝伐珠单抗联合化疗可以作为晚期结直肠癌的一二线治疗方案，治疗前不需要进行基因检测，其主要不良反应包括过敏、高血压、蛋白尿、出血、栓塞及胃肠穿孔等。而西妥昔单抗联合化疗是 KRAS 基因野生型晚期结直肠癌一二线的治疗方案，不良反应包括过敏反应、痤疮样皮疹、皮肤干燥、腹泻、疲劳、发热等，且皮疹严重程度与生存期呈正相关。

十三、经外周中心静脉置管术后护理注意事项

选择氟尿嘧啶持续滴注方案化疗的患者，由于输液时间较长，为了避免药物渗漏风险及药物性静脉炎的发生，常需要经外周中心静脉置管（PICC）进行静脉输

液。那么进行了 PICC 术后该如何护理呢？首先 PICC 置管后要压迫穿刺点 10～20分钟，置管当天置管侧手臂不能过分用力，可做握拳和适当的手腕、手指活动。第二天可适度活动，促进血液循环。置管侧手臂不宜过度上举及外展，不宜做肩关节大幅度运动，不宜做引体向上和托举哑铃等持重锻炼或剧烈运动，负重以不超过3kg 为准。当做 CT 和 MRI 检查时，应提醒医务人员禁止从 PICC 推注造影剂（耐高压除外）。不要在置管侧手臂上方扎止血带、测血压，以防血液反流造成导管堵塞。衣服的袖口不宜过紧。冬天穿衣较厚，应特别注意穿脱衣物时防止把导管带出。若有导管部分脱出现象，切忌自行将导管塞回，请及时就医。置管后每周都需按时冲管换药。沐浴最佳选择是淋浴。沐浴前先用家用保鲜膜包裹置管穿刺上下10cm 处，缠绕 3 或 4 圈，再用胶带或橡皮筋封闭好保鲜膜的上缘和下缘，确认封闭妥善后方可沐浴。冬天洗澡时间较长，保鲜膜内水蒸气较多，洗浴前应先用一块干毛巾包裹在穿刺部位，然后再包裹保鲜膜。沐浴后应检查敷料有无浸水松动，如有异常请及时更换，以确保穿刺处干燥。如发现以下情况需及时到医院就诊：①透明敷料污染、卷边、潮湿等导致不完全脱落。②穿刺点及周围皮肤有红肿、瘙痒、皮疹、疼痛、分泌物及活动障碍等异常情况。③输液时出现疼痛、输液不畅等异常情况。④导管内有血液反流，外露导管打折、脱落、漏水等。

十四、直肠癌放疗的分类

直肠癌的放疗根据执行时间、目的等不同分为：术前放疗、术后辅助放疗以及姑息放疗。术前放疗主要目的在于降期，提高手术切除率，提高保肛率，减少术中种植转移，减少术后复发。术后辅助放疗的目的则在于提高肿瘤局部控制率，减少复发，提高患者长期生存率。对于晚期无法手术切除的直肠癌又存在疼痛等局部症状的患者可考虑姑息放疗达到局部减症、减轻肿瘤负荷、提高生存质量的目的。直肠癌放疗还可联合化疗同时进行，治疗时具体采取何种治疗策略需要综合患者身体状况、肿瘤分期、治疗目的、治疗耐受情况等进行综合评估。

十五、直肠癌放疗前需要做哪些准备工作？

直肠癌放疗的患者为了减少小肠和膀胱等正常器官受射线照射的范围，减轻其放疗反应，需在 CT 定位前和每次放疗前 2 小时排空膀胱，并饮用温水600～800ml

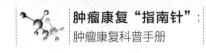
后开始憋尿，直到 CT 定位或放疗完成后方可排尿。

十六、出现了放射性直肠炎该如何护理？

放射性直肠炎是盆腔放疗常见的并发症，主要是由放射线损伤肠道黏膜所致。早期症状一般多在放疗开始后 1～2 周内出现，常表现为腹痛、腹泻、排黏液便或便血，里急后重，肛门直肠部酸痛或灼痛，持久便血可引起缺铁性贫血。急性期症状迁延不愈或直至放疗结束 6 个月至数年或数十年后始有显著症状者，均提示病变延续，为晚期症状。放射性直肠炎可能导致的并发症包括肠狭窄、肠穿孔、肠梗阻、直肠阴道瘘、直肠膀胱瘘等。放射性直肠炎护理要点包括注意饮食，忌辛辣、油腻、高糖、易产气的食物，以免刺激肠道，宜进食高蛋白、高热量、低纤维、少渣易消化食物，少吃多餐，每日饮水大于 2500ml，注意饮食卫生及个人卫生，防止肠道感染。便后及时用温水清洗肛周，注意保持肛周皮肤清洁干燥，穿宽松柔软的裤子，减少皮肤摩擦刺激。必要时遵医嘱使用药物止泻、药物保留灌肠、肠黏膜保护剂，维持肠道菌群稳态，同时密切监测血常规、电解质结果，根据情况及时进行补液、补充电解质、升血细胞等对症处理，严重时甚至可能需要遵医嘱停止放疗。

十七、结直肠癌患者饮食需要注意些什么？

结直肠在身体内主要起到吸收营养、分泌肠液、储存及排出粪便的作用。对于做了结直肠癌手术的患者来说，其营养吸收自然受到影响。首先，患者需要在术后一月内尽快恢复饮食。术后从饮水、清流质、半流质饮食到软食以及常规饮食，量从 50ml 逐渐增加到 200ml、300ml，少量多餐，从术后的一日 6 餐逐渐调整为 4 或 5 餐。术后不能为了尽快恢复机体功能而大量进食，需要循序渐进，不断观察身体反应，据此调整饮食增加的速度。对于结直肠癌患者来说，其实没有特别多的饮食禁忌，所谓的"鸡蛋、牛奶不能吃，鸡肉、鸭肉不能吃，海鲜、牛羊肉不能吃"都是没有科学依据的，西医方面也没有所谓的"发物"的概念。我们常常讲一个概念：没有不好的食物，只有不合理的膳食。饮食的关键就是要注意合理膳食，营养均衡，食用新鲜、干净的食物，尽量不要吃辛辣刺激、腌腊、烧烤类的食物以及公认的致癌食物，如霉变的花生等。另外，在治疗过程中需要注意特殊的饮食宜忌，比如奥沙利铂治疗期间忌冷，伊立替康所致腹泻期间饮食宜清淡易消化，忌生冷、油腻、辛辣及产气食物，注意补充水及电解质等。同时，患者在化疗期间应尽量不服用或少服用各类所谓具有抗癌作用的保健品。首先这类保健品的抗癌作用并不确切，其次本来化疗药物就会影响肝肾功能，而部分保健品不仅会加重肝肾负担，有部分甚至会损害肝肾功能，若导致患者肝肾功能异常进而影响化疗就得不偿失了。

十八、结直肠癌患者如何进行随访？

由于结直肠癌患者在术后或治疗后仍存在复发风险，因此建议患者规律随访。随访内容包括：

（1）病史采集和体格检查：每 3～6 个月进行 1 次，持续 2 年，然后每 6 个月进行 1 次，持续 3 年，总共 5 年。

（2）监测 CEA：每 3～6 个月进行 1 次，持续 2 年，此后每 6 个月 1 次，持续 3 年，总共 5 年。

（3）建议术后前 5 年胸部及腹盆部 CT 复查每年 1 次，若为 IV 期患者，胸腹部 CT 复查间隔时间还应相应缩短，建议每半年进行 1 次。

（4）术后 1 年内行肠镜检查，如发现进展期腺瘤则需在 1 年内复查；如未发现则 3 年复查 1 次，然后每 5 年复查 1 次。

第五章　食管癌的治疗与康复

一、食管癌概述

食管癌是发生于食管鳞状上皮或腺上皮的恶性病变。其发展过程经过上皮不典型增生、原位癌、浸润癌等阶段。其中，食管鳞状上皮不典型增生是食管癌的重要癌前病变，所以在疾病早期阶段就需要引起足够重视。

食管癌是最常见的消化系统恶性肿瘤之一。在我国，食管癌发病率和死亡率分别居恶性肿瘤的第五位和第四位。食管癌发病具有明显的区域性，我国川北地区、潮汕地区、大别山区、河南林县以及新疆哈萨克族聚居地区等是食管癌的高发地区。

二、食管癌的发病原因及发病机制

食管癌发病原因和发病机制比较复杂，现阶段尚没有明确的定论。目前的研究结果表明其发病主要和以下因素密切相关：①不良饮食习惯。嗜烟酒，嗜辛辣刺激食物，食物过硬、过热，进食过快，含有亚硝胺盐类食物的长期慢性刺激，食物中维生素缺乏等可能与食管癌的发生有关。②微量元素缺乏。钼、硒、锌、镁等微量元素的缺乏可能与食管癌的发生有关。③病毒感染。目前的研究已经证明人类乳头瘤病毒可能与食管鳞癌的发病有关。④某些慢性食管疾病。例如，Barret 食管是食管腺癌的主要病因，又如食管良性狭窄、贲门失弛缓症等的长期慢性刺激亦是食管癌的诱因之一。⑤遗传易感因素。食管癌有一定的家族聚集倾向，高发地区连续三代或三代以上出现食管癌患者的家庭屡见不鲜。⑥其他。某些真菌感染、肥胖等也是食管癌发病的危险因素。

三、食管癌的主要临床表现

食管癌主要以进食困难、吞咽梗阻为主要临床表现。在发病早期，许多患者进食困难、吞咽梗阻这一类症状轻微或者不明显，而往往表现为咽喉部干涩不适、颈部紧缩感、进食后胸骨后烧灼感、胸骨后胀闷不适感等症状，往往出现进食困难、吞咽梗阻这一类症状后患者才重视，确诊时大多数已是食管癌中晚期，这亦是食管癌死亡率较高，预后较差的一个重要原因。食管癌中晚期，随着肿瘤的长大、肿瘤血管破溃，可导致上消化道出血而出现呕血甚至失血性休克等表现。食管癌晚期，大多数患者会因营养不良而出现消瘦、贫血、肌肉萎缩等全身衰竭的一系列表现。此外，晚期食管癌还可能出现食管气管瘘，引起发热、咳嗽等症状。

四、食管癌的主要检查手段有哪些？

(1) 内镜检查及活检：目前已成为食管癌常规的临床诊断、术后随访、疗效观察的可靠方法，其对早期食管癌病变有较高的检出率（可达85%以上）。

(2) X线钡餐造影检查：是食管癌早期诊断的主要方法之一。除极早期食管癌不易显示外，有经验的放射科医生充分调好钡剂，令患者分次小口吞咽，经多方位仔细观察和气钡双重造影，可发现食管黏膜增粗、迂曲或虚线状中断，或食管边缘发毛，或小的充盈缺损，或小的龛影，或局限性管壁发僵，或有钡剂滞留等早期食管癌征象。

(3) CT检查：胸部CT检查有助于确定全身及局部病变的范围，对食管癌的分期、切除可能的判断、预后的估计有帮助。

(4) 超声内镜检查：可以较精确地测定病变在食管壁内浸润的深度、测量出壁外异常肿大淋巴结以及区别病变在食管的部位。

(5) 食管脱落细胞学检查：检查方法简便，目前使用较少，是食管癌高发区进行大面积筛查最常用的检查方法。

(6) PET-CT检查：开始应用于食管癌的早期检查，但因其价格昂贵且开展医院有限，目前尚未成为常用的检查手段。

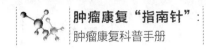

五、食管癌主要应与哪些疾病相鉴别？

食管癌主要应与反流性食管炎、食管憩室、食管良性狭窄、食管贲门失弛缓症、食管良性肿瘤等相鉴别。

六、食管癌的治疗手段

1. 手术治疗

手术切除是早期食管癌最主要的治疗手段。在我国，食管癌的手术切除率超过80%。早期食管癌可通过手术切除获得根治，中晚期病例根据具体情况可行姑息性切除手术。胸中段食管癌手术治疗与放疗效果相近，可根据患者病情及综合身体状况选择合适的治疗手段。胸下段食管癌手术治疗略优于放疗，应优先选择手术，尤其是同时侵及食管下段及贲门的病变，更应以手术为宜。已经发生远处转移以及终末期的食管癌，手术获益不大，可行全身化疗以及最佳支持治疗。

2. 放疗

放疗是食管癌治疗中应用较广泛的治疗手段，除了远处转移、食管穿孔、食管瘘、明显的恶病质或严重的心、肝、肺、肾等疾病之外，都可行放疗。颈段及胸上段食管癌的治疗，因手术难度较大，优选放疗。胸中段食管癌手术与放疗效果相近，可根据患者病情及综合身体状况选择合适的治疗手段。对于病灶较大的食管癌可行术前放疗，使肿瘤缩小，有利于减少术中出血，提高切除率。食管癌放疗可分为根治性放疗和姑息性放疗两大类。前者试图根治肿瘤，后者目的是减轻或解除某些症状。

3. 化疗

食管癌化疗主要分为术前新辅助化疗、术后辅助化疗以及晚期、复发转移食管癌全身化疗。术前新辅助化疗可降低肿瘤期别、缩小原发肿瘤体积、控制或消除微小或隐匿性远处转移灶，提高手术切除率和提高术后长期生存率。食管癌术后辅助化疗主要是防止局部复发和远处转移、提高术后长期生存率。晚期、复发转移食管癌的化疗主要是控制肿瘤病情进展，延长患者生存期。化疗方案主要以顺铂＋氟尿嘧啶为基础，在此基础上可根据患者病情和身体状况选用紫杉醇、伊立替康、吉西他滨等两药或者三药联合方案。

4. 内镜介入治疗

内镜介入治疗即通过胃镜治疗食管癌，常应用于早期食管癌及不能行外科手术的患者。对于无淋巴转移的微小癌灶，可行内镜下黏膜切除术；对于进展期食管癌可根据患者具体病情行单纯扩张、食管内支架放置术、内镜下癌肿消融术等。

5. 分子靶向治疗

曲妥珠单抗（赫赛汀）已成为 HER-2 高表达的食管胃结合部腺癌的新的标准治疗药物，既可以与化疗方案联用，也可以单药维持治疗。此外，近年来有临床研究表明，吉非替尼有可能是晚期食管癌二线治疗的有效药物。

6. 中医药治疗

中医药治疗在食管癌的治疗中具有辅助作用，可用于食管癌术后恢复以及减轻放化疗的不良反应，在预防肿瘤的复发转移等方面优势明显。

七、食管癌术后康复有哪些注意事项？

1. 注意术后常见并发症的积极处理

（1）吻合口瘘：这是食管癌术后严重的并发症。若出现吻合口瘘，必须严格禁食禁饮，采取静脉营养的方式或使用空肠营养管为患者补充营养。颈部吻合口瘘经切开引流后多数可以愈合；胸内吻合口瘘则需根据患者体质情况、吻合口瘘发生的时间、吻合方式等采用胸腔闭式引流、重新开胸吻合、吻合口瘘修补术及食管外置术等方式进行处理。

（2）肺部并发症：食管癌术后容易出现支气管炎、支气管肺炎、肺不张等肺部并发症。术后镇痛，鼓励患者深呼吸，有效咳嗽排痰，合理选择有效的抗生素，尽早拔除胸腔引流管等措施可有效预防肺部并发症的发生。

（3）脓胸：食管癌手术属于污染手术，术后有发生脓胸的可能。一般通过持续胸腔闭式引流、敏感抗生素的治疗，脓胸可以尽快地消除。

（4）乳糜胸：亦是食管癌术后严重的并发症之一，应积极抗感染治疗，给予充分的营养支持，并尽快行右或左胸横膈上胸导管结扎术。

（5）反流性食管炎：是较常见的术后并发症。患者术后进食应取半卧位或坐位，可选用流质饮食、半流质饮食，宜少量多餐，吞咽动作要慢；避免餐后即平卧，卧时床头抬高20～30cm，裤带不宜束得过紧，避免各种原因引起腹压过高。出现反流症状后可应用质子泵抑制剂治疗。

(6)吻合口狭窄:食管癌术后吻合口狭窄多发生在术后2～3周,亦有术后2～3个月后发生的病例。通过食管扩张,大多数能够治愈。少数食管扩张失败者,需行食管内支架术及吻合口狭窄处切除术或进行重新吻合。

(7)胸胃排空障碍:食管癌手术是将食管切除,把胃做成管状,提到胸部来代替被切除的食管,手术后的胃称为胸胃。胸胃排空障碍容易导致大量胃内容物潴留,应根据具体情况积极予以安置胃管引流、胃肠减压、空肠造瘘或胃液回输等治疗,并给予肠内、肠外营养支持和药物调理胃肠道功能等,改善恶心、呕吐症状,促进患者胸胃功能的恢复。

2. 注意术后口腔卫生

口腔是消化道的第一道门户,而它本身又是一个细菌丛生的部位,术后如果不注意口腔的清洁卫生,细菌将随唾液进入食管,使食管的吻合口受到感染。因此,在留置胃管期间,每日早晚需要刷牙,同时可以用淡盐水不定时漱口3～5次。拔除胃管前尽量不要将含菌量多的口水或痰液咽下,以减少食管吻合口的感染概率,防止吻合口瘘的发生。

3. 注意术后饮食管理

食管癌患者术后饮食管理对术后康复至关重要。术后早期为禁食期:此期应绝对禁食,主要通过静脉或肠内营养支持。第二阶段为流质期:术后一周左右,患者的胃肠功能开始逐步恢复,吻合口也逐渐愈合,可以少量多餐进食流质食物(一般的标准是每次50ml,每隔2小时一次)。刚开始进食时,主张以浓稠的米汤为主,不宜过早喝营养丰富的肉汤类,待胃肠功能适应后,可以开始喝一些营养丰富的肉汤(每3小时一次,每次100ml;逐渐增加量至200ml,并延长时间间隔)。第三阶段为半流质期:经过3～5天的流质期饮食后,患者应开始进食无渣、少渣、易消化的半流质食物,进食时应细嚼慢咽。最后为正常饮食期:一般从开始进食后的第二周起,患者可以尝试馒头、蛋糕、软饭等成团状的普通食物,辅以炖烂的肉菜,比较柔软的水果(如香蕉),以维持均衡的营养,避免进食粗纤维、过粗、过硬、过烫及带刺的食物,禁止进食煎炸、辛辣的食物,尽量减少进食甜食。

4. 注意术侧上肢功能的锻炼

术中患者患侧的上肢处于悬吊状态,由于手术切口切断了斜方肌、前锯肌等,术后患侧上肢功能的锻炼非常重要。因此患者术后完全清醒后即可开始做四肢活动,特别是患侧上肢。鼓励患者用患侧上肢去做一些力所能及的活动;随着体力的恢复,逐渐增加活动的量和范围,同时注意不要让头颈倾斜,应保持在自然位置;

避免因长期卧床及怕疼不敢动而引起患侧上肢的失用性肌肉萎缩。

5. 注意术后患者的心理疏导

食管癌术后患者的心理疏导非常重要。家人的悉心照料，亲戚朋友的关心鼓励、病友之间的正面交流等都非常有助于患者建立术后康复的信心，积极配合相关康复治疗。若术后患者心理状态差，焦虑抑郁明显，甚至出现自伤、自杀等倾向，则需专业的心理辅导以消除负面的心理影响，帮助其重新建立康复的信心。

八、食管癌放疗有哪些注意事项？

1. 积极预防和处理放疗并发症

食管癌放疗最常见的并发症有放射性食管炎、放射性肺炎、放射性气管炎、放射性脊髓炎、放射性食管狭窄等，甚至会出现食管穿孔、食管瘘及大出血等严重并发症。对于急性放射性炎症，要合理使用"三素"（激素、抗生素、维生素）进行有效控制；对于放疗并发症所引起的疼痛、咳嗽、食欲差甚至无法进食，失眠等，则需要予以止痛、止咳、营养支持、镇静安眠等对症支持治疗。此外，在制订放疗计划时，放疗医生需根据患者的病情和身体状况严格掌握放射剂量；放疗期间，根据患者的反应适度调整和改变放射野以预防和减少放疗并发症的发生。

2. 重视放疗引起的其他不良反应的对症处理

（1）疲劳：大多数食管癌患者在放疗开始后都会感到疲倦，并且随着放疗的持续进行疲劳亦会进行性加重。因此，放疗期间，食管癌患者应少做一些事，尽可能多休息。晚上早睡觉，白天有可能也要多休息。

（2）皮肤干燥不适：食管癌患者放疗后，皮肤常常会变得干燥不适。建议放疗期间穿宽松柔软的棉质衣服；清洁皮肤的时候使用冷水和温和的肥皂，冲洗时让水轻轻流过接受放疗的皮肤，不要摩擦；在放疗期间以及放疗结束几周内，不要在接受放疗的部位上擦药粉、药膏、护肤品等；放疗时和放疗结束后一年之内，不要让接受放疗的部位暴露在阳光下。

3. 注意饮食管理

食管癌患者放疗期间常常会有食欲减退，进食吞咽疼痛、困难，严重者甚至无法进食而中断放疗。因此，放疗期间的饮食管理非常重要。如果患者出现食欲减退，可建议患者少食多餐，进食易消化食物，同时还可服用一些有健脾开胃作用的中药。如果患者已经出现进食时吞咽疼痛、困难，建议进食粉状或液体食物。如果

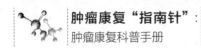
患者只能吃很少量的食物，可以在普通食物中加入一些高能量食物，比如黄油、牛奶、蛋白粉等。如果患者完全不能进食，建议加强肠外营养支持。

4. 加强情绪管理

食管癌放疗持续数周，在此过程中患者常常会出现食欲减退、进食困难及疼痛、疲乏等多种不良反应，从而使一些患者感到沮丧、害怕甚至孤独无助而放弃放疗。因此，需对患者进行积极的情绪管理和心理疏导，使患者建立起放疗的信心，并对放疗有可能产生的一系列不良反应有正确和科学的理解和认识，以帮助患者克服沮丧和恐惧心理，顺利完成放疗。

九、食管癌化疗有哪些注意事项？

1. 积极预防和处理化疗不良反应

食管癌化疗最常见的不良反应有骨髓抑制（贫血、白细胞减少症、血小板减少症等），胃肠道反应（厌食、恶心、呕吐等），肝肾毒性，免疫功能降低等。因此，在化疗期间，需严密监测患者血常规及肝肾功等指标，一旦以上指标出现异常，则根据具体情况进行对症处理（纠正贫血、升白细胞、升血小板、保肝护肾等）。若患者恶心、呕吐明显，需加强止吐和营养支持。若患者出现重度骨髓抑制、严重的肝肾毒性及胃肠道反应等，则必须中止化疗，并进行积极的对症处理。在化疗期间以及化疗结束后的一段时间，多数患者的免疫功能较低下，应建议患者适度锻炼以增强体质；同时还可以使用胸腺肽、免疫球蛋白等药物提高免疫功能。

2. 注意饮食管理

食管癌患者化疗期间常常会出现食欲减退和胃肠道反应，严重者甚至无法进食而中断化疗。如果患者出现食欲减退，可建议患者少食多餐，进食易消化食物，同时还可服用一些有健脾开胃作用的中药。如果胃肠道反应重，甚至完全不能进食，建议加强肠外营养支持，必要时需要中止化疗。

3. 加强情绪管理

一些食管癌患者常常会因为化疗引起的胃肠道反应、骨髓抑制等而对化疗产生畏难情绪和退缩心理。因此，需对即将或者正在进行化疗的患者进行积极的心理疏导，使患者对化疗有较为全面的了解和认识；能够较理性地面对化疗可能产生的一系列的副反应，从而建立起化疗的信心，保持乐观的心态，保证化疗的顺利完成。

十、食管癌应该如何随访复查?

食管癌随访复查的目的是检查是否有复发和转移,通过及时的复查,对于复发和转移,才能及时采取相应的补救措施。

(1)一般来说,食管癌根治后1~3年,建议每3个月复查1次;3~5年,每6个月复查1次;5年以上,每年复查1次。

(2)复查内容:胃镜,胸腹部CT,腹部(肝、胆、胰、脾、双肾)彩超,血清肿瘤标志物等。

(3)建议每年可行1次头颅增强CT或MRI检查和骨扫描检查。

以上是无特殊情况的定期复查,如果患者出现特殊不适情况,应当随时复查,以及时处理。

第六章 肝癌的治疗与康复

一、肝癌概述

肝癌包括原发性肝癌和继发性肝癌，其中原发性肝癌是我国最常见的恶性肿瘤之一，也是我们本章讨论的重点。原发性肝癌高发于我国东南沿海地区，男性比女性多见，发病的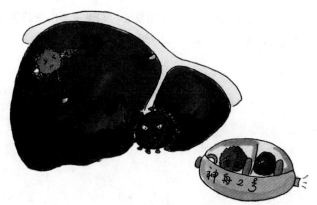中位年龄为 40～50 岁，可见于 2 个月的婴儿至 80 岁的老人。原发性肝癌的病因和发病机制尚不清楚，目前认为与病毒性肝炎、肝硬化以及黄曲霉等病原微生物、化学致癌物质以及环境因素有关。我国肝癌年死亡率占肿瘤死亡率的第 2 位。近 10 年来，有关肝癌诊断及治疗的研究取得了非常大的进展，很多患者在经过以手术为主的综合治疗后，可以长期存活。

二、肝癌的临床表现

早期肝癌可无明显症状及体征，出现典型临床表现时，多数已属中晚期。肝癌的常见临床表现包括：肝区疼痛、食欲减退、乏力、消瘦、腹胀等全身和消化道症状，腹部查体可触及肝肿大等。

（1）肝区疼痛：有半数以上患者以此为首发症状，多为持续性钝痛、刺痛或胀痛，主要由肿瘤迅速生长，使肝包膜张力增加所致。位于肝右叶顶部的癌肿常累及膈肌，疼痛可牵涉至右肩背部；若肿瘤位于肝左叶则可能出现中上腹胀痛。当肝癌结节发生坏死、破裂，引起腹腔出血时，则表现为突然发生的右上腹剧痛和压痛。

（2）全身和消化道症状：早期常不易引起注意，主要表现为乏力、消瘦、食欲减退、腹胀等。部分患者可伴有恶心、呕吐、发热、腹泻等症状。晚期则出现贫血、腹水、皮肤巩膜黄染、下肢浮肿、皮下出血及恶病质等。

（3）肝肿大：为中、晚期肝癌最常见的体征，约占 95％。肝肿大呈进行性发展，质地坚硬，边缘不规则，表面凹凸不平呈大小结节或巨块状。不少情况下，肝肿大或肝区肿块由患者自己偶然扪及，成为其肝癌的首发表现。肝肿大显著者可占据整个右上腹或上腹，使右季肋部明显隆起。

（4）其他：肝癌发生肺、骨、脑等处转移时，可产生相应症状。少数患者还可有低血糖症、红细胞增多症、高钙血症和高胆固醇血症等特殊表现。

三、肝癌的病因

原发性肝癌的病因及发病机制尚未确定，目前认为与下列因素关系密切：

（1）病毒性肝炎：主要是感染乙型或丙型肝炎病毒后引起的肝炎，在我国以乙型肝炎病毒感染最为常见。

（2）黄曲霉毒素：这是最重要的致癌物质，长期食用含此毒素的食物可诱发肝癌。

（3）化学致癌物质：以亚硝基化合物为主，如亚硝酸盐和亚硝酸铵。乙醇、黄樟素及农药也能诱发肝癌。

（4）其他因素：寄生虫（肝吸虫等）感染、水源污染、营养过剩（大量营养素）或营养缺乏（如维生素 A、维生素 B 缺乏）、遗传等。

四、病毒性肝炎与肝癌有什么关系？

研究表明，原发性肝癌与乙型肝炎病毒及丙型肝炎病毒感染密切相关，50％～80％以上的肝细胞癌由持续性的乙型肝炎病毒感染导致，大约 25％由持续的丙型肝炎病毒感染导致。数据显示，一方面，原发性肝癌患者中乙型肝炎病毒感染率为86.22％，丙型肝炎病毒感染率为 12.74％；另一方面，乙型肝炎病毒和丙型肝炎病毒感染者患肝癌的危险性分别是非感染者的 13.52 倍和 11.5 倍，乙型肝炎病毒与丙

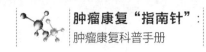

型肝炎病毒混合感染者患肝癌的危险性是非感染者的 32.5 倍。丁型肝炎病毒为一种有缺陷的 RNA 病毒，具有乙肝病毒的外壳，有研究表明其与肝癌的发生有一定的关系。甲型、戊型肝炎与肝癌的发生无明显相关性。

乙型肝炎病毒 DNA 可以整合到人肝细胞 DNA 中，引起细胞 DNA 缺失、染色体重排、整合的靶序列和染色体部位发生插入和缺失变异，进而导致肝细胞癌变。丙肝病毒引起的癌变均有肝硬化的基础，它通过引起肝硬化造成肝细胞异型性增生而间接导致原发性肝癌的发生。同时感染乙型肝炎病毒与丙型肝炎病毒对原发性肝癌的发生有协同作用。

五、肝硬化与肝癌有什么关系？

病毒性肝炎、肝硬化、肝癌，这三者的关系非常密切，肝硬化多数由乙型病毒性肝炎或者丙型病毒性肝炎发展而来。15％～20％的肝硬化患者，经过一段时间可以发展成肝癌。肝癌患者同时合并肝硬化者占 60％～100％，且患者乙型肝炎病毒表面抗原（以下简称乙肝表面抗原）多为阳性，乙型肝炎病毒核心抗体的阳性率显著高于正常人群。大量研究表明，从急性肝炎发展成为肝硬化及肝癌，必然要经过慢性活动性肝炎阶段。从慢性活动性肝炎发展成肝硬化一般需要一个漫长的过程，而从肝硬化进展为肝癌也需要一个渐进性的演变过程。突变的病例发生概率极低。

肝癌多见于大结节性肝硬化，而大结节性肝硬化往往由病毒性肝炎所致，这也证实了病毒性肝炎、肝硬化、肝癌三者之间有密切的关系。通常认为，病毒性肝炎直接演变成肝癌的可能性很小，在病毒性肝炎基础上受一种或多种因素作用而转变为肝癌的可能性较大。

六、肝癌会传染或遗传吗？

肝癌本身不会传染和遗传，但是引起肝癌的元凶——乙型及丙型肝炎病毒会传染，其传染的方式包括母婴传播、血液传播及体液传播。女性乙型及丙型肝炎病毒携带者，在分娩时及分娩后可以将病毒传染给新生儿。肝炎患者家庭的饮食习惯、生活方式等基本相同，家庭成员之间接触也极为密切，这都会导致肝炎病毒在不知不觉中从肝炎患者传递至其他人，于是出现一家之中多人同时或先后患肝癌的家族聚集现象。此外，共同的生活条件，比如共同接触某种致癌物质，也会导致肝癌家族聚集现象的发生。

所以，虽然肝癌本身不会传染、不会遗传，但是由于肝癌的家庭聚集现象，在一个曾经出现过肝癌患者的家庭，其家庭成员也应高度警惕此病。

七、肝癌如何预防？

积极防治病毒性肝炎是预防肝癌最有效的手段，其措施包括：婴幼儿接种乙肝疫苗预防乙型病毒性肝炎，减少乙型病毒性肝炎的发病概率；患有病毒性肝炎应积极治疗，防止其转变为慢性肝炎；患有慢性肝炎者及早进行合理治疗，避免使用损害肝脏的药物。

长期大量饮酒可以引起肝脏损害，进而导致肝硬化。肝硬化的患者如果长期大量饮酒，可促进肝硬化向肝癌转化，因此预防肝癌应戒酒。

注意饮食卫生，防止癌从口入。黄曲霉毒素有很强的致癌作用，吃了霉变的花生和食物是非常危险的。

水质越好的地区，肝癌的发病率越低。我们提倡饮用自来水，没有自来水设施的乡村，应该提倡使用井水。因为就污染的程度来说，沟水最严重，其次是河水，井水最低。

加强环境卫生和个人卫生，减少与各种有害物质的接触，对于肝癌的预防也是很重要的。同时，保持良好的心理状态，适当地进行力所能及的体育锻炼，也可达到提高免疫功能的目的。

八、如何进行肝癌的早期诊断及普查？

一方面，肝脏隐匿在上腹深部，外有肋骨作为保护屏障，所以肝肿大早期不易被发现；另一方面，肝脏有强大的代偿能力，早期常无症状，这也给肝癌的早期诊断带来一定的困难。因而，当肝癌症状出现时，通常已属中晚期。对于肝癌的早期诊断，在无症状的人群中发现早期病例，对提高肝癌的治疗效果有现实的意义。

甲胎蛋白（AFP）和B超是肝癌早期发现及早期诊断最常用的检查手段及指标。采用AFP联合B超的检测方法普查肝癌，若两者均呈阳性结果，即AFP超过$400\mu g/L$，B超发现确切的肝脏实性占位病变，则可以基本确定为肝癌。若AFP阳

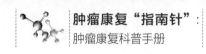
性而 B 超未发现肝脏实性占位病变，或者 AFP 阴性而 B 超发现肝脏实性占位病变，则应进一步行上腹部增强 CT 或上腹部增强 MRI 检查。

肝癌普查的重点人群包括：35 岁以上乙肝表面抗原阳性；患有慢性肝炎，肝硬化 5 年以上；直系亲属三代中有肝癌病史的家庭成员等。普查的内容包括：每 3 个月检测 AFP 和肝脏 B 超，这是早期发现肝癌最有效的方法。

肝癌普查最直接的效果是增加肝癌患者手术切除的机会。由于普查检出的患者肝癌多属早期，癌肿体积较小，常可做局部切除。切除的肝体积较小，即使合并一定程度的肝硬化，患者也较易耐受。早期肝癌常有较完整的包膜，肝内转移发生的概率较低，手术切除的机会较高。这些都能让肝癌患者的预后特别是长期生存得到明显的改善。因此，普查对肝癌的早期诊断及治疗有重大的意义。

九、甲胎蛋白在肝癌诊断、治疗中的意义

甲胎蛋白（AFP）是原发性肝癌较特异的肿瘤标志物，对于肝癌的诊断及鉴别诊断有重要的意义。此外，动态血清 AFP 检测对于肝癌术后复发的监测也有重要的临床意义。

十、肝癌的组织类型

根据肝癌细胞的来源可以分为：肝细胞癌（90%）和胆管细胞癌（9%）。

根据肝癌的大体形态可以分为：结节型，癌肿直径<5cm，其中单个癌结节<3cm 或两个癌结节直径之和<3cm 的肝癌称为小肝癌；块状型，癌肿直径>5cm，其中癌肿直径>10cm 称为巨大肝癌；弥漫型，癌结节小，在肝脏呈弥漫性分布，与肝硬化较难鉴别。

十一、肝癌转移及播散的途径

血行转移：肝癌血行转移发生最早，也最常见，癌细胞可以侵犯门静脉系统形成癌栓，当癌栓脱落时可以在肝脏内引起多发性的转移病灶。门静脉主干癌栓阻塞可以引起门静脉高压及顽固性腹水。肝癌侵及肝静脉后即可进入体循环，发生肝外转移，以肺转移最常见；也可经血行转移至全身各部，以骨、脑、肾及肾上腺等器

官较为常见。肝细胞癌以血行转移为主。

淋巴转移：最常见为局部转移至肝门淋巴结，也可以转移至锁骨上、主动脉旁及腹膜后等多处淋巴结。胆管细胞癌以淋巴转移居多。

种植转移：较少发生，种植于腹膜后可形成血性腹水，女性可以有卵巢转移。

直接浸润：较少发生，可以直接浸润至邻近组织器官，如胃、十二指肠、横结肠、膈肌、大网膜等。

十二、肝癌手术治疗及肝脏移植的适应证

手术治疗是目前治疗肝癌最有效的方法，包括：肝叶切除、肝脏移植等。早期肝癌术后 3 年生存率在 80% 以上，5 年生存率在 50% 以上。

肝癌手术切除的适应证包括：全身情况及心、肺、肾等重要器官功能良好，能够耐受手术；肝功能良好，无黄疸、腹水等；肝脏代偿功能良好；癌肿未累及大血管，如下腔静脉等；癌肿无广泛转移等。

目前，全世界各个国家对肝癌行肝脏移植适应证的认识不尽相同，比较公认的是美国"加州标准"：单个肿瘤直径≤6.5cm；肿瘤数量小于 3 个，最大直径≤3cm，肿瘤直径总和≤8cm。

十三、肝动脉化疗栓塞的适应证、禁忌证以及治疗效果

肝动脉化疗栓塞（TACE）是中晚期肝癌的首选治疗方法，它将导管选择性或超选择性插入肿瘤供血靶动脉后，以适当的速度注入适量的栓塞剂，使靶动脉闭塞，引起肿瘤组织的缺血坏死。

适应证：不能根治性切除的肝癌，无肝功能严重障碍，无门静脉主干完全阻塞；术前应用可以使得肝癌体积缩小，便于二期手术切除；肝癌切除后为减少肿瘤复发的概率，可以预防性使用。

禁忌证：肝功能严重不全，中度以上的黄疸，中量以上的腹水等；凝血功能明显异常及严重的出血倾向；门静脉广泛癌栓；碘过敏；全身情况差及心、肺、肾等重要器官有严重疾病。

常用的肝动脉灌注药物有 5-Fu、顺铂、卡铂、丝裂霉素、表阿霉素等，可以选择其中二至三种联合应用。常用的栓塞药物有碘油、明胶海绵、各种材料（包括

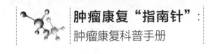

药物、放射核素）的微球等。

十四、放疗及化疗对肝癌的作用

放疗对于全身情况良好、肝功能正常、癌肿局限又不能切除的原发性肝癌病例，有缩小癌肿、缓解症状、延长生命的作用。

单药化疗，疗效甚差，没有任何价值；而联合化疗，可以明显提高疗效。全身化疗效果尚未达到理想状态，至今尚无一种药物或联合化疗方案有效率超过20％，也不能延长患者生存期。而插管化疗优于全身化疗，TACE 更有令人信服的疗效。

十五、肝癌的靶向治疗

索拉菲尼是目前全球公认的、唯一的用于治疗无法手术切除及远处转移的原发性肝癌的靶向药物。索拉菲尼能显著延长晚期肝癌患者的生存时间。但是，其昂贵的价格也限制了其在国内肝癌患者中的应用。目前还没有研究能够证实，索拉菲尼与 TACE 治疗晚期原发性肝癌效果的优劣，也不能明确既往接受过 TACE 的肝癌患者使用索拉菲尼是否有益。

十六、肝癌的中医治疗

对于不能接受手术治疗、TACE、靶向治疗、放化疗及术后复发的晚期肝癌患者，以及术后体质差、放化疗后不良反应大的肝癌患者，中医治疗及中西医结合治疗有一定优势。

十七、肝癌术后随诊

有研究表明，肝癌根治性切除后，其 1 年、3 年及 5 年的复发率分别为11.2％、30.1％、56.8％，术后 2 年内为复发高峰期。无复发者的术后 5 年生存率远高于复发者，分别为 60.1％和 15.9％。这说明术后复发的问题严重影响肝癌的远期疗效，因此预防和治疗术后复发已经是当前肝癌研究的重点。术后定期复查及随访包括：术后 2 年内每 1～3 个月复查一次；术后 2 年以上每 3～6 个月复查一次。复查的内容包括：AFP、肝脏 B 超、肝功能、HBV DNA 等，必要时需要行上腹部增强 CT 及上腹部增强 MRI 检查等。

第七章　前列腺癌的治疗与康复

一、前列腺癌概述

前列腺癌是一种复杂的疾病，是来源于前列腺上皮的恶性肿瘤，发病率在世界范围内位居男性恶性肿瘤的第二位。其在欧美国家的发病率较高，特别在美国，已超过肺癌的发病率位居第一，严重影响男性的健康。在我国，近年来随着人口老龄化的加剧，医疗水平的不断提高，前列腺癌的发病率和检出率也呈现逐年上升的趋势。在美国，90％的患者为临床局限型前列腺癌，他们在接受一线的手术治疗或者根治性放疗后能获得较好的预后，5 年生存率几乎达 100％。由于我国居民进行常规体检的意识较薄弱，因此临床上大部分前列腺癌患者就诊时仅 30％为临床局限型，其余近 70％的患者进入局部晚期或广泛转移的阶段，这些患者无法接受局部的根治性治疗，预后较差。

二、前列腺癌的危险因素

前列腺癌的病因及发病机制十分复杂，引起前列腺癌的危险因素尚不明确，病因学显示，前列腺癌的发病与年龄、家族遗传、种族、性活动，以及一些外源性因素如肥胖、饮食习惯、激素、微量元素等有密切关系，酒精摄入量过多是前列腺癌发病的高危因素，同时与前列腺癌特异性死亡率相关。目前已经证实，诱发前列腺癌有三个明确的危险因素：年龄增长、种族起源和遗传倾向。目前还没有高水平证据可以表明，预防措施可降低患前列腺癌的风险。在以上致病危险因素中，最重要的因素是遗传。调查发现，如个体家族中有一位直系亲属（兄弟或父亲）患前列腺癌，其患前列腺癌的风险可增加 1 倍；2 位或以上直系亲属患前列腺癌，相对风险会增至 5～11 倍。有前列腺癌家族史的患者比无家族史的患者确诊年龄早 6～7 年。

约 9%前列腺癌患者为真正家族遗传型前列腺癌，家族遗传型前列腺癌指 3 位或 3 位以上亲属患病或至少 2 位为早期发病，患者发病时年龄较轻，43%的患者年龄≤55 岁。

三、前列腺癌的临床表现

前列腺癌早期常无症状，随着肿瘤不断增大，后期可引起多种临床症状，可概括分为以下两大类。

1. 压迫症状

前列腺癌局部症状主要因其腺体逐渐增大，压迫尿道、直肠和输精管所致。例如压迫尿道可引起进行性排尿困难，梗阻加重后可引起双肾积水、肾功能障碍甚至引起尿毒症；肿瘤压迫周围器官，例如压迫直肠可引起大便困难或肠梗阻，压迫输精管引起射精缺乏，压迫神经可引起会阴部疼痛，并可向坐骨神经放射。

2. 转移症状

当前列腺癌进一步发展时可侵犯邻近的组织器官，如膀胱、精囊、血管神经束等，引起血尿、血精、阳痿等多种症状。因为前列腺癌多发生在前列腺周围带，所以血尿的症状反而不太常见或出现较晚，患者往往容易忽视。当肿瘤转移至盆腔淋巴结，可引起双下肢水肿。此外，前列腺癌常易发生骨转移，引起骨痛或病理性骨折、截瘫。

四、确诊前列腺癌需要做哪些检查？

前列腺癌的诊断可依靠直肠指检（DRE）联合血清前列腺特异性抗原（PSA）检测，这是目前公认的早期发现前列腺癌的最佳筛查方法，建议 50 岁以上有下尿路症状的男性进行常规 PSA 检测和 DRE；对于有前列腺癌家族史的男性人群，应该从 45 岁开始定期检查、随访。患者血清 PSA 水平受年龄和前列腺大小等因素的影响。PSA 是前列腺腺泡和导管上皮细胞合成分泌的一种具有丝氨酸蛋白酶活性的单链糖蛋白，主要存在于精液中，参与精液的液化过程。正常生理条件下，PSA 主要局限于前列腺组织中，血清中 PSA 维持在低浓度水平。血清中 PSA 有两种存在形式，一部分（10%～40%）为游离 PSA（f-PSA）；一部分（60%～90%）与 α-1-抗糜蛋白酶（ACT），少量与 α-2-巨球蛋白等结合，称为结合 PSA（c-PSA）。

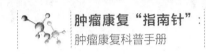

通常 f-PSA 与 c-PSA 的总和称为血清总 PSA（t-PSA）。当前列腺发生癌变时，正常组织破坏后，大量 PSA 进入血液循环使血清中 PSA 水平升高。PSA 半衰期为 2～3 天。

血清 PSA 检测结果判定：血清总 PSA（t-PSA）＞4.0ng/ml 为异常，初次 t-PSA 检测异常者需要复查。血清 t-PSA 在 4～10ng/ml 时，f-PSA 具有一定的辅助诊断价值。因为患者外周血 f-PSA 水平与前列腺癌的发生呈负相关，当 f-PSA/t-PSA ＜0.1，患前列腺癌的概率为 56％，而当 f-PSA/t-PSA＞0.25，其概率仅为 8％。因此我国推荐将 f-PSA/t-PSA＞0.16 作为正常参考值。由于前列腺癌多发生于前列腺外周带，DRE 对前列腺癌的早期诊断和分期具有重要参考价值。前列腺癌的典型表现是可触及前列腺坚硬结节，边界欠清，无压痛。若未触及前列腺结节也不能排除前列腺癌，需要结合 PSA 检测及影像学检查等综合考虑。DRE 挤压前列腺可导致 PSA 入血，影响血清 PSA 值的准确度，因此 DRE 应在患者 PSA 抽血化验后进行。另外，经直肠超声检查（TURS）、盆腔 CT 及 MRI 检查也较为常见，但 CT 对诊断早期前列腺癌的敏感性低于 MRI。前列腺癌最终明确诊断是依靠前列腺穿刺活检行病理学检查。当直肠指检发现前列腺可疑硬结时，就可以在 B 超引导下行前列腺穿刺活检，以便早期诊断前列腺癌。前列腺穿刺活检包括经会阴和经直肠两种途径。其中经直肠超声引导下穿刺准确性更高。一旦确诊为前列腺癌，建议进一步行全身骨显像检查。前列腺癌的骨转移以成骨型为多见。荟萃分析显示，骨扫描的敏感性和特异性分别为 79％和 82％。此外，影像学检查中，目前 [11]C 胆碱 PET-CT 也可用于检测和区分前列腺癌和良性组织。目前，基因检测也广泛应用到前列腺癌的临床诊断中。转移性或局限性高危或低至中危前列腺癌男性患者 DNA 修复基因突变的总体发病率分别为 11.8％、6％和 2％。对 DNA 修复基因突变频率的新认识，对于家族遗传咨询以及更好评估个体继发性癌症风险具有重要意义。转移性去势抵抗性前列腺癌（CRPC）患者中，DNA 修复基因突变频率可能更高（高达 25％）。有 BRCA1/2 种系突变的前列腺癌患者局部治疗进展的风险增加、总生存期（OS）降低。

五、前列腺癌如何分级和分期？

前列腺癌的恶性程度可通过组织学分级进行评估，最常用的病理分级系统是 Gleason 评分系统，这是目前世界范围内应用最广泛的前列腺癌分级系统，自 2004

版发布以来经历了几次修改，新版 WHO 分类中对其进行了详细介绍：Gleason 1 级是由密集排列但相互分离的腺体构成境界清楚的肿瘤结节；Gleason 2 级肿瘤结节有向周围正常组织的微浸润，且腺体排列疏松，异型性大于 1 级；Gleason 3 级的肿瘤性腺体大小不等，形态不规则，明显地浸润性生长，但每个腺体均独立不融合，有清楚的管腔；Gleason 4 级肿瘤性腺体相互融合，形成筛孔状，或细胞环形排列中间无腺腔形成；Gleason 5 级呈低分化癌表现，不形成明显的腺管，排列成实性细胞巢或单排及双排的细胞条索。依据前列腺癌组织中主要结构区和次要结构区的评分之和，可将前列腺癌的恶性程度评为 2～10 分，分化最好的是 $1+1=2$ 分，最差的是 $5+5=10$ 分。G1 为分化良好（轻度异形），指 Gleason 2～4 分；G2 为分化中等（中度异形），指 Gleason 5～6 分；G3、G4 为分化差或未分化（重度异形），指 Gleason 7～10 分。

前列腺癌的临床分期采用国际通用的美国癌症分期联合会（AJCC）的 TNM 分期系统，T 分期表示原发肿瘤的侵犯范围，N 分期表示淋巴结转移情况，M 分期表示远处转移情况。根据 TNM 分期系统，结合 PSA 水平和病理组织学分级，前列腺癌可分为Ⅰ、Ⅱ、Ⅲ、Ⅳ期。

六、前列腺癌有哪些治疗手段？

1. 前列腺癌根治性手术治疗

根治性手术治疗的目的是彻底清除肿瘤，同时保留控尿功能，尽可能地保留勃起功能，主要用于早期前列腺癌（cT_1～cT_2）。

2. 放疗

放疗包括放射性粒子植入、外照射放疗（external beam radiation therapy，EBRT）及近距离放疗（brachytherapy）。

放射性粒子植入是将放射活性物质置入前列腺组织内，其优点是既可在前列腺肿瘤内施加足够的剂量，又可降低对周围正常组织的照射剂量，避免对膀胱和直肠的过度照射和放疗后并发症的发生。放射性粒子植入的适应证应满足以下 3 个条件：①PSA＜10ng/ml；②Gleason 评分为 2～6 分；③临床分期为 T_1～T_{2a} 期。

外照射放疗适合局限性前列腺癌患者，具有疗效好、适应证广、并发症及不良反应小等优点，主要有三维适形放疗（three-dimensional conformal radiotherapy，3D-CRT）和调强适形放疗（intensity modulated radiotherapy，IMRT）、图像引导

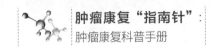
下放疗（image guided radiotherapy，IGRT）等技术，目前已成为放疗的主流技术。根据放疗目的不同，EBRT 分为三类，第一类是根治性放疗，为局限性和局部进展期前列腺癌患者的根治性治疗手段之一；第二类是术后辅助和术后挽救性放疗；第三类是转移性癌的姑息性放疗，以减轻症状、改善生活质量为目的。

近距离放疗是一种治疗局限性前列腺癌的技术手段，通过三维治疗计划系统的准确定位，将放射源置于前列腺内进行照射，提高前列腺肿瘤组织的局部剂量，减少直肠和膀胱的放射剂量，其疗效肯定、创伤小，尤其适合不能耐受根治性前列腺切除术的高龄前列腺癌患者。

3. 内分泌治疗

内分泌治疗包括去势治疗（手术去势、药物去势、雌激素疗法）、单一抗雄激素治疗、雄激素生物合成抑制剂治疗、根治术前新辅助内分泌治疗（NHT）和辅助内分泌治疗（AHT）等，其中以去势治疗、NHT 和 AHT 治疗居多。

（1）去势治疗：去除产生睾酮器官或抑制产生睾酮器官的功能，包括手术（睾丸切除）或药物去势（黄体生成素释放激素类似物）。

（2）阻断雄激素与受体结合：应用抗雄激素药物竞争性阻断雄激素与前列腺细胞上雄激素受体的结合。

4. 其余治疗方法

目前比较成熟而且有一定数据支持的方法主要为前列腺冷冻消融（CSAP）和高能聚焦超声（HIFU）。CSAP 是通过局部冷冻来破坏肿瘤组织。HIFU 是利用超声波，通过机械作用和热作用损伤肿瘤组织，达到治疗作用。HIFU 目前已经用于前列腺癌的初始治疗以及放疗后复发治疗。

对于骨转移患者，推荐使用双膦酸盐治疗，例如唑来膦酸。

5. 其他新型药物

奥拉帕尼（Olaparib）是一种 PARP 抑制剂，已有研究发现，它在 *BRCA*1 和 *BRCA*2 基因突变的转移性去势抵抗性前列腺癌（CRPC）患者中具有很好的治疗效果，反应率高达 88%，可能成为未来 CRPC 治疗的又一选择。

七、什么情况下前列腺癌需进行化疗？

术前新辅助化疗适用于微转移的前列腺癌，目的是通过化疗，让肿瘤缩小或有效控制转移灶后实施手术，能够提高手术切除率。手术的实施视新辅助化疗后肿瘤缩小程度或转移灶控制情况而定，多在化疗 4～6 周期后进行。

大部分前列腺癌患者经过治疗后可进展为去势抵抗性前列腺癌，目前尚无对其统一的治疗方案，且缺乏行之有效的方法，但化疗是去势抵抗性前列腺癌的重要治疗手段，化疗可延长患者生存时间、控制疼痛、减轻乏力、提高生活质量。最常用的化疗药物为多西他赛。多西他赛是一种作用于 M 期的细胞周期特异性抗癌药物，其作用机制是通过与微管蛋白结合，抑制微管的解聚而抑制有丝分裂，从而达到控制肿瘤的目的。

八、影响前列腺癌预后的因素

前列腺癌的分期、组织学类型与分化程度与预后有密切关系。前列腺癌预后的影响因素是多方面的，其中早期诊断是影响预后的根本因素，而正确的治疗是预后的决定因素。

九、前列腺癌治疗的综合因素

前列腺癌的治疗会对患者的身心健康、人际交往、工作及职业发展产生影响。这些多方面的问题都影响着患者对"生活质量"的认识。前列腺癌的治疗不应局限于关注器官。考虑患者的生活质量，对患者意愿和偏好的了解，有助于讨论出最佳治疗方案。有明确证据表明，一些患者在诊断出前列腺癌并得到治疗后，需求未得到满足，需要得到持续的支持。因此，在前列腺癌的诊疗中，需要多学科的参与，充分考虑患者治疗后的生活质量，让患者治疗后能尽快回归正常的生活。

第八章　膀胱癌的治疗与康复

一、膀胱的功能

　　膀胱是人体泌尿系统的组成部分之一，是重要的储存尿液的肌性囊状器官；其位于骨盆内部，前方是耻骨，后方是直肠（男）或子宫（女）。膀胱壁分为三层：内部的尿路上皮层、中间的肌肉层、最外侧的浆膜层；膀胱底内面，有一个三角形的区域，称为"膀胱三角"，位于左、右输尿管口和尿道内口之间。

　　膀胱是一个"承上启下"的泌尿器官，其最重要的作用就是尿液的储存和排空。通常，成人的膀胱容量平均为 350～500ml，最大容量为 800ml，新生儿的膀胱容量约为成人的十分之一，女性的容量小于男性，老年人因膀胱肌张力降低而容量变大。当尿液增加到 400～500ml 时，膀胱壁的牵张反射感受器受刺激而兴奋，神经冲动传至大脑皮层产生"排尿欲"（也就是我们俗称的"尿急"）。如果条件允许，大脑则发出"排尿指令"，引起"逼尿肌"收缩，"内括约肌"舒张，尿液排入尿道。

二、膀胱癌概述

　　膀胱癌是发生在膀胱黏膜的恶性肿瘤，表现为膀胱细胞的恶性过度生长。膀胱癌是泌尿系统最常见的恶性肿瘤，也是全身十大常见肿瘤之一。膀胱癌最常见的来源为膀胱上皮细胞，膀胱上皮细胞又称为移行上皮细胞。从形态学上，膀胱上皮细胞癌又可以分为：乳头癌、固着癌和混合型癌。其他类型的膀胱癌，如鳞状细胞癌、腺癌和脐尿管癌则非常少见。

三、膀胱肿瘤分类

从组织学上来讲，膀胱肿瘤可以分为两类，即来源于上皮组织的肿瘤和非上皮组织的肿瘤。据统计，97%的膀胱肿瘤来源于上皮组织；每一种肿瘤又分为良性和恶性。来源于上皮组织的良性肿瘤包括：尿路上皮增生和不典型增生、乳头状瘤、息肉和腺瘤等。恶性肿瘤包括：尿路上皮细胞癌、鳞状细胞癌、腺癌和小细胞癌等。其中以尿路上皮细胞癌最常见，占膀胱肿瘤的90%以上。非上皮组织肿瘤主要来源于肌肉、血管、淋巴、神经等组织，仅占膀胱肿瘤的4%左右。

从起源上讲，膀胱癌主要可分为两大类：原发性和转移性。原发性膀胱癌是指源于膀胱的恶性肿瘤，转移性膀胱癌是指源于其他器官或组织的恶性肿瘤，通过血液、淋巴等系统播散至膀胱。原发性膀胱癌远比转移性膀胱癌更为常见。

四、膀胱癌的病因有哪些？

如同大部分肿瘤一样，膀胱癌的确切病因目前还不完全清楚。已知的危险因素如下：

（1）生活方面：经研究，吸烟者比不吸烟者膀胱癌发病率高4倍，膀胱癌的发病率与吸烟的数量及吸烟的时间长短呈正相关。

（2）职业方面：长期接触有机化学物质和某些金属的人群，例如石油工业、皮革制造、印染等行业的人群罹患膀胱癌的风险明显较高。

（3）个人因素：长期的慢性膀胱炎、结石或异物刺激及寄生虫等也是膀胱癌的高危因素。

（4）遗传因素：多数学者认为膀胱癌并非遗传性疾病，膀胱肿瘤的发生通常是因为部分膀胱细胞的基因发生了突变，而这种突变可以发生在人生的任何时间点。流行病学调查显示，有膀胱癌家族史的人，罹病膀胱癌的风险比一般人高。这提示，部分人可能对某些化学物质的分解和处理能力较差，从而导致他们更易受到香烟、染剂等致癌物影响，而这种体质可以通过生育遗传给下一代。

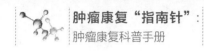
五、如何预防膀胱癌的发生？

膀胱癌是可以预防的，想要预防膀胱癌的发生就要从避免其危险因素出发。吸烟是引起膀胱癌最重要的原因，因此，戒烟，远离膀胱癌危险因素是预防膀胱癌的首选措施。此外，有研究表明，长期处于脱水的状态，导致排尿量和排尿次数减少，高浓度的尿液长时间刺激膀胱也可诱发膀胱癌，所以，养成定时定量补充水分的习惯也是预防膀胱癌的有效措施。

六、膀胱癌发病率高吗？

膀胱癌是一种十分常见的癌症。根据 2018 年美国癌症统计数据，膀胱癌在男性中占所有恶性肿瘤的 7％，位列第四；在 2018 年，美国有 81190 例患者新诊断膀胱癌，有 17240 例死于膀胱癌。根据 2015 年我国肿瘤统计数据，我国 2009—2011 年膀胱癌患者约 80500 名，死亡约 30200 名。据统计，膀胱癌的发病率男性约为女性的 2.5 倍。且不管是男性还是女性，膀胱癌的发病率随着年龄的增长而增加，也就是说老年人比年轻人更容易患膀胱癌。

七、膀胱癌有哪些早期症状和临床表现？

膀胱癌症状因发生的部位、类型、大小、发展阶段等因素的不同而表现各异，常见临床表现包括：

（1）血尿：80％的患者因为肉眼血尿就诊，间断性无痛性血尿是膀胱癌典型的症状及常见就诊原因；血尿可成"洗肉水样"、混合有血丝或血凝块。

（2）膀胱刺激症状：当膀胱癌进一步进展，癌细胞侵及膀胱肌肉组织，从而刺激膀胱肌肉产生收缩，患者就会产生尿意，出现尿频、尿急、尿痛等尿路刺激症状。

（3）排尿困难：膀胱癌本身生长于尿道口或破溃出血产生血凝块堵塞尿道口后，可导致排尿困难，甚至出现尿潴留等严重并发症。

（4）腰部胀痛：当癌组织侵及输尿管入口处，可导致输尿管堵塞，造成肾积水，使患者出现腰部胀痛等不适的症状。

（5）其他：若膀胱癌进展至晚期，患者可能出现全身转移的症状，包括恶心呕吐、食欲不振等全身症状等，查体腹部可触及包块。

八、怀疑膀胱癌需要做哪些检查？

膀胱癌患者多因肉眼血尿或尿路刺激症状就诊，常见的膀胱癌相关检查包括：

（1）尿细胞学检查或尿常规等尿液基础筛查。

（2）肾及输尿管 X 线或 CT 检查，间断性肉眼血尿是泌尿系恶性肿瘤较为特征性的症状之一，所以做好肾及输尿管的筛查很有必要。

（3）膀胱镜检查及取活检：此方法为膀胱肿瘤诊断及评估预后的金标准，通过镜检可确定肿瘤形态学上的特征，通过取活检进行病理学诊断可确定肿瘤的性质。

（4）胸腹部 CT：是评估膀胱癌患者有无肝、肺等远处器官转移的有效办法。

九、什么是尿常规检查？

尿常规与血常规、大便常规合称"三大常规"，其检查内容包括尿 pH 值、尿相对密度、尿红细胞、尿白细胞及尿沉渣分析等。尿常规检查可以初步判断患者是否存在尿路感染、血尿、蛋白尿及尿糖等。对于泌尿系炎症及肿瘤的初步诊断有着不可替代的作用。

十、尿细胞学检查是什么？有什么作用？

尿细胞学检查是通过检查尿液沉渣中的细胞特征来初步诊断患者疾病的一种检查方式。泌尿系统上皮细胞较容易脱落，并随尿排至体外，因此尿细胞学检查成为筛查泌尿系统肿瘤及判断肿瘤患者预后情况的重要措施之一。总的来说，通过尿细胞学检查可以确诊 40%～60% 的膀胱癌患者，其诊断阳性率与肿瘤的性质、分期、分级等都有一定相关性。

十一、什么是膀胱镜检查？为什么要做膀胱镜检查？

膀胱镜检查是指利用膀胱镜作为内镜，在直视下观察受检者膀胱内部结构的一

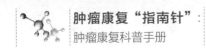

种检查手段。在检查过程中，医生通过向膀胱内注水使膀胱保持充盈，以获得更佳的观察视野，便于更彻底地检查患者膀胱内是否有肿瘤，以及明确肿瘤的形态学特征。在膀胱镜检查时，若有必要，医生可以对膀胱内病变组织取病理活检，以明确肿瘤性质。

十二、膀胱癌需要做哪些影像学检查？

膀胱癌的临床表现因发生的部位、类型、大小、发展阶段等因素的不同而各异。对于膀胱癌患者，肾及输尿管 X 线或 CT 检查是必须的，可以判断患者是否存在肾积水甚至上尿路的转移；对于可疑的发现膀胱外转移的患者，腹部、胸部 CT 检查则是筛查转移灶的可靠手段。

十三、CT 和 MRI 在膀胱癌诊断中有什么作用？

CT（平扫＋增强）对膀胱癌的诊断有一定的价值。CT 既可以提示膀胱癌的大小，还可以区分占位是癌还是血块。但 CT 不能有效识别较小的膀胱癌，且不能准确区分其是局限于膀胱内还是侵犯到膀胱周围。CT 的另一重要作用是识别患者有无肝、肺等远处器官的转移。

磁共振成像（MRI）对膀胱癌的诊断无明显优势。但 MRI 有助于膀胱癌的临床分期。

CT 仿真膀胱镜虽然不能替代膀胱镜检查，但可以提供与膀胱镜相似的视觉信息，具有一定的诊断价值。MRI 仿真膀胱镜诊断肿瘤的效果较好，可以发现较小的占位病变。

十四、什么是膀胱癌的分期和分级？

（1）肿瘤分级：用于描述肿瘤的恶性程度，是病理医生通过分析肿瘤细胞在显微镜下病理特征的不同而对肿瘤进行的分类。肿瘤细胞接近正常细胞则为低级别，细胞具备高度侵袭性则为高级别。低级别肿瘤的预后较好，高级别肿瘤的预后则较差。

（2）肿瘤分期：除了肿瘤的分级，临床上通过对肿瘤分期来判断肿瘤侵袭的范围以及发生远处转移的可能。长期以来，TNM 分期法应用最为广泛，T 代表肿瘤大小、N 代表淋巴结受累情况、M 代表是否存在远处转移。

十五、什么是经尿道膀胱肿瘤切除术？

经尿道膀胱肿瘤切除术（transurethral resection of bladder tumor，TURBT）是一种膀胱表浅非浸润性肿瘤的诊断和治疗方法。对于影像学检查发现的膀胱内非肌层浸润性肿瘤占位病变，可以省略膀胱镜检查，直接行诊断性经尿道膀胱肿瘤电切术。这样做可以达到两个目的，一是切除肿瘤，二是明确肿瘤的病理诊断和分级、分期，为进一步治疗以及判断预后提供依据。

该手术的完成需要专门的膀胱镜，即膀胱电切镜，以切除膀胱肿瘤。电切镜的头部连接有可伸缩的金属环，金属环在通电状态下通过前后伸缩达到切割组织的目的。金属环除了用于切割，还能通过烧灼的方式对出血点进行止血。膀胱电切镜的使用方法与膀胱镜类似，均需要通过尿道进入膀胱再进行手术操作。因此该手术不适用于严重尿道狭窄的患者。该手术方式具有手术时间短、对患者损伤较小、患者术后恢复较快、可以反复进行等优点。

十六、经尿道膀胱肿瘤切除术有哪些潜在的手术风险？

通常情况下，经尿道膀胱肿瘤切除术风险较小，除了所有需要麻醉状态下进行的手术均存在的麻醉风险，与该手术直接相关的风险主要包括以下三类：出血、感染、膀胱穿孔。其中，出血是经尿道膀胱肿瘤切除术最常见的手术风险。膀胱是人体血供十分丰富的器官，这在促进术后愈合的同时也增大了术中出血的风险。因此患者在术前需要停用华法林等抗凝药物。

多数患者术后尿液会出现不同程度的发红，少数患者术后膀胱内会形成血凝块，甚至出现血凝块堵塞尿道的情况。这种情况发生后需要用生理盐水持续冲洗膀胱，直到出血减少。此外，泌尿系统感染也是该手术的另一重要潜在风险。为了减少泌尿系统感染的发生，可于术中预防性使用抗生素。对于部分感染风险较高的患者，可于术后继续使用抗生素。若患者在术后出现发热、尿液浑浊等感染症状，应即时寻求医生帮助。膀胱穿孔是经尿道膀胱肿瘤切除术术中存在的风险，穿孔常于膀胱电切过深时发生。小的穿孔可自行愈合，大的膀胱穿孔及持续漏尿则需要行开

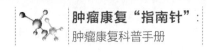
放性手术进行膀胱修补。

十七、什么是膀胱灌注治疗？

膀胱灌注治疗是针对膀胱癌的一种重要治疗手段。它是将一定量的治疗药物通过导管注入膀胱内并保留一段时间，以达到治疗或预防肿瘤复发目的的治疗方法。灌注治疗的药物分为化疗药物和免疫制剂两大类。前者主要包括：阿霉素、表柔比星、吡柔比星、丝裂霉素、羟喜树碱等；后者主要包括卡介苗、干扰素、白介素-2等。化疗药物应根据患者肿瘤危险程度进行选择。

非肌层浸润性膀胱癌可以通过经尿道膀胱肿瘤切除术治疗，但术后复发率很高。复发原因主要包括肿瘤细胞种植、切除不完全、新发肿瘤等。膀胱灌注治疗药物能在膀胱内停留较长时间，且能高浓度地直接作用于肿瘤细胞，故可有效降低膀胱癌患者复发的概率。对于所有非肌层浸润性膀胱癌患者，在经尿道膀胱肿瘤切除术后均应进行膀胱灌注治疗。

十八、膀胱灌注治疗有哪些不良反应？

膀胱灌注治疗操作简单，治疗、预防肿瘤复发效果明显，且相比于全身化疗，膀胱灌注治疗的全身毒性较低，多数患者能耐受。膀胱灌注治疗主要的不良反应包括化学性膀胱炎，临床表现为尿频、尿急、血尿。不良反应的严重程度与灌注量和灌注频率呈正相关。多数症状可在患者停止灌注治疗后逐渐恢复。患者在进行膀胱灌注治疗后 24 小时内应多饮水，避免饮茶、咖啡、酒精等刺激膀胱的饮料。治疗后 24 小时内排出的尿液应注意避免接触皮肤、衣物等。

十九、什么是根治性全膀胱切除术？

根治性全膀胱切除术是指在膀胱全切的同时，进行盆腔淋巴结清扫术，切除淋巴结包括髂总、髂内、髂外及闭孔血管旁的淋巴结。该手术的适应证主要包括：肌层浸润性膀胱癌，反复复发的非肌层浸润性膀胱癌，部分高危非肌层浸润性膀胱癌，卡介苗治疗无效的原位癌，膀胱鳞状细胞癌及腺癌。

二十、根治性全膀胱切除术的风险有哪些？

根治性全膀胱切除术是泌尿外科最大的手术之一。该手术难度较大、手术风险较高、手术并发症相对较多。因此医生在进行根治性全膀胱切除术前更加需要对患者进行全面、系统的术前评估，并充分告知患者手术相关事宜和可能出现的风险。

（1）麻醉意外：与其他需要全身麻醉的手术一样，该手术也存在心脑血管意外和麻醉风险，因此需要麻醉科医生术前评估患者的身体状况是否适合麻醉。

（2）出血：因根治性全膀胱切除术难度较大，切除范围较广，因此不可避免地会有出血风险。

（3）感染：患者可能出现术后伤口感染和因久卧导致的肺部感染。

（4）肠管损伤：因该手术过程会取用一段小肠代替膀胱作为储尿器官，并涉及小肠的切断与缝合，因此可能存在潜在的术后吻合口漏或肠梗阻，严重时甚至需要再次手术治疗。

（5）漏尿：用于代替膀胱功能的小肠若出现愈合不良，则可能出现漏尿。经保守治疗无效的漏尿需要再次手术治疗。

二十一、什么是盆腔淋巴结清扫？

淋巴系统是遍布人体全身的防御系统，其组成包括淋巴管、淋巴组织（弥散淋巴结和淋巴小结）以及淋巴器官，如胸腺、骨髓、脾。经淋巴管转移是膀胱癌最常见的转移方式，因此对怀疑有淋巴结转移的膀胱癌患者，在切除膀胱的同时应行淋巴结的清扫。在根治性全膀胱切除术中，盆腔淋巴结清扫并不增加手术风险。但淋巴结清扫势必会延长手术时间，且少数患者会出现淋巴结清扫相关的并发症，如淋巴漏、血管损伤、闭孔神经损伤等。

二十二、膀胱切除后患者如何排尿？

患者膀胱切除后，均涉及尿流改道的问题。目前，主要有两种常见的尿流改道方式可供选择。术式的选择需要根据患者自身的身体状况、患者的需求、手术医生的经验等综合分析后决定。

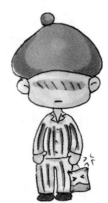

回肠膀胱术是尿流改道方案中相对简单的一种方式。该手术会取用一段小肠替代膀胱作为储尿器官。小肠的一端与输尿管相连，另一端则连于腹壁并通过腹壁开口与外界相通，以便尿液流出。患者需要佩戴集尿袋收集尿液，且每4～6小时倒掉尿液。集尿袋易隐藏，患者虽然需要一段时间来适应，但一般不影响日常生活。

另一种手术方式称原位新膀胱。与前述手术相比，该手术较为复杂。该手术将重建的小肠最底端直接与尿道相连，从而保留了患者正常的排尿功能。但由于肠管缺乏类似膀胱的收缩功能，亦无法感知储尿量，因此患者需要通过挤压腹部来排尿，且部分患者会出现尿失禁的现象。因此该手术并不适合所有患者。

二十三、什么是转移性膀胱癌？膀胱癌常见的转移部位有哪些？

转移性膀胱癌即发生了远处转移或淋巴结转移的膀胱癌。肿瘤的转移途径主要包括直接转移、血行转移和经淋巴管转移。

（1）直接转移：膀胱癌可局部扩散侵入邻近的器官，如输尿管，直肠，男性前列腺，女性子宫、阴道等。膀胱癌最常见的侵犯部位为尿道前列腺部。膀胱憩室中的膀胱肿瘤因憩室肌层的缺乏，更易侵犯膀胱周围的邻近组织器官。

（2）血行转移：血行转移多见于晚期膀胱癌，血行转移的常见转移部位主要包括肺、肝、骨、肾、皮肤等。

（3）淋巴转移：经淋巴管转移是膀胱癌最常见的转移途径。常见的受累淋巴结主要包括髂内、髂外、闭孔、髂总淋巴结。

除上述转移途径外，膀胱癌还可能通过手术种植转移。在手术过程中，肿瘤细胞可能种植于膀胱切口或皮肤切口处。

二十四、影响膀胱癌预后的因素有哪些？

膀胱癌患者的预后受众多因素的影响，如肿瘤浸润的深度、肿瘤的分化程度、有无转移、患者年龄等。肌层浸润性膀胱癌预后比非肌层浸润性膀胱癌预后差；肿瘤分级为Ⅱ或Ⅲ级的患者预后较分级为Ⅰ级的患者差；晚期转移性膀胱癌预后差。此外，位于膀胱三角区（即两侧输尿管口与尿道内口之间的三角形区域）的肿瘤更易出现淋巴结的转移，患者生存预后更差。

第九章　淋巴瘤的治疗与康复

一、淋巴瘤概述

淋巴瘤是指一种起源于淋巴系统的恶性肿瘤。淋巴系统由全身多器官组成，这些器官能产生和储存具有抵抗感染、监控自身异常等免疫功能的细胞。当患者罹患淋巴瘤时，这些细胞会变得功能异常且生长失控。大量异常的肿瘤细胞将在淋巴器官中聚集，引起相应器官的长大；或侵及其他器官，导致受累器官产生病变。

二、淋巴瘤的分类

依照病理学特征不同，淋巴瘤分为霍奇金淋巴瘤（HL）及非霍奇金淋巴瘤（NHL）两大类。前者主要包括以结节性淋巴细胞为主型的霍奇金淋巴瘤和经典型霍奇金淋巴瘤；而后者根据细胞来源不同，主要可分为 B 细胞型、T 细胞/NK 细胞型两大型，其下又包含了数十种不同的亚型。

三、淋巴瘤的病因及危险因素是什么？

淋巴瘤的病因尚不明确，任何可能引起免疫应答反应中淋巴细胞异常增殖分化的因素都可能与之相关。主要危险因素包括以下 4 种。

（1）病毒感染。有大量证据显示 EB 病毒感染与霍奇金淋巴瘤及 Burkitt 淋巴瘤、T 细胞淋巴瘤等多种非霍奇金淋巴瘤的发病均有密切关系。反转录病毒中的成人 T 细胞白血病/淋巴瘤病毒（HTVL）被证实是成人 T 细胞白血病/淋巴瘤的病因之一。人免疫缺陷病毒（HIV）感染也会增加淋巴瘤的患病风险，艾滋病患者霍奇金淋巴瘤的发病风险是一般人群的 2.5～11.5 倍，非霍奇金淋巴瘤的发病风险可高达一般人群的 60～100 倍。胃黏膜 MALT 淋巴瘤与幽门螺杆菌感染密切相关，抗幽门螺杆菌治疗可改善其病情。此外，人疱疹病毒-6（HHV-6）、人疱疹病毒-8（HHV-8）、麻疹病毒等也被指出可能与一些种类淋巴瘤的发生相关。

（2）免疫异常。免疫功能低下或紊乱也与淋巴瘤的发病有关，如先天性或获得性免疫缺陷病患者患淋巴瘤风险明显高于正常人群；器官移植后长期接受免疫抑制治疗的患者亦是如此；而在一些免疫系统疾病中，比如干燥综合征，患者的淋巴瘤发病率也高于普通人。

（3）遗传。霍奇金淋巴瘤在家族成员中可有群集发生现象，有相关家族史的人患病风险较其他人高。

（4）环境因素及职业暴露。长期接触有毒溶剂、电离辐射等也与淋巴瘤的发病有关。

四、淋巴瘤的主要临床表现

淋巴瘤在临床上的常见表现为无痛性淋巴结肿大，但当肿瘤细胞侵及消化系统、生殖系统、神经系统、呼吸系统时，也可表现为相应系统的肿块产生或功能异常，产生多样的症状表现。

（1）淋巴结肿大。浅表淋巴结的无痛性、持续性、进行性肿大是淋巴瘤最为常见的表现，以颈部及锁骨上淋巴结肿大最为常见，其次为腋窝、腹股沟等部位的淋巴结。肿大的淋巴结可为独立、分散、活动性尚可的单个或多个淋巴结，也可融合成团或与周围组织粘连，甚至形成较大的肿块，压迫周围组织器官从而造成相应的挤压症状。饮酒后淋巴结疼痛是霍奇金淋巴瘤的特殊症状。

（2）淋巴结外受累。非霍奇金淋巴瘤相较于霍奇金淋巴瘤更容易出现淋巴结外器官的侵犯，症状表现因受累器官不同而不同，可表现为扁桃体肿大、吞咽困难；胸腔积液、胸闷不适；厌食恶心、肝脾大、慢性腹痛、胃肠梗阻、腹泻或脂肪泻、腹腔积液，甚至胃肠道急性穿孔、出血；头痛、意识改变、癫痫发作甚至瘫痪；皮疹、皮下结节、浸润性斑块或溃疡、瘙痒、对昆虫叮咬反应过度等。

（3）全身症状。不明原因的发热、盗汗、体重明显减轻（半年内减少超过10%），这三种症状被定义为淋巴瘤的"B症状"，往往提示肿瘤侵袭性较高。

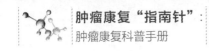
五、淋巴结肿大就是淋巴瘤吗？

首先需要明确的是，淋巴瘤在流行病学上并不属于高发病（我国发病率低于10/100000），多数的淋巴结肿大并不是由淋巴瘤引起的。健康人也可以有肿大的淋巴结；而作为人体免疫器官，淋巴结在所有活动性炎症状况下都有出现肿大的可能，常见的情况包括各种感染、各种风湿免疫系统疾病、变态反应等。另外，淋巴结也可因为其他肿瘤的转移而长大。因此，单凭淋巴结肿大一条是远不足以诊断淋巴瘤的。不过需警惕的是，当无明显诱因出现新发的无痛性淋巴结肿大，且肿大呈持续性（如时间超过 3～4 周）或进行性长大、体积较大（如直径大于 1.5～2.0cm）时，建议及时就医评估。淋巴结肿大的病因应交由专业医生进行系统评估后做出判断。

六、淋巴瘤有哪些针对性的检查？

上文提到，淋巴瘤患者可以出现累积多系统的病变，因此可以出现血象、肝肾功能等多方面的异常检查结果，但这些异常多数特异性较低，即对淋巴瘤诊断的准确性不够强。要诊断淋巴瘤一般需要针对性地完善以下检查：

（1）影像学检查：影像学检查对淋巴瘤的分期评估具有重要意义。全面的增强CT 扫描有助于评估全身主要部位的淋巴结受累情况，是淋巴瘤常用的影像学检查。而由于绝大多数结内淋巴瘤组织都被认为是氟脱氧葡萄糖（FDG）亲和的，因此以 FDG 为造影剂原料的 PET-CT 在评估上更具优势，不过由于其成本较高，目前仍没有被常规使用。

（2）淋巴结活检：淋巴结活检是确诊淋巴瘤的主要手段。而对取材的要求，目前的普遍认识是：完整的淋巴结是对淋巴瘤进行准确评估的最好活检样本。因此对于怀疑淋巴瘤的患者，淋巴结的切除活检诊断价值优于穿刺活检。由于多数淋巴结肿大并不由淋巴瘤引起，一些中心也采取创伤更小的穿刺活检进行初步筛查，但若穿刺结果提示淋巴瘤，仍建议进一步行完整组织的活检以明确诊断。

（3）骨髓检查：据统计，30％～50％的淋巴瘤患者可发生骨髓受累，同时在有些情况下，骨髓是患者唯一可用于诊断的取样组织，因此通常怀疑淋巴瘤的患者都需要进行骨髓穿刺及活检检查，对诊断及分期都有意义。

（4）其他组织评估：对于有淋巴结外受累表现的患者，还需要追加其他病变部位的取样检查，如脑脊液、胸腔积液、腹腔积液、皮肤等。

七、淋巴瘤如何分期？

淋巴瘤的分期指根据淋巴瘤的侵犯范围，按一定的标准将疾病的进展程度进行人为划分，共分 4 期，通常Ⅰ、Ⅱ期被认为是早期，而Ⅲ、Ⅳ期为进展期，分期越早，通常治疗结局越好。此外，还以是否有"B 症状"、国际预后评分（IPS）、国际预后指数（IPI）等作为依据，对疾病进行危险性分层，危险性越低，治疗效果通常越好。

八、淋巴瘤如何治疗？

根据淋巴瘤的类型、分期等多种因素，医生会针对性地制订各种不同的治疗方案，而这些方案中可能涉及的治疗方式主要有以下几种：

（1）化疗：各种类型及分期的淋巴瘤治疗方案几乎都涉及化疗。通常一个化疗方案需要同时使用数种药物，以期这些药物在疗效上互相促进，而尽可能避免叠加副反应。

（2）放疗：对于早期的淋巴瘤，尤其是霍奇金淋巴瘤，放疗有较好的疗效。视病情需要有时会与化疗联合进行。

（3）造血干细胞移植：即"骨髓移植"，对于原发性难治的、复发难治的、初次缓解的高危患者等，移植是一条建议积极考虑的治疗途径。

（4）免疫治疗：免疫治疗是当下新兴的治疗方式，也是备受关注的热点治疗手段。目前主要包括药物治疗（如各种抗体制剂、检测点抑制剂等）和细胞治疗［如嵌合抗原受体 T 细胞免疫疗法（CAR－T）］。

九、淋巴瘤的治疗效果如何？

淋巴瘤的治疗结局因肿瘤的类型、分期等多种因素存在巨大差异。通常来讲，霍奇金淋巴瘤的预后相对更好，早期的、无预后不良因素的霍奇金淋巴瘤患者在规范治疗下的 5 年生存率可高达 90％。而非霍奇金淋巴瘤的分类更复杂，其预后及

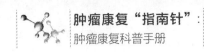

自然病程差异也十分巨大，相对霍奇金淋巴瘤而言，往往治疗难度更大。此外，患者的年龄、性别、体能状况等一般情况，以及一些血液指标的水平（如血红蛋白、乳酸脱氢酶等）也和疾病的预后相关，需根据具体情况具体分析。

十、淋巴瘤患者治疗后可能面临哪些问题？

患者在淋巴瘤治疗期间，存在发生各种治疗相关的不良反应的风险，同时为评估治疗效果及检测疾病状态，可能需要反复进行一些检查，包括一些有创的侵入性检查（如腰椎穿刺、骨髓穿刺等）。

而对于长期生存的患者，还需留意以下并发症。

（1）第二肿瘤。淋巴瘤的长期幸存者发生血液系统或其他实体肿瘤的风险较一般人明显增加。淋巴瘤的病理类型以及接受的治疗方式的不同可能对应不同的第二肿瘤风险。

（2）心脑血管事件。因为可能需要接受蒽环类药物治疗及放疗等，淋巴瘤幸存者存在心脑血管并发症的长期高风险。对于诊断初期已有心血管问题（如高血压）、诊断时年纪较轻、药物或放射剂量较大的患者，这种风险可能更高。

（3）性腺、内分泌腺功能障碍。细胞毒性的化疗药物可能影响患者的生殖系统功能，接受放疗后的患者可能会出现邻近位置腺体功能的障碍。其风险程度与放化疗剂量有关，通常治疗反应好的患者风险较低，而治疗反应不好的患者，常需要加大剂量或调整方案，其相关风险也随之升高。

（4）神经功能障碍（如认知障碍）或精神障碍（如创伤后应激障碍）。危险因素包括淋巴瘤病变累及中枢神经系统，以及针对中枢病变而进行的鞘内注射、颅脑放疗等。

十一、淋巴瘤患者在治疗后应当注意什么？

患者在配合医生完成治疗后，还应努力做到以下几点：

（1）监测复发：完成治疗再评估证实完全缓解后，患者要定期就诊以监测和评估是否存在复发可能。就诊频率及复查范围取决于病理类型及医患双方根据具体情况的综合考虑。通常而言，完成治疗后若能维持缓解达 5 年，复发可能性将显著降低。

（2）监测并发症：定期体检，完成对第二肿瘤、心血管功能、内分泌功能、生殖系统功能等的筛查评估，并积极控制已有的心脑血管、内分泌基础疾病，对延长患者预期寿命及改善生存质量有重要意义。

（3）生活方式的调整：戒烟、干净健康的饮食以及养成运动习惯对改善患者的生存质量有积极作用。有研究表明，每周进行150分钟或更长时间的中等强度运动的淋巴瘤幸存者较久坐幸存者有显著更好的生存质量。

第十章　白血病的治疗与康复

一、白血病概述

白血病是一种源于血液及骨髓细胞的恶性肿瘤，即俗称的"血癌"。"白血"一词来源于大多数患者治疗前具有特征性的高白细胞计数。正常情况下，各种血液细胞在骨髓里受控地以各自特定的方式发育成熟后释放入血实现进一步的功能；而在白血病患者，这一过程出现了问题，导致骨髓中不成熟且不正常的白血病细胞在不受控的情况下大量产生并释放入血。这些不成熟的异常细胞不能发挥正常细胞的生物学功能，而其大量的产生又会对其他正常血细胞（包括红细胞、白细胞、血小板）的生成产生明显的负面影响，进而造成贫血、粒细胞缺乏、血小板缺乏等。白血病细胞从来源来分，主要有髓系和淋巴系两类，而从疾病进展速度来分，又有急性和慢性两种。因此，白血病主要分为急性髓细胞白血病（AML）、急性淋巴细胞白血病（ALL）、慢性髓细胞白血病（CML）和慢性淋巴细胞白血病（CLL）四种，此外还有部分其他较不常见的种类。

二、白血病的病因及危险因素

任何类型的白血病都不能以单一病因来解释，与其他癌症一样，白血病是由DNA突变引起的。某些突变可以通过激活癌基因或使抑癌基因失活来触发白血病，从而破坏细胞分裂/分化及死亡的调节过程。这些突变可能是自发产生的，也可能是由于暴露于辐射或致癌物质引起的。

在成人，目前已知的主要危险因素包括天然和人工电离辐射、某些病毒（如人类嗜T淋巴细胞病毒）以及某些化学物质（主要是苯和烷化剂类化疗药物的接触史；而大众关注程度较高的甲醛，尚无证据支持其会增加白血病的发病风险）。此外有部分研究证据显示，烟草会增加成人发生急性髓性白血病的风险。而某些石化产品和染发剂的使用也和某些类型白血病的发展相关。而饮食方面，目前已有证据表明日常饮食的效果非常有限或没有效果，如多吃蔬菜仅可能会带来很小的保护作用。

而关于辐射，目前有限的证据表明，高水平的低频电磁场可能会增加一些儿童白血病的发生概率，但没有证据表明成人白血病与之有关。并且，人暴露于该强度等级电磁场的情况相对少见，日常接触的手机等家用电器所产生的辐射并不能与之相提并论。

三、白血病会遗传吗？

白血病不是遗传病，但家族史和双胞胎研究证明其具有一定的遗传倾向，即受一个基因或多个共同易感基因的影响，在同样的环境背景下，有白血病家族史的个体出现同类型新发白血病的风险比没有家族史的个体高。

除了以上的遗传问题，存在某些染色体异常或患有其他某些先天性疾病者患白血病的风险也更高。例如，唐氏综合征患者患急性白血病（特别是急性髓性白血病）的风险显著增加，范可尼贫血是发生急性髓性白血病的危险因素。*SPRED*1基因突变与儿童白血病的易感性有关。

四、白血病的常见临床表现

白血病细胞的大量增殖会影响正常血细胞的生成，因此贫血、粒细胞缺乏和血小板缺乏是白血病最常见的表现。贫血可表现为面色苍白、乏力易倦、活动耐量下降等，也可有心率快、耳鸣等表现；粒细胞缺乏主要表现为对病原体的抵抗能力下降，易反复发生各种类型的感染，反复发热等；而血小板缺乏主要变现为出血倾向，如鼻衄、口腔出血、皮下出血点或瘀斑、出血后难以止血等。同时因为肿瘤细胞在骨髓腔内大量异常增殖，可以有骨痛（较具特征性的如胸骨压痛）的表现。此外，脾大或肝大也是白血病，尤其是慢性白血病的常见表现，而因肝大或脾大可出现恶心或饱胀感，导致患者进食减少，体重减轻。如果白血病细胞侵入中枢神经系统，则可能发生神经症状（特别是疼痛）；而若引起颅内压力变化，可能会出现一些罕见的神经系统症状，如偏头痛、癫痫发作或昏迷。必须说明的是，与白血病相

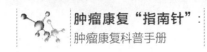

关的所有症状都可能出现于其他血液系统或非血液系统疾病。因此，白血病的诊断必须依赖医学检查。

五、诊断白血病需要做什么检查？

血常规检查常作为白血病的初筛检查，多数患者会出现特征性的高白细胞伴或不伴有其他血细胞的异常，尤其当外周血里原始或异常的白细胞较多时，更有提示意义。但需说明的是，当白血病细胞未从骨髓释放入血时，血常规可以不出现高白细胞表现；白血病的确诊也不依赖血常规检查。

白血病是骨髓的病变，因此需要进行骨髓穿刺检查以及骨髓病理检查才能够明确诊断。同时为了进一步确认白血病的种类、判断患者的预后、制订最适当的治疗方案，还需要进行额外的特殊检查以精确分类。这些特殊检查包括细胞化学检查、流式细胞仪检查、染色体检查、突变基因检查等。

六、白血病能治好吗？

白血病的预后与疾病类型、患者年龄等一般情况以及一些特殊基因的表达情况都有密切联系。

对于急性白血病而言，急性早幼粒细胞白血病（AML－M3）的预后最好，虽然该病早期进展快、危险高，但若经积极处理成功得到有效控制，近九成的患者能有较好的预后。与之相比，其他类型的急性白血病尚未发现同等的特效治疗手段。曾有一项研究总结，整体而言，对于预后，危险较低、中等及较高的三类白血病患者，分别有 65％、40％和 15％的患者可实现诊断后超 5 年存活。要着重提出的是，在讨论治愈的机会时，要记住这些数字仅代表平均值，并不能准确预测个体情况。

慢性期的慢性髓细胞白血病及早期的慢性淋巴细胞白血病也通常能得到较好的控制。

七、白血病的主要治疗方案是什么？

白血病的治疗方案根据疾病种类的不同而不同，主要可以分为以下几种：

1．急性白血病（AML 及 ALL）的治疗

急性白血病的治疗主要分为诱导缓解和巩固治疗两个阶段。所谓诱导缓解，是指通过初步的治疗清除血液中的肿瘤细胞并重启正常造血功能。化疗是诱导缓解的主要治疗方式，很多种化疗药物都能对白血病细胞发挥作用，虽然这类药物会同时影响肿瘤细胞及正常造血细胞，但肿瘤细胞受影响程度更大，恢复较正常的细胞也更慢，基于这一原理，可实现在完全清除血液及骨髓中肿瘤细胞的同时，保留正常细胞活性及功能的治疗目标。不过人体中存在一些其他增殖活跃的正常细胞，如骨髓造血细胞、胃肠道上皮细胞、毛囊细胞等，化疗药物对这些细胞也会有较强的杀伤作用，因而常引起骨髓造血停滞（表现为贫血、粒细胞缺乏、血小板减少的加重）、脱发、胃肠道不适等不良反应。若治疗有效，肿瘤细胞通常在开始化疗后 1～2 周内被杀死，而正常造血的恢复通常需要 2～4 周，造血恢复前的这一阶段即临床上所谓的"低谷期"，这一时期需要严密监测，及时纠正严重的贫血，积极应对血小板及粒细胞缺乏引起的出血和感染风险。诱导治疗后若外周血及骨髓中均未检测出白血病细胞，则达到"完全缓解"，不过这种缓解若不加以后续治疗通常无法长时间维持。

诱导缓解后需要进一步的治疗来巩固治疗效果。缓解后的治疗主要有三种方式：巩固化疗、自体干细胞移植以及异基因造血干细胞移植。一般来说，对于低危、预后较好的白血病患者，通过数次重复的巩固化疗便可以有治愈的机会；而对于高危、预后差的患者，则建议尽可能进行异基因造血干细胞移植，以期获得更高的生存机会。

此外，加入药物临床试验对于一些目前治疗效果尚不理想的白血病患者也不失为一条可选的途径。药物临床试验是一类经过严密设计的用以评估新药物或新方案治疗有效性的试验，患者也许能在其中获益。

2．慢性髓细胞白血病（CML）的治疗

首先需要说明的是，CML 的病情分为三个阶段：①慢性期，大约八成以上的患者在初次诊断时处于 CML 的慢性期。此时骨髓中存在的原始细胞少于 10%。②加速期，白细胞的成熟障碍越来越明显，外周血或骨髓中有 10%～19% 的白血病细胞。③急变期，属于 CML 的爆发阶段，外周血或骨髓中的原始细胞超过 20%。病情越向后发展治疗越困难，因此 CML 的主要治疗目的在于缓解症状，尽可能延长生存时间并防止进展到急变期。

对于慢性期的患者，酪氨酸激酶抑制剂（TKIs）是大多数 CML 患者的首选治

疗方法。TKIs 抑制 BCR－ABL1 （由费城染色体产生的一种异常蛋白质，是 CML 的特征性改变，也是致病的根本原因），导致 CML 细胞快速死亡。接受 TKIs 治疗的患者通常比使用传统化疗药物治疗的患者具有更少和更轻微的不良反应。虽然 TKIs 尚未被证实可以治愈 CML，但它们可以在大多数人中实现对疾病的长期控制。而最近甚至有研究提示，对于符合特定标准的人，可以实现停药。而对于因各种原因不能选用 TKIs 的患者（不良反应、耐药、妊娠等），造血干细胞移植、干扰素－α 等也是可供选择的治疗方案，但相对风险更高，或效果弱于 TKIs。而对于加速/急变期的患者，TKIs 的治疗有效率较慢性期明显下降，且如果单用 TKIs 治疗，大多数此类患者有较高的复发风险。因此有条件的患者，应考虑在使用 TKIs 控制疾病后，进行造血干细胞移植。关于造血干细胞移植，将在后文中加以简述。

3. 慢性淋巴细胞白血病（CLL）的治疗

CLL 根据疾病进展的程度也有对应的分期标准。与 AML/ALL 及 CML 不同的地方在于，CLL 并不总是需要治疗。一些研究表明，没有症状的 CLL 患者并不比同龄同性别的非 CLL 患者人群有更高的死亡风险。有以下情况的 CLL 患者有积极治疗的指征：①贫血和（或）血小板低的症状（Rai Ⅲ 期或 Ⅳ 期，或 Binet C 期）；②有虚弱、盗汗、体重减轻、反复发热等相关症状；③疾病进展，血液中白细胞迅速增加和（或）淋巴结、脾或肝迅速长大；④反复感染。

无症状的早期 CLL 虽然通常不必接受治疗，但应定期进行血液检查和体格检查（第一年至少每三个月进行一次）。

晚期或症状性 CLL 患者通常需要接受化疗和（或）免疫治疗。目前症状性 CLL 没有标准的"最佳"治疗方案。临床专家基于患者个体（如年龄、共存疾病）和疾病（如 17p 缺失，TP53 突变）特征会采用不同的治疗方法。也由于存在"最佳治疗"的不确定性，建议有治疗需要的 CLL 患者可考虑参加临床试验。

八、什么是造血干细胞移植？

造血干细胞移植也称骨髓移植。当骨髓因病变不能正常工作时，便不能产生人体所需的血细胞。为了解决这一问题，医生需要通过药物将原本不健康的骨髓细胞全部清除（清髓移植）或部分清除（非清髓移植），即预处理，然后将健康的干细胞（称为供体细胞）植入，之后由供体细胞产生正常的血细胞。为方便理解，可以类比于危楼的推倒重建。得益于医疗技术的进步，目前造血干细胞采集及移植的操作过程已经类似于献血和输血的过程，而不再必须通过骨髓穿刺采集骨髓液来完成。根据供者细胞的来源，造血干细胞移植可分为自体移植（供者为自己）和同种异体移植（供者为其他人）。前者安全性更高，但抗肿瘤效果较弱；后者有较强的抗肿瘤作用，但副作用也更多。具体采用什么类型的移植方案需要临床专家根据患者情况决定。

九、接受白血病治疗后的常见问题有哪些？应如何应对？

对于所有接受治疗的患者，都应该定期前往医院进行复查和随访。如上文提及，很多白血病还没有针对性的特效治疗，同时，所有类型的白血病都有复发及进展的风险。因此，患者应该对病情进行动态监测，并配合医生进行此后的维持或加强治疗。同时，对于接受治疗、病情缓解的患者，在出院后仍可能遇到以下一些问题：

（1）感染。感染是白血病治疗后较常见也是较严重的问题之一。很多患者在出院后白细胞仍未恢复到正常水平，因此感染的风险仍较一般人高。最常见的感染部位包括呼吸道和消化道，严重时可能造成患者死亡。因此，患者一定要注意预防感冒，在正常白细胞恢复至较安全水平前尽量避免在人群密集、封闭的场所久待，做好个人防护（如戴口罩），注意加强营养，避免进食生冷或不洁食物。一旦出现发热、咳嗽、咳痰、腹泻等症状，建议及时就医，积极处理。而对于接受骨髓移植的患者，由于抗排斥药物的使用，机体将较长期处于抵抗力较弱的状态，除上述一般的预防外，可能还需要较长时间预防性使用抗生素，抗真菌、抗病毒药物等。

（2）贫血及血小板减少。一些患者在出院后仍可能有一定程度的贫血及血小板减少，但一般程度可耐受，需注意休息，防止过度劳累，并尽量避免严重外伤。注意定期监测血常规，必要时前往医院对症治疗。

（3）移植物抗宿主病。移植物是指移植的造血干细胞，宿主是指患者。这是一种仅出现在接受同种异体造血干细胞移植患者身上的特殊并发症。由于供体的造血细胞会产生具有免疫功能的细胞，而这些非宿主原产的免疫细胞可能反而将宿主的组织器官识别为"异己"，从而发动攻击。症状可能包括皮疹、腹泻、肝损伤或其他问题，这取决于具体受影响的器官。一旦怀疑出现这一病症，应及时就医，由移植医生调整治疗药物。同时，做好个人防护有助于减少感染等风险，从而降低免疫激活的频率及程度，进而减少移植物抗宿主病的发生风险。

第十一章　子宫内膜癌的治疗与康复

一、子宫内膜癌概述

在世界范围内，子宫内膜癌是第六大常见的恶性肿瘤，每年约有 290000 例新发病例。高收入国家的发病率（5.5%）高于低收入国家（4.2%），但是后者的疾病病死率高于前者。至 75 岁时，妇女患子宫内膜癌的累积风险在高收入国家是 1.6%，在低收入国家是 0.7%。在北美，子宫内膜癌位列常见癌症死亡原因的第七位，每年新发病例约为 55000 例，约 10000 例死于该病。子宫内膜癌位居我国生殖系统恶性肿瘤的第二位。

二、子宫内膜癌的危险因素

子宫内膜癌的真正发病原因迄今不明，但其发病的危险因素却长期被人们注意。其危险因素包括以下九种。

（1）生殖内分泌失调性疾病：如无排卵性月经异常、无排卵性不孕、多囊卵巢综合征（PCOS）等。由于无周期性排卵，子宫内膜缺乏孕激素的拮抗作用，长期的单一雌激素作用可致子宫内膜发生增生，甚至癌变。

（2）肥胖、高血压、糖尿病（又称为子宫内膜癌三联征）：有研究表明，体质指数（BMI）每增加 1 个单位（kg/m^2），子宫内膜癌的相对危险度增加 9%。与 BMI 小于 25 的女性相比，BMI 在 30～35 的女性发生子宫内膜癌的风险大约增加 1.6 倍，而 BMI 大于 35 的女性发生子宫内膜癌的风险增加 3.7 倍。糖尿病或糖耐量不正常女性的患病风险比正常人增加 2.8 倍。高血压患者患病风险增加 1.8 倍。

（3）初潮早与绝经晚：晚绝经的妇女在后几年大多为无排卵月经，因此延长了无孕激素协同作用的雌激素刺激时间。

(4) 不孕不育：不孕不育会增加患子宫内膜癌的风险，而与之相反，每次妊娠均可在一定程度上降低子宫内膜癌的发病风险。此外，末次妊娠年龄越高，患子宫内膜癌的概率越低。

(5) 卵巢肿瘤：有些卵巢肿瘤，如卵巢颗粒细胞瘤、卵泡膜细胞瘤等，常产生较高水平的雌激素，引起月经不调、绝经后出血、子宫内膜增生，甚至子宫内膜癌。应对存在上述疾病的患者常规行子宫内膜活检。

(6) 外源性雌激素：连续单一外源性雌激素治疗如果达 5 年以上，发生子宫内膜癌的风险将增加 10～30 倍。采用雌孕激素联合替代治疗则不增加罹患子宫内膜癌的风险。

(7) 遗传因素：约 20％子宫内膜癌患者有家族史。遗传性非息肉样结肠直肠癌（hereditary nonpolyposis colorectal cancer，HNPCC，Lynch 综合征）患者发生结肠外癌的风险增高，主要包括子宫内膜癌、卵巢癌和胃癌等。Lynch 综合征相关子宫内膜癌占全部子宫内膜癌的 2％～5％，有 Lynch 综合征的女性，其终身发生子宫内膜癌的风险为 70％。有子宫内膜癌家族史的其他家庭成员，子宫内膜癌的发病风险也相应增加，一级亲属患子宫内膜癌的女性发生子宫内膜癌的风险大约为对照组的 1.5 倍。

(8) 其他：三苯氧胺是一种选择性雌激素受体修饰剂，既可表现出类雌激素作用，也可表现出抗雌激素作用，作用类型与不同的靶器官有关。三苯氧胺是乳腺癌内分泌治疗药物，有研究表明，长期服用可导致子宫内膜增生，使发生子宫内膜癌的危险性增加。

(9) 生活方式：目前已知的与子宫内膜癌相关的生活方式包括不良饮食习惯、缺乏运动、饮酒、吸烟等。

为减少子宫内膜癌的发生，应对有危险因素的人群进行宣教，包括规范生活习惯、在医生指导下进行激素替代治疗（hormone replacement therapy，HRT）等。存在上述子宫内膜癌危险因素、有遗传性家族史、因乳腺癌需长期口服三苯氧胺的女性，需坚持定期检查。但目前为止，尚没有推荐的可以对子宫内膜癌进行常规筛查的手段。超声是可选择的检查方法，主要筛查方式为经阴道或经腹超声，监测子宫内膜厚度及异常情况。血液学方面没有特异性血清标志物，因此无常规监测筛查指标。

对于遗传性子宫内膜癌患者（如患有 Lynch 综合征），发病的平均年龄较散发性子宫内膜癌小 10～20 岁。因此，对于这部分女性的筛查应该在其 50 岁以前进行，对于小于 50 岁，有子宫内膜癌或者结肠癌家族史的患者，建议进行基因检测和遗传咨询。

三、子宫内膜癌的常见临床表现

1. 发病年龄

70%～75%的患者为绝经后妇女，平均年龄约 55 岁。

2. 症状

（1）不规则阴道流血：少数早期子宫内膜癌可能不引起任何症状，临床上难以发现。但 90%子宫内膜癌患者的主要症状为不规则阴道流血。①绝经后阴道流血：绝经后阴道流血为子宫内膜癌患者的主要症状，90%以上的绝经后患者因为阴道流血症状就诊。阴道流血于肿瘤早期即可出现，因此，初次就诊的子宫内膜癌患者中，早期患者约占 70%。②月经紊乱：约 20%的子宫内膜癌患者为围绝经期妇女，40 岁以下的年轻妇女仅占 5%～10%。患者可表现为月经周期紊乱，月经淋漓不尽，甚至阴道大量出血。

（2）阴道异常排液：早期可出现少量浆液性或血性分泌物。晚期因肿瘤体积增大发生局部感染、坏死，排出恶臭脓血样液体。

（3）疼痛：多为下腹隐痛不适，可由宫腔积脓或积液引起，晚期则因病变扩散至子宫旁组织韧带或压迫神经及器官，而出现下肢或腰骶部疼痛。

（4）其他：晚期患者可触及下腹部增大的子宫，可出现贫血、消瘦、发热、恶病质等全身衰竭表现。

3. 体征

在子宫内膜癌早期，多数患者没有明显的相关阳性体征。因多数患者常合并糖尿病或心血管疾病，因此应关注相关系统体征。一般查体中，应注意是否因长期失血导致贫血而出现贫血貌。触诊锁骨上、颈部及腹股沟淋巴结是否肿大。

专科查体时应行妇科三合诊检查。早期患者盆腔检查大多正常，有些患者子宫质地可稍软。晚期病变侵及宫颈、宫旁组织韧带、附件，淋巴结显著增大者，三合诊检查可触及宫颈或颈管质硬或增大、主韧带或骶韧带增厚及弹性下降、附件肿物及盆壁处肿大固定的淋巴结。

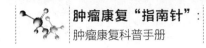

四、子宫内膜癌的诊断

1. 评估

根据患者的病史、年龄及家族史等，如怀疑有子宫内膜病变，必须进行全面的评估。初次评估包括查体、影像学检查、宫颈细胞学检查、子宫内膜活检、基因检测等。

2. 子宫内膜活检

子宫内膜活检是明确诊断子宫内膜癌的必要方法。但鉴于子宫内膜活检可能有约10%的假阴性，对于高度怀疑子宫内膜癌且内膜活检阴性者，可行宫腔镜辅助检查明确诊断。

3. 影像学检查

术前的影像学检查主要为了评估子宫肌层病变和盆腔情况，确定分期及制订治疗方案。检查内容包括盆腔、腹腔的CT或MRI，必要时可选择正电子发射计算机断层显像（PET-CT）。

五、子宫内膜癌的常见治疗措施

子宫内膜癌的治疗以手术治疗为主，辅以放疗、化疗、激素和免疫治疗等综合治疗。治疗方案应根据病理诊断和组织学类型，以及患者的年龄、全身状况、有无生育要求、有无手术禁忌证、有无内科合并症等综合评估后制订。手术是子宫内膜癌的主要治疗手段，除不能耐受手术或晚期无法手术的患者外，都应进行全面分期手术。对于伴有严重内科并发症、高龄等不宜手术的各期子宫内膜癌患者，可采用放疗和药物治疗。总之，子宫内膜癌的治疗应严格遵循各种治疗方法指征，避免过度治疗或治疗不足。强调有计划的、合理的综合治疗，并重视个体化治疗。

六、子宫内膜癌的外科治疗

1. 全面分期手术及辅助治疗方式选择

（1）临床Ⅰ期（子宫内膜癌局限于子宫体）：①进入盆腹腔后首先行腹腔冲洗液细胞学检查；②术式：筋膜外全子宫双附件切除术±盆腔及腹主动脉旁淋巴结

切除术；③根据术后病理明确手术病理分期及辅助治疗的应用。

（2）临床Ⅱ期（子宫内膜癌侵犯宫颈间质）：①进入盆腹腔后先行腹腔冲洗液细胞学检查；②术式：广泛性/改良广泛子宫切除术＋双侧附件切除术＋盆腔及腹主动脉旁淋巴结切除术；③根据术后病理明确手术病理分期及辅助治疗的应用。

（3）临床Ⅲ期及以上：应以综合治疗为主。建议行包括子宫＋双附件切除在内的肿瘤细胞减灭术。手术目标是尽可能消除肉眼可测量的病灶。也可考虑新辅助化疗后再手术。病变超出子宫但局限在盆腔内（转移至阴道、膀胱、直肠、宫旁、淋巴结）无法手术切除者，可行外照射放疗和（或）阴道近距离放疗±全身治疗，也可单纯化疗后再次评估是否可以手术治疗，或者根据治疗效果选择放疗。病变超出腹腔或转移到肝者，可行化疗和（或）外照射放疗和（或）激素治疗，也可考虑姑息性子宫＋双附件切除术。

（4）Ⅱ型子宫内膜癌：包括浆液性腺癌、透明细胞癌及癌肉瘤。其治疗遵循卵巢癌的手术原则和方式。除进行腹水细胞学检查、全子宫双附件切除术及盆腔淋巴结和腹主动脉旁淋巴结切除术外，还应行大网膜切除术及腹膜多点活检。如为晚期，则行肿瘤细胞减灭术。

（5）分期手术中需行全面探查。推荐入腹后取腹水/腹腔冲洗液进行细胞学检查并单独报告；电凝或钳夹双侧子宫角处输卵管峡部，避免术中操作造成宫腔内肿瘤循输卵管扩散至盆腔；进行全腹腔至盆腔的全面探查，评估腹膜、膈肌及浆膜层有无病灶，在任何可疑部位取活检以排除子宫外病变；切除子宫后剖视子宫检查，必要时行冰冻切片病理检查。术中取下子宫后应先剖视，手术记录应明确癌瘤大小、部位（宫底部或子宫下段/宫颈），肌层浸润深度（占整个肌层的比例），宫颈峡部及双侧附件有无受累等。

2. 几个特殊问题

（1）全子宫双附件切除术是治疗局限于宫体内膜癌的主要手术方式，可以应用开腹、经阴道或腹腔镜、机器人腹腔镜等技术。但应避免用粉碎器和分块取出子宫。子宫破碎可导致肿瘤溢出，增加局部或腹腔复发风险。

（2）淋巴结切除术和前哨淋巴结活检评估淋巴结状态是全面分期手术的重要组成部分。临床Ⅰ期病例中，多数转移为组织学转移而非肉眼转移，因此建议进行系统性淋巴结清扫术。对于术前全面评估病灶局限于子宫内膜层或浅肌层，且为高、中分化的子宫内膜癌患者，淋巴结转移概率低，是否行淋巴结切除尚有争议。

（3）具备下列任一条件需评估盆腔淋巴结及至少肠系膜下动脉水平（最好至肾

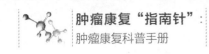

血管水平）的腹主动脉旁淋巴结：①盆腔淋巴结阳性；②深肌层浸润；③低分化子宫内膜癌（G3）；④浆液性腺癌、透明细胞腺癌或癌肉瘤。有时可以根据患者情况进行选择性分区域淋巴结取样或前哨淋巴结定位。若腹膜后淋巴结有明显增大，疑有转移者可行术中冰冻病理检查，以明确诊断，确定淋巴结手术方式。

前瞻性随机研究发现，早期子宫内膜癌淋巴结切除的程度与生存无关。但由于淋巴结切除的数目、范围及辅助治疗方法不同，8%～50%子宫内膜癌淋巴清扫后患者会出现下肢淋巴水肿。因此，前哨淋巴结定位逐渐成为手术分期的一种方法。美国国家综合癌症网络（NCCN）指南推荐对病变局限于子宫的子宫内膜癌可考虑前哨淋巴结活检，以替代系统淋巴结切除术。

（4）年轻的子宫内膜癌患者是否保留卵巢：子宫内膜癌发病呈年轻化趋势，对于年轻患者，如果要求保留卵巢，则须符合以下条件：①年龄小于 40 岁，患者要求保留卵巢；②ⅠA 期，高分化；③腹腔冲洗液细胞学阴性；④术前和术中评估无可疑淋巴结转移；⑤具有随访条件。

3. 手术并发症及处理

经腹全子宫切除术或广泛子宫切除术的主要并发症为周围脏器损伤，如输尿管、膀胱、直肠等的损伤。一旦出现，需要及时行输尿管支架及脏器修补等手术。腹腔镜手术并发症主要为血管、肠管及膀胱损伤和皮下气肿，此外还可发生穿刺孔疝。文献报道，腹腔镜穿刺孔疝的发生率为 0.2%～3.1%，对直径超过 10mm 的穿刺孔予以筋膜层的缝合可以减少疝的发生。其他并发症包括出血（腹腔出血、阴道残端出血）、感染（泌尿系统、盆腹腔、淋巴囊肿感染等）、肠梗阻、切口裂开、血栓及栓塞等，少数可能出现肿瘤种植转移。术中需严格无菌及无瘤操作，注意牢固缝合、结扎，术后预防性应用抗生素，注意术后护理。

七、子宫内膜癌的放疗

对于不能手术的子宫内膜癌患者，可行根治性放疗，即体外放疗联合近距离放疗。同时，放疗在子宫内膜癌中常作为术后患者的辅助治疗措施。

1. 体外放疗

体外放疗针对原发肿瘤和盆腔内转移实体肿瘤部位，还要包括髂总、髂外、髂内淋巴结引流区、宫旁及上段阴道和阴道旁组织。宫颈受侵者还应包括骶前淋巴结区。腹主动脉旁淋巴结受侵者行延伸野照射，包括髂总和腹主动旁淋巴结区域。延伸野的上界取决于患者具体的临床情况，至少达到肾动脉水平上 1～2cm。NCCN 指南建议采用 CT 图像为基础的多野适形技术或 IMRT 技术的放疗计划，但需注意精确放疗技术中的质量验证（QA）和分次照射期间的器官移动问题（详见宫颈癌体外放疗章节内容）。

2. 近距离放疗

传统子宫内膜癌的近距离放疗又称腔内治疗，目前还没有一个公认的剂量参照点。一般以内膜受量、子宫体肌层［内膜下 5mm、10mm 或通过 A 点与子宫中轴平行线的点（A－Line）］作为剂量参照点。现在建议采用以三维影像为基础的治疗计划，根据临床肿瘤实际情况，个体化给予放疗剂量。治疗靶区包括全部宫体、宫颈和阴道上段组织。2015 年美国近距离放疗协会（ABS）提出了 CT 或 MRI 引导下的子宫内膜癌根治性放疗靶区的定义。GTV 主要是指 MRI 中 T2 加权影像中可见病灶范围。CTV 是指 MRI 或 CT 上的全部宫体、宫颈和阴道上段部分。危及器官 OAR 需包括 MRI 或 CT 中乙状结肠、直肠、膀胱、肠管及未累及的阴道部分。

八、子宫内膜癌的全身化疗、新型靶向治疗和激素治疗

1. 全身化疗

全身化疗主要应用于晚期（Ⅲ～Ⅳ期）、复发患者及特殊病理类型患者，近年来也用于一些具有高危因素（ⅠB 期、G3）早期患者的术后辅助治疗。研究表明，对于这类患者，即便行辅助放疗后，仍有相当一部分出现远处转移。故大多数学者认为应该加用化疗。推荐化疗方案为紫杉醇＋卡铂。

对于晚期患者，ⅢA～ⅢC 期推荐方案为全身化疗和（或）体外放疗±近距离放疗。ⅣA/ⅣB 期的主要治疗方式为全身化疗。

若患者能耐受，推荐多药联合化疗方案。推荐药物：卡铂/紫杉醇、顺铂/多柔比星、顺铂/多柔比星/紫杉醇（因为未改善总体生存率且毒性较大故未被广泛使用）、卡铂/多西他赛、异环磷酰胺/紫杉醇（用于癌肉瘤，1 类证据）、顺铂/异环磷酰胺（用于癌肉瘤）、依维莫司/来曲唑。单药如顺铂、卡铂、多柔比星、脂质体阿霉素、紫杉醇、白蛋白紫杉醇、PD-1 阻断剂帕姆单抗、拓扑替康、贝伐珠单抗、多烯紫杉醇（2B 级证据）、异环磷酰胺（用于癌肉瘤）等。使用细胞毒性药物仍然

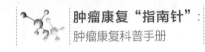

不能控制病情的患者可考虑加用贝伐珠单抗靶向治疗。

2. 新型靶向治疗

随着个性化肿瘤治疗和靶向研究热度的提升，几种新型疗法已被开发和应用于子宫内膜癌的治疗，特别是在 I 型子宫内膜癌治疗中，新型疗法应用广泛。雷帕霉素类似物依维莫司、西罗莫司已获批成为子宫内膜癌 II 期临床试验的单药治疗药物。

血管内皮生长因子（VEGF）的过表达导致血管增生，肿瘤供氧和营养增多。贝伐珠单抗是一种针对 VEGF 的单克隆抗体，妇科肿瘤组（GOG）在复发子宫内膜癌妇女治疗中已将其作为应用药物之一。索拉非尼和舒尼替尼是两种阻断 VEGF 受体的化合物。舒尼替尼已被证明部分缓解率为 15%，VEGF 和 VEGF 受体抑制剂的效用仍待评估。目前，表皮生长因子受体（EGFR）和人表皮生长因子受体-2（HER-2）的抑制剂完成了复发或转移性子宫内膜癌的 II 期临床试验。

3. 激素治疗

激素治疗包括甲地孕酮及他莫昔芬（两者可交替使用）、孕激素类、芳香化酶抑制剂等。激素治疗仅用于子宫内膜样腺癌，主要为孕激素，用于早期子宫内膜癌需保留生育功能的年轻患者及晚期、复发性或无法手术的患者。以高效药物、大剂量、长疗程为佳，4～6 周可显效。对肿瘤分化良好、孕激素受体阳性者疗效较好，对远处复发者疗效优于盆腔复发者。治疗时间尚无统一标准，但至少应用 1 年以上。总有效率 25%～30%。最常用的孕激素主要有 3 种：①醋酸羟孕酮（MPA），每日 500～1000mg，口服；②醋酸甲地孕酮（MA），每日 160mg，口服；③己酸羟孕酮（HPC），每日 250～500mg，口服。不推荐早期患者术后常规应用激素治疗。

九、子宫内膜癌的综合治疗

1. 手术后的辅助治疗

术后辅助治疗必须根据术后手术病理分期和是否有高危因素决定。术后病理情况包括子宫肿瘤大小、部位及浸润肌层深度，宫颈间质或腺体是否累及，病理类型及组织分化程度，淋巴脉管是否浸润，子宫内膜癌组织基因错配修复（包括 MLH1、MSH2、MSH6、MLH1、PMS2 缺失）检测结果，输卵管及卵巢是否受侵犯，腹水细胞学检查是否有癌细胞，淋巴结是否受累，累及的淋巴结部位及数量。

在离体子宫，可用切除的肿瘤标本检测；没有进行子宫切除，可以用术前活检的标本检测，如果是 MLH1 缺失，需要进一步检测启动子甲基化情况评估遗传性。所有错配修复（MMR）异常的患者、有显著的家族性子宫内膜癌和（或）结肠癌的患者均需要进行遗传性肿瘤相关的基因检测，参照林奇综合征、HNPCC 遗传咨询指南接受遗传咨询。

Ⅰ期患者的术后治疗需结合患者有无高危因素、浸润肌层深度和组织学分级进行评估。高危因素包括年龄＞60 岁、淋巴脉管间隙浸润、肿瘤较大（一般指肿瘤直径超过 2cm）、子宫下段或宫颈间质浸润。补充治疗以放疗为主，阴道顶端愈合后应尽早开始放疗，最好不超过术后 12 周。对于具有高危因素（ⅠB 期、G3）的早期患者可辅以化疗。Ⅱ、Ⅲ期患者的术后处理需结合手术方式和组织分化辅以放疗±化疗。ⅣA、ⅣB 期患者已行减瘤术并无肉眼残存病灶或显微镜下腹腔病灶时，行全身治疗±外照射放疗±阴道近距离放疗。

2. 不全手术分期/意外发现子宫内膜癌的后续治疗

不全手术分期指手术范围不足但可能存在高危因素，如深肌层浸润或宫颈侵犯等。处理方法如下：①ⅠA 期，G1～2 级，肌层浸润小于 50%，无淋巴脉管间隙浸润，肿瘤直径小于 2cm 者，术后可观察。②ⅠA 期，G1～G2 级（肌层浸润超过50%，淋巴脉管间隙浸润或肿瘤直径不小于 2cm），ⅠA 期，G3 级，ⅠB 及Ⅱ期者，可选择先行影像学检查，若影像学检查结果阴性，则按照完全手术分期后的相应方案治疗，若影像学检查结果为可疑或阳性，则对合适的患者进行再次手术分期或对转移病灶进行病理学确诊。也可直接选择再次手术分期，术后辅助治疗方案的选择与上述完全手术分期后的患者相同。

3. 复发性子宫内膜癌的治疗

Ⅰ期和Ⅱ期患者术后复发率约为 15%，其中 50%～70% 的病例复发有症状。大多数复发发生在治疗后的 3 年内。局限于阴道或盆腔的复发，经过治疗后仍有较好的效果。孤立的阴道复发经放疗后 5 年生存率达 50%～70%。超出阴道或盆腔淋巴结的复发则预后较差。复发后的治疗方案与复发位置、既往是否接受过放疗相关。

影像学检查证实没有远处转移的局部复发：①复发位置既往未接受过放疗者，可选择外照射放疗±阴道近距离放疗或手术探查＋切除±术中放疗。手术后发现病灶局限于阴道，可行外照射放疗±阴道近距离放疗±全身治疗。手术后发现病灶超出阴道到达盆腔淋巴结者，可行外照射放疗±阴道近距离放疗±全身治疗，若到达腹主动脉旁或髂总淋巴结者，行外照射放疗±全身治疗。复发到达上腹部，残留病灶较小时可选择全身治疗±外照射放疗，巨大复发灶按如下播散性病灶处理。②复发位置既往接受过放疗者，若原来仅接受过阴道近距离放疗，其处理方法与复发位置既往未接受过放疗者相同。若原来接受过盆腔外照射放疗，考虑手术探查±切除±术中放疗和（或）全身治疗±姑息性放疗。

孤立转移灶：①考虑手术切除和（或）外照射放疗或消融治疗。②考虑全身治疗。对于不能切除的病灶或再次复发者，按播散性病灶处理。

播散性病灶：①低级别，无症状，雌激素受体/孕激素受体（ER/PR）阳性者可行激素治疗，继续进展时则行化疗，治疗后再进展则进行支持治疗。②有症状、G2～G3级或有巨块病灶者可行化疗±姑息性外照射放疗，再进展则行支持治疗。

十、特殊类型子宫内膜癌的综合治疗

特殊类型子宫内膜癌包括子宫浆液性腺癌、子宫内膜透明细胞癌和子宫癌肉瘤。

（1）子宫浆液性腺癌与子宫内膜透明细胞癌。

子宫浆液性腺癌较少见。其病理形态与卵巢浆液性乳头状癌相同，以含沙粒体的浆液性癌、有或无乳头状结构为其诊断特征。恶性程度高，分化低，早期可发生脉管浸润、深肌层受累、盆腹腔淋巴结转移。预后差，Ⅰ期复发转移率达31%～50%；早期5年存活率40%～50%，晚期则低于15%。子宫内膜透明细胞癌的预后亦差，二者均为子宫内膜癌的特殊亚型（Ⅱ型）。

治疗原则：无论临床诊断期别早晚，均应进行同卵巢癌细胞减灭缩瘤术的全面手术分期，包括盆腹腔冲洗液细胞学检查、全子宫双附件切除术、盆腔淋巴结及腹主动脉旁淋巴结清扫术、大网膜切除术及腹膜多点活检术。晚期则行肿瘤细胞减灭术。术后治疗以化疗为主，除局限于内膜的部分ⅠA期患者可观察外，其余有肌层受侵的ⅠA～Ⅳ期患者均应行化疗＋放疗（盆腔外照射放疗）。GOG曾比较子宫浆液性腺癌、透明细胞癌与子宫内膜样癌对化疗的反应，结果三者无显著统计学差异，因此认为前两者化疗方案同子宫内膜癌。但普遍认为子宫浆液性腺癌术后宜选用与卵巢浆液性乳头状癌相同的化疗方案，如紫杉醇＋卡铂等。对于晚期患者，可采用术前新辅助化疗，再行肿瘤细胞减灭术，之后再行化疗。放疗多选用盆腔外放疗＋阴道腔内放疗控制局部复发。

（2）子宫癌肉瘤。

病理学家认为，子宫癌肉瘤属化生癌，应属上皮癌，故 WHO 2003 年提出将子宫癌肉瘤归于子宫内膜癌的范畴，2010 年 NCCN 病理分类中，将癌肉瘤列入子宫内膜癌Ⅱ型。其恶性程度高，早期即可发生腹腔、淋巴、血循环转移。

治疗原则：无论临床诊断期别早晚，均应进行同卵巢癌的全面分期手术，晚期行肿瘤细胞减灭术。与子宫浆液性乳头状癌相同，术后除局限于内膜层的ⅠA期患者可选择观察或化疗，其余有肌层受侵的ⅠA～Ⅳ期患者均应行盆腔外照射＋化疗。推荐应用紫杉醇＋异环磷酰胺。如患者无法耐受，可应用单药异环磷酰胺化疗。异环磷酰胺是子宫内膜癌肉瘤最有效的单药，缓解率达 29％～36％。联合治疗还可以采用异环磷酰胺＋铂类的化疗方案。术后盆腔照射可有效控制复发，提高生存率。

十一、子宫内膜癌的免疫治疗

免疫检查点阻断是目前很有前景的肿瘤免疫治疗方法之一，恶性肿瘤细胞通过表达程序性细胞死亡蛋白配体 1（PD-L1），与程序性细胞死亡蛋白 1（PD-1）结合，激活 PD-1 下游通路，实现肿瘤细胞的免疫逃避，从而抑制机体的抗肿瘤作用。因此，阻断 PD-1/PD-L1 受体配体结合为肿瘤免疫治疗提供了突破性的治疗途径。目前研究发现，20％～30％的子宫内膜癌患者存在错配修复缺陷（dMMR）。肿瘤中存在的 dMMR 可以显著提高 PD-1 免疫检查点抑制剂的临床疗效，研究证实，PD-1 抑制剂派姆单抗（pembrolizumab）在有 dMMR 的子宫内膜癌患者中具有很好的治疗前景。

十二、保留生育功能患者的指征和方法

约 5％的子宫内膜癌患者在 40 岁之前明确诊断。多数年轻的子宫内膜患者在诊断时并未生育，对于准备保留生育功能的患者，进行子宫内膜病理检查是必要

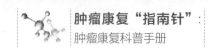
的，推荐行宫腔镜检查，检查结果更可靠，G1病变中仅23％级别升高。此外，还应该对肌层浸润的深度进行增强MRI评估。

保留生育功能只适用于子宫内膜样腺癌患者，且应符合下列所有条件才能保留生育功能：①分段诊刮标本经病理专家核实，病理类型为子宫内膜样腺癌，G1级。②MRI检查（首选）或经阴道超声检查发现病灶局限于子宫内膜。③影像学检查未发现可疑的转移病灶。④无药物治疗或妊娠的禁忌证。⑤经充分解释，患者了解保留生育功能并非子宫内膜癌的标准治疗方式，并在治疗前咨询生殖专家。⑥对合适的患者进行遗传咨询或基因检测。⑦可选择甲地孕酮、醋酸甲羟孕酮和左炔诺孕酮宫内缓释系统治疗。最常用的口服孕激素包括醋酸甲羟孕酮（每日400～800mg，口服1次）或醋酸甲地孕酮（每日160mg，分2或4次口服）。⑧治疗期间每3～6个月分段诊刮或取子宫内膜活检，若子宫内膜癌持续存在6～12个月，则行全子宫＋双附件切除＋手术分期，术前可考虑行MRI检查；若6个月后病变完全缓解，鼓励患者受孕，孕前持续每3～6个月进行内膜取样检查；若患者暂无生育计划，予孕激素维持治疗及定期监测。⑨完成生育后或内膜取样发现疾病进展，即行全子宫＋双附件切除＋手术分期。许多子宫内膜样腺癌的年轻患者还有其他影响生育功能的因素，包括肥胖与多囊卵巢综合征。应强烈建议患者减肥。咨询不孕不育专家可能对成功妊娠非常必要。在激素治疗后患者可能需要应用一些辅助生殖技术，包括克罗米芬、人工授精和体外受精。

十三、子宫内膜癌的中医治疗

中医从整体观念出发，实施辨证论治，有助于子宫内膜癌患者术后功能的恢复，减少放疗、化疗的不良反应，增强放疗、化疗的效果，提高机体的免疫功能，减少并发症的发生，改善癌症相关症状和生活质量，对防止肿瘤复发转移及延长生存期起到一定作用。中医可以配合西医补充与完善子宫内膜癌的治疗。

中医学认为，子宫内膜癌主要是痰浊、湿热、瘀毒蕴结胞宫，阻塞经脉，损伤冲任，日久成积，暗耗气血，败损脏腑。调理冲任、清热解毒利湿、祛痰化瘀为其主要的治疗方法。晚期患者多见肾阴亏虚，治以育阴滋肾、固冲止血。近年来常用现代中药制剂，如西黄丸、消平胶囊、复方斑蝥胶囊、复方苦参注射液等治疗子宫内膜癌，具有一定疗效，安全性和耐受性均较好。其中复方苦参注射液被来自美国国家癌症中心及澳大利亚阿德莱德大学的实验研究证实具有抗癌作用，但这些药物尚缺乏高级别的循证医学证据支持，需要积极进行深入研究。

十四、子宫内膜癌的预后

子宫内膜癌的预后和分期明显相关。早期影响患者预后的高危因素包括深肌层受浸、淋巴间隙受累、肿瘤分化差（G3）、特殊肿瘤类型、宫颈受侵等。术后最重要的影响预后因素是有无淋巴结转移，即手术病理分期的提高。肿瘤分级和肌层受浸深度可反映淋巴结转移的概率，淋巴间隙受累则淋巴结转移的概率增加。有鳞状细胞成分的恶性肿瘤，肿瘤的侵袭性主要和其中腺体的分化程度相关。而Ⅱ型子宫内膜癌较Ⅰ型子宫内膜癌预后差。

十五、子宫内膜癌治疗后的随访

完成治疗后，患者前2～3年每3～6个月随访1次，以后每6～12个月随访1次。随访内容包括：关于可能的复发症状、生活方式、肥胖、运动、戒烟、营养咨询、性健康、阴道扩张器及阴道润滑剂使用的健康宣教；若初治时CA125升高则随访时需复查；有临床指征时行影像学检查。对于Ⅰ期患者而言，因为无症状阴道复发率只有2.6％，术后无症状患者不推荐阴道细胞学检查。

第十二章　宫颈癌的治疗与康复

一、宫颈癌概述

宫颈癌是女性恶性肿瘤发病率第二位的肿瘤，根据 WHO 的数据，每年新增病例 53 万，约 25 万女性因宫颈癌死亡，其中发展中国家病例数占全球的 80%。发达国家由于宫颈癌筛查的普及，宫颈癌发病率缓慢下降。在中国，每年新增宫颈癌病例约 14 万，死亡约 3.7 万。

研究表明，宫颈癌的危险因素有早婚、早产、多性伴侣、慢性宫颈炎、病毒感染（性传播疾病和本病发生也有一定关系），男子的阴茎包皮垢可能有致宫颈癌作用。另外，吸烟、真菌感染及社会经济地位低下等也可能与发病有关。总之，宫颈癌的发生是由多种因素综合作用的结果。

二、宫颈癌的临床表现

原位癌及早期浸润癌常无任何症状，多在普查中发现。宫颈癌的主要症状是阴道流血、阴道分泌物增多和疼痛等。其表现的形式和程度与宫颈癌病变的早晚及病理类型有一定的关系。

（1）阴道分泌物增多。大多数宫颈癌患者有不同程度的阴道分泌物增多。初期癌的存在刺激宫颈腺体，使分泌功能亢进，产生黏液样白带，随着癌瘤的发展，癌组织坏死脱落及继发感染，白带变浑浊，呈淘米水样或脓样带血，具有特殊的恶臭。

（2）阴道不规则流血。早期表现为少量血性白带及接触性阴道流血，患者常因性交或排便后有少量阴道流血前来就诊。对绝经后出现阴道流血者，应注意寻找原因。宫颈癌阴道流血往往极不规则，一般是先少后多，时多时少。菜花型宫颈癌出血早，量亦多。晚期癌肿侵蚀大血管后，可引起致命的大量阴道流血。由于长期的反复出血，患者常常继发贫血。

（3）疼痛。为晚期宫颈癌的症状。产生疼痛的原因主要是盆腔神经受到癌瘤浸润或压迫。闭孔神经、骶神经、大血管或骨盆壁受累时，患者可出现严重的疼痛，疼痛有时向下肢放射。其他致痛原因包括宫颈管内被癌瘤阻塞，宫腔内分泌物引流不畅或形成宫腔积脓引起的下腹部疼痛；癌肿侵犯宫旁组织，输尿管受到压迫或浸润，可引起输尿管或肾盂输尿管积水，产生胀痛或痉挛性下腹部一侧或两侧剧烈疼痛；癌肿压迫髂淋巴、髂血管使组织液、血液回流受阻，出现下肢肿胀和疼痛。

（4）其他症状：晚期宫颈癌侵犯膀胱时，可引起尿频、尿痛或血尿，甚至发生膀胱阴道瘘。如两侧输尿管受压阻塞，则可引起尿闭及尿毒症，这是引起宫颈癌患者死亡的主要原因之一。当癌肿向后蔓延压迫或侵犯直肠时，常有里急后重、便血或排便困难，甚至形成直肠阴道瘘。晚期癌肿由于长期体力消耗可出现恶病质。

早期宫颈癌局部肉眼观察不能识别，多数仅有不同程度的糜烂或轻微的接触性出血，甚至有的宫颈外观光滑。对可疑的或临床已能辨认的宫颈癌患者，应进行仔细的妇科检查及必要的全身查体，以便及早做出诊断，查清癌瘤生长类型和范围。

三、宫颈癌的诊断

宫颈/阴道细胞学检查及 HPV 检测是现阶段发现早期宫颈癌及癌前病变［宫颈上皮内瘤变（CIN）］的主要初筛手段。CIN 和宫颈癌的诊断均应有活体组织学检查证实，如病变不明显，可用碘着色后在阴道镜下取活检。如宫颈细胞学检查提示高度病变或 HPV 检测提示 HPV16、HPV18 型感染，应行阴道镜检查，并根据检查结果确定是否行活检。

宫颈癌的影像学检查包括：

（1）盆腹腔 B 超。观察宫颈局部病变，同时检查有无肾盂积水及盆腹腔其他器官的转移。

（2）盆腹腔 MRI。MRI 是宫颈癌最佳的影像学检查方法，能够辨别肿瘤的大小、位置、对周围组织的侵犯情况及腹膜后及腹股沟淋巴结转移情况。对非手术治疗的患者，MRI 可用于放疗靶区的规划、治疗中疗效检测、治疗末疗效评估及治疗后随访。

（3）盆腹腔 CT。CT 软组织分辨力低，对早期宫颈癌观察效果差，增强 CT 扫描对比度优于平扫，CT 的优势主要在于显示宫颈癌中晚期患者宫颈病变与周围结

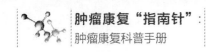
构的关系、淋巴结转移情况，以及大范围扫描盆腹腔其他器官是否存在转移。胸部及颈部CT可显示肺转移及颈部淋巴结转移。

（4）PET-CT。不推荐常规使用PET-CT评价宫颈癌的局部浸润情况。但对于ⅠB1期及以上的初诊治疗前分期患者（包括ⅠB1期有保留生育功能需求的患者），因其他原因行单纯子宫切除术意外发现宫颈癌拟全身评估者，拟行放疗需影像辅助勾画靶区者，国际妇产联合会（FIGO）分期为ⅠB2期及以上或其他存在高危因素的患者治疗结束3~6个月后随访监测，随访过程中可疑出现复发转移的患者，包括出现临床症状或相关肿瘤标志物升高的患者，有条件者可推荐使用。

（5）核素骨扫描。仅用于怀疑有骨转移的患者。

四、宫颈癌的常用治疗方法

宫颈癌治疗主要有手术治疗和放疗，化疗广泛应用于与手术、放疗配合的综合治疗和晚期复发性宫颈癌的治疗。宫颈癌综合治疗不是几种方法的盲目叠加，而是有计划地分步骤实施，治疗中根据手术结果和放疗后肿瘤消退情况予以调整。原则上，早期宫颈癌以手术治疗为主，中晚期宫颈癌以放疗为主，化疗为辅。放疗适用于各期宫颈癌，外照射可采用前后对穿野、盆腔四野、三维适形、调强放疗。三维适形放疗和调强放疗已应用于临床。手术治疗适用于分期早于ⅡB期（不含ⅡB期）的患者。对于未绝经的患者，特别是年轻患者，放疗容易引起盆腔纤维化和阴道萎缩狭窄，早于ⅡB期、无手术禁忌证者应选择手术治疗。手术途径可选择开腹、腹腔镜、机器人或经阴道联合腹腔镜等，应该根据手术者对方法的熟悉程度、手术资质和手术准入综合考虑予以选择。化疗目前广泛用于宫颈癌治疗，采用以铂类（主要是顺铂）为基础的单药化疗或联合化疗。治疗方式的选择应取决于本地区现有的设备、妇科肿瘤医生的技术水平及患者的一般状况、肿瘤分期和愿望，治疗前应进行充分的医患沟通。

五、宫颈癌的手术治疗

如上所述，宫颈癌的治疗方式包括外科手术切除、放疗及化疗三种方法。决定最佳的治疗方式前必须考虑很多因素，包括肿瘤大小、患者年龄及整体健康状况等。

原位癌：对宫颈原位癌的处置方案目前争议较多，一般认为子宫颈锥形切除术后边缘有残留病灶者必须再实施子宫颈锥形切除术（以下简称锥切术）。但患者如无生育要求，大部分医生会建议采取全子宫切除术。

ⅠA1 期、无淋巴脉管浸润：建议先行锥切术，有适应证者增加宫颈搔刮术。

ⅠA1 期伴淋巴脉管间隙浸润和ⅠA2 期：保留生育功能者可选择锥切术（标本最好整块切除，病灶边缘距离切缘超过 3mm＋盆腔淋巴结切除术±主动脉旁淋巴结取样）或直接行广泛性宫颈切除术＋盆腔淋巴结切除±主动脉旁淋巴结取样。可考虑行前哨淋巴结显影。无生育要求者可选择次广泛或广泛性全子宫切除术＋盆腔淋巴结切除±主动脉旁淋巴结取样；或选择盆腔外照射＋近距离放疗。

ⅠB1 或ⅡA1 期：保留生育功能的ⅠB1 患者推荐行广泛性宫颈切除术＋盆腔淋巴结切除±主动脉旁淋巴结取样；不保留生育功能者则行广泛性全子宫切除术＋盆腔淋巴结切除±主动脉旁淋巴结取样。可考虑行前哨淋巴结显影，也可选择盆腔外照射＋阴道近距离放疗。

ⅠB2 和ⅡA2 期：盆腔外照射＋顺铂同期化疗＋阴道近距离放疗，广泛性全子宫切除术＋盆腔淋巴结切除±主动脉旁淋巴结取样，盆腔外照射＋顺铂同期化疗＋近距离放疗。

ⅡB、ⅢA、ⅢB、ⅣA 期及部分ⅠB2 和ⅡA2 期：可选择手术分期，也可先进行 CT、MRI、PET-CT 的影像学评估。

盆腔器官廓清术对于放疗后盆腔中心性复发或病灶持续存在者有治愈的可能。

六、宫颈癌的放疗

各期宫颈癌都适合放疗，包括各种病理类型，特殊原因不能手术的 CINⅢ期患者也可以选择单纯腔内放疗。但对于年轻的早期宫颈癌患者，考虑到对卵巢功能的保护，主要采用手术治疗或卵巢移位以后的盆腔放疗。

七、复发性宫颈癌的治疗

1. 局部复发的治疗

既往无放疗史或复发灶位于既往放疗野外，可手术切除病灶，再行放疗＋含铂方案化疗±近距离放疗。治疗后再复发者，可行化疗、支持治疗和参加临床试验。针对既往有放疗史或病灶位于既往放疗野内，中心性复发者可选择：①盆腔器官切除术（前盆腔、后盆腔、全盆腔）±放、化疗。②病灶直径＜2cm并经仔细评估的病例，行广泛性子宫切除术或近距离放疗。治疗后再复发者可采用化疗、支持治疗和参加临床试验。非中心性复发可选择：①切除肿瘤并对切缘临近肿瘤或切缘阳性者给予术中放疗。②针对肿瘤局部的放疗±化疗。③化疗。④支持治疗。⑤参加临床试验。

2. 远处复发的治疗

复发灶为多病灶或无法切除者，选择化疗和支持治疗。病灶可切除者选择病灶切除，依术中情况进行放疗。

八、宫颈癌的免疫治疗

目前，对于晚期及复发宫颈癌的治疗手段有限，患者5年生存率低于20%。除了传统的手术及放、化疗以外，抗血管生成靶向治疗和肿瘤免疫治疗取得了显著的疗效。靶向药物贝伐珠单抗联合化疗显著提高了晚期宫颈癌的总体生存期。近年来，免疫治疗，尤其是免疫检查点抑制剂取得了突破性进展，NCCN推荐派姆单抗可用于PD-L1阳性或dMMR/高度微卫星不稳定性（microsatellite instability-high，MSI－H）的复发或转移性宫颈癌的二线治疗，但使用该药物仍然有部分患者出现不同的不良反应，包括贫血、瘘管、疲劳、疼痛、发热、外周水肿、肌肉骨骼疼痛、腹泻及结肠炎、腹痛、恶心、呕吐、便秘、食欲下降、出血、感染、皮疹、甲状腺功能减退、头痛和呼吸困难等。

九、妊娠期宫颈癌的处理

妊娠期宫颈癌的诊断方法同非妊娠期宫颈癌，结合组织类型、FIGO分期、影像学检查（超声或MRI）、有无淋巴结转移和肿瘤标志物（SCC）对宫颈癌恶性程度的评估和对胎儿的评估等，其治疗方案采取多学科管理模式，需综合宫颈癌的恶性程度、孕周以及胎儿发育情况，严密监测患者病情发展及产科情况。患者及家属对妊娠的期望是治疗方案制订过程中非常重要的因素，在决定治疗方案前，患者及家属有充分的知情权，应结合对肿瘤的评估，选择是否保留胎儿和当前的治疗方式，并取得知情同意。目前，对各妊娠期的宫颈癌尚没有成熟的治疗方案，国际妇科肿瘤协会（IGCS）和欧洲妇科肿瘤协会（ESGO）2014 年提出专家共识：不保留胎儿和生育功能，处理同非妊娠期宫颈癌。按照不同分期和孕期的治疗建议：①妊娠早期（20 周以内），除宫颈癌 I A1 期外，不建议患者继续妊娠。I A1 期患者应严密监测，每 8 周行 1 次阴道镜检查，必要时行宫颈活检，直至妊娠结束开始治疗。②妊娠中期（20～28 周）诊断宫颈癌，要求继续妊娠，II B 期以内者，可继续妊娠，II B 期以上者，不建议继续妊娠。对于妊娠中期的处理目前争议较大，应充分评估风险和尊重患者的选择。③妊娠晚期（28 周以上）诊断宫颈癌，无论患者期别，患者要求继续妊娠者在孕 34 周、胎儿肺成熟后采用剖宫产结束妊娠为宜。然后根据分期制订相应治疗方案，分期低于 II B 期者行剖宫产的同时可行根治性手术，放疗可在切口愈合后进行。II B 期以上的宫颈癌，结束妊娠后按分期选择同期放、化疗。

十、宫颈癌放疗后多长时间可以恢复性生活？

宫颈癌在接受放疗时，宫颈局部可有不同程度的出血、坏死、水肿等组织反应。阴道亦可有水肿、充血、狭窄、粘连等。放疗结束后短时间内，放疗反应仍会存在。如果在此期间进行性生活，不仅给患者造成一定痛苦，还可加重放疗反应而影响治疗效果。几十年的治疗经验证明，宫颈癌放疗后 2～3 个月恢复性生活是比较合适的。

十一、宫颈癌的筛查

阴道及宫颈细胞学检查是宫颈癌筛查的重要手段。一般认为，筛查时间不宜过迟，应该从 21 岁开始，每次检查的时间间隔为 3～5 年，也有人建议为 2～3 年或 1 年，尤其是 50 岁以上的女性。大于 65 岁的女性可停止筛查。

十二、宫颈癌术后还能生育吗？

以前，宫颈癌患者在手术后将丧失生育能力，这一直是妇产科医生致力攻克的难题。根治性宫颈切除术是近 10 年来兴起的一种治疗宫颈癌的新手术方式，1994 年由法国的 Dargent 首次提出。这一手术方式的最大优点是在治疗宫颈癌的同时，为患者保留生育功能。随着宫颈癌的发病年龄逐渐年轻化，这种手术越来越受到临床医生和患者的关注，被妇产科学界视为 21 世纪宫颈癌手术的发展标志。根治性宫颈切除术对手术技术要求很高，必须由已很好掌握腹腔镜手术技术和具有妇科肿瘤知识的妇科肿瘤专家实施。迄今，国外文献报道不足 300 例，大部分在法国、英国等欧美国家进行。随着这一手术技术的不断成熟，我国也有更多的年轻宫颈癌患者接受这种人性化的手术治疗。

十三、人乳头瘤病毒感染和宫颈癌的关系

人乳头瘤病毒（HPV）感染是很普遍的，数据显示，4%～20%的正常人可能感染 HPV。现在，终身积累感染的概率可达到 60%～70%。也就是说，很多人在一生中都会有 HPV 感染，但是，这种感染可能是一过性的，人体把它清除掉，就不会得宫颈癌，清除时间需要 8 个月到 1 年。如果有了 HPV 感染但没及时清除，持续感染时间超过 1 年左右，就形成持续性 HPV 感染。持续性 HPV 感染会引发子宫颈的癌前病变。如果发生了 HPV 感染，那么它演变为宫颈癌的相对危险度就比正常人高 250 倍。女性在 30 岁前的性活跃期，HPV 感染率会增加，超过 30 岁以后就会下降，但是如果过了 30 岁还有 HPV 感染，发展成子宫颈癌前病变或患宫颈癌的机会就会增加。所以，每位 HPV 感染者都不能心存侥幸。

目前发现，宫颈癌不仅可以预防、治疗，甚至可以治愈和消灭。我们现在已经了解到宫颈癌是由 HPV 感染造成的。HPV 感染是宫颈癌发病的必要条件。从肿瘤发生的角度，现在已能够证明，由病毒直接引起的癌症只有宫颈癌一种，其他肿瘤目前仍然不清楚它们的发生机制。

正常的宫颈在 HPV 感染之后才会发生病变，但是，人体可以通过自身免疫把一般感染消除，如果消除不掉，病毒在身体里存活下来就成为持续性感染，这时就会先发生宫颈癌的癌前病变，从癌前病变发展成癌症一般要经过约十年的时间，从预防 HPV 感染到对付 HPV 感染有足够的时间，因此，引起重视才是关键。

目前，宫颈癌病毒研究取得了进展，全球科学家通过大量的临床研究证明 HPV 感染是宫颈癌发生的必要条件，所以 HPV 感染呈阴性者几乎不会发生宫颈癌。随着宫颈癌筛查方法的突破，第二代杂交捕获技术把检查灵敏度提高到 95%，可以查出 85% 以上的患者，不仅可以作为临床 HPV 感染的筛查方法，同时可以对高风险人群进行筛查，为医务工作者开展疾病防治工作提供了充足的时间。如果综

合新技术和过去的涂片两种方法，筛查率可达到 98％。HPV 疫苗的研究，虽然还没有治疗性疫苗问世，但是针对没有任何病毒暴露的预防性疫苗已经取得了临床试验的成功。因此，在 HPV 感染治疗性疫苗没有问世之前，针对宫颈癌还要依靠早期诊断和早期治疗的方法。

HPV 感染是非常重要的警示，虽然并不是所有的 HPV 感染都能发展成宫颈癌，真正的 HPV 感染发展成癌虽只有 2％的危险性，但医生仍高度重视对 HPV 感染的处理。医生的对策是治病即治毒，即治疗 HPV 感染引起的子宫颈病变，把病毒消除。目前发现的 HIV 病毒有 80～100 多种，其中可直接引起肿瘤的 HPV 有 13 种。

十四、女性 30 岁以前可以不进行 HPV 检测吗？

HPV 感染生殖道是常见现象，女性在 20 多岁时，感染率可能是 20％～30％，但到 40 多岁的时候，可能就变成百分之几。这是因为年轻时是性生活的高峰，感染率高，感染的病毒在体内会长期持续繁殖，而一般到 35 岁以后，HPV 感染的癌前病变才开始出现。正因为 30 岁之前 HPV 感染常见，所以专家并不主张对 30 岁以前的女性进行 HPV 检测，她们只要每年进行常规妇科体检就可以了。如果中年女性检测 HPV 感染结果是阴性的，细胞也没有发生病变，一般医生会比较有把握地说，今后 5～8 年都不需要再做此项检查了。

十五、宫颈癌患者如何随访？

建议治疗后 2 年内每 3～6 个月随访 1 次，第 3～5 年每 6～12 个月随访 1 次，5 年后每年随访 1 次。高危患者应缩短随访间隔，如第 1～2 年每 3 个月 1 次；低危患者随访间隔可以较长，如 6 个月 1 次。至少每年进行 1 次宫颈－阴道细胞学检查。随访时需进行仔细的临床评估。医生应教育患者了解提示复发的症状，如阴道排液、体重减轻、厌食、盆腔、髂关节、背部或腿部疼痛等。鼓励患者停止吸烟或减少吸烟。随访过程中不需常规进行影像学检查，有症状或怀疑复发时可应用。复发病例在治疗前需经病理证实。对于肿瘤未控或复发者，在治疗前需要行进一步的影像学检查或手术探查来评估病情。

第十三章　卵巢肿瘤的治疗与康复

一、卵巢肿瘤概述

正常女性在子宫的两侧，各有一拇指头大小的卵巢。卵巢虽小，但组织结构复杂，是保持女性正常性功能的重要器官。卵巢肿瘤可发生在任何年龄，但多见于生育期妇女，大多数发生于卵巢功能最旺盛的时期；其次为卵巢功能由旺盛转衰的时期。卵巢肿瘤是妇科常见肿瘤，占女性生殖系统肿瘤的32%。近年来，卵巢恶性肿瘤发病率增加2～3倍，呈逐渐上升趋势，占女性生殖系统恶性肿瘤的20%。对卵巢恶性肿瘤，目前无完善的早期诊断方法，晚期病例疗效不佳。

二、如何早期发现卵巢肿瘤?

在卵巢所有肿瘤中，恶性肿瘤占5%～10%。卵巢肿瘤的种类繁多、形态各异，因此，临床表现的差别也很大。可能因肿瘤生长的部位、速度、方式等不同而有多种多样的表现：通常是在腹部发现大小不等的包块，肿块压迫膀胱，可能引起排尿困难，压迫直肠可以引起便秘，肿瘤蒂扭转可能引起急腹症。患者多因腰痛，或不规则的阴道出血，或肿大的淋巴结发现转移的肿瘤等。定期进行妇科检查，是早期发现卵巢肿瘤的一个好方法。对于可疑患者，可以应用CT或MRI进行检查，可能查出直径在0.3cm以上的肿瘤。绝经后的妇女，患有卵巢肿瘤者并不罕见，应该对此有一定的警惕性。

三、卵巢恶性肿瘤的筛查、遗传倾向与干预

大部分卵巢恶性肿瘤是散发性的，遗传性卵巢癌约占所有卵巢癌的15%。遗

传性卵巢癌患者平均发病年龄较散发性卵巢癌患者早，多携带突变的 *BRCA* 基因，同时，患者罹患其他恶性肿瘤的风险增加。遗传性卵巢癌的病理类型主要为浆液性乳头状囊腺癌，预后较好。流行病学资料显示，无胚系 *BRCA* 基因突变的女性一生中患卵巢癌的概率为 $1\%\sim2\%$，而有 *BRCA*1 突变的女性一生的患病风险为 $21\%\sim51\%$，有 *BRCA*2 突变的女性一生的患病风险为 $11\%\sim17\%$。因此，有必要对高危人群进行 *BRCA* 基因的检测。高危人群包括：近亲有人患乳腺癌、卵巢癌或其他相关癌症；绝经前患乳腺癌；同时患多个相关的肿瘤，如乳腺癌、卵巢癌；家族中有男性乳腺癌患者；有德系犹太人血统等。与卵巢癌相关的遗传性肿瘤综合征主要有遗传性乳腺癌/卵巢癌综合征（hereditary breast and ovarian cancer syndrome，HBOC）、林奇综合征、黑斑息肉综合征（Peutz Jeghers syndrome，PJS）等。这些综合征的共同特点为：常染色体显性遗传，平均发病年龄较散发性患者早，双侧卵巢发病风险高，患多种原发肿瘤的风险增加，可表现为一人罹患多种原发肿瘤和（或）家族中多人罹患同种或多种原发肿瘤。

基因突变携带者的风险管理：①对 *BRCA*1/2 突变携带者，建议在 35～40 岁或完成生育后进行预防性输卵管和卵巢切除。*BRCA*2 相关卵巢癌的确诊年龄通常较 *BRCA*1 相关卵巢癌晚 8～10 年，故 *BRCA*2 突变携带者可考虑延迟至 40～45 岁再进行预防性附件切除。在考虑预防性手术时，应与基因突变携带者详细讨论手术的风险与获益。仅行输卵管切除不是降低患癌风险的标准手术，输卵管切除的女性仍有患卵巢癌和腹膜癌的风险。在绝经前进行预防性卵巢切除可能降低患乳腺癌的风险，但降低的程度不确定。②对林奇综合征、黑斑息肉综合征相关基因突变携带者，进行双侧输卵管、卵巢的切除和子宫的切除应基于个体情况进行考虑，如是否考虑生育、绝经情况、合并症、家族史等因素。③口服避孕药物可以降低发生卵巢癌的风险，风险降低的程度与服用药物的时间呈正相关。口服避孕药物是否会增加乳腺癌的患病风险一直存在争议，故口服避孕药物预防卵巢癌特别适用于已行预防性乳腺切除术的 *BRCA* 基因突变携带者。

四、卵巢良、恶性肿瘤的临床表现

1. 良性卵巢肿瘤的临床表现

良性卵巢肿瘤发展缓慢，早期多无症状，往往在妇科检查时偶然发现。中等大小肿瘤患者常感腹部不适，或摸到肿块，由下腹一侧向上长大。妇科检查时在子宫

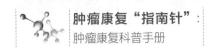
一侧触及球形肿块，囊性或实性，表面光滑，与子宫无粘连，蒂长者活动自如。大的或巨大肿瘤占满盆、腹腔，可出现压迫症状，如尿频、便秘、气急、心悸等，腹部可触及肿块，活动度差。妇科检查时阴道穹窿饱满，可触及瘤体下极，宫体位于肿瘤的侧方或前后，随宫颈活动。

2. 恶性卵巢肿瘤的临床表现

恶性卵巢肿瘤早期多无自觉症状，出现症状时往往病情已属晚期。由于肿瘤生长迅速，短期内可有腹胀、腹部肿块及腹水。肿瘤如向周围组织浸润或压迫神经可引起腹痛、腰痛或下肢疼痛；若压迫盆腔静脉，可出现下肢水肿；若为功能性肿瘤，可产生相应的雌激素或雄激素过多的症状。晚期患者表现为恶病质现象。妇科检查时可触及阴道后穹窿有散在质硬结节，肿块多为单侧性，实性或半实质性，表面不平，固定不动，常伴有血性腹水。有时在腹股沟、腋下或锁骨上可触及肿大的淋巴结。

CA125 和 HE4 是临床常用的鉴别卵巢恶性肿瘤的标志物。CA125 是浆液性卵巢癌的首选肿瘤标志物，在绝经后人群的诊断中应用价值更高。外科手术或化疗后，87%～94%的卵巢癌病例血液中 CA125 浓度与疾病进程相关性较好，可提示肿瘤的进展和消退。减瘤术后，CA125 可下降到最初水平的 75%以下。而 HE4 检出早期卵巢癌的敏感度最高，HE4 的水平不受月经周期及绝经状态的影响。在绝经前人群中，其诊断卵巢癌的特异性优于 CA125。临床中也使用 ROMA 指数来预测卵巢癌的风险。ROMA 指数是将 CA125 和 HE4 的血清浓度测定与患者绝经状态相结合的一个评估模型，其值取决于 CA125、HE4 的血清浓度、激素和绝经状态，正常值 0%～11.4%。ROMA 指数的卵巢癌检出率达 90%。研究显示，对于绝经前的患者，ROMA 指数诊断卵巢癌的敏感度平均为 76.00%，特异度约为 85.10%，而在绝经后的患者中，其敏感度约为 90.60%，特异度约为 79.40%。

五、卵巢恶性肿瘤的手术治疗

手术和化疗是卵巢恶性肿瘤治疗的主要手段。极少数患者可经单纯手术而治愈，绝大部分患者均需手术联合化疗等综合治疗。

手术在卵巢恶性肿瘤的初始治疗中有重要意义。手术目的包括切除肿瘤、明确诊断、准确分期、判断预后和指导治疗。

卵巢恶性肿瘤的初次手术包括全面的分期手术及肿瘤细胞减灭术。临床判断为早期的患者应实施全面分期手术，明确最终的分期。临床判断为中晚期的患者应行肿瘤细胞减灭术。如果术前怀疑有恶性肿瘤可能，推荐行开腹手术。近年来有腹腔镜手术用于早期卵巢恶性肿瘤全面分期手术的报道，但仍有争议。腹腔镜手术在晚期卵巢恶性肿瘤方面的应用主要在于明确诊断，协助判断能否满意减瘤。

1. 全面分期手术

全面分期手术适用于临床 I 期的卵巢恶性肿瘤患者。目的在于切除肿瘤，全面手术病理分期，并在此基础上评价预后、制订化疗方案。手术步骤：①取下腹部纵切口，进入腹腔后，首先取腹水，行细胞学检查。若无腹水，以生理盐水冲洗腹盆腔，取冲洗液，行细胞学检查。②全面仔细探查腹、盆腔内器官，包括所有壁腹膜表面。除取可疑部位活检外，还应对膀胱腹膜返折、子宫直肠陷凹、双侧结肠旁沟腹膜、膈下腹膜（也可使用细胞刮片进行膈下细胞学取样）进行活检。原发肿瘤若局限于卵巢，应仔细检查包膜是否完整。③切除全子宫和两侧卵巢及输卵管，于横结肠下切除大网膜及任何肉眼可见病灶。手术中尽量完整切除肿瘤，避免肿瘤破裂。肿瘤所在侧的骨盆漏斗韧带应行高位结扎以切除。④肉眼可疑阑尾表面或系膜肿瘤受累或卵巢黏液性癌应行阑尾切除。由于卵巢原发黏液性癌并不常见，所以卵巢黏液性肿瘤患者必须对消化道进行全面评估，以排除消化道来源的可能。⑤双侧盆腔淋巴结和腹主动脉旁淋巴结切除，切除腹主动脉旁淋巴结时，上界应达肾静脉水平。

2. 保留生育功能手术

如果患者年轻，要求保留生育功能，对于 I A、I C 期卵巢上皮癌（低级别浆液性癌、G1 子宫内膜样腺癌）可行单侧附件切除＋全面分期手术，保留健侧附件和子宫。术中需对肿癌行冰冻病理诊断及临床评估。对于临床判断为 I B 期的患者，可行双附件切除＋全面分期手术，保留子宫。性索间质肿瘤、交界性肿瘤可行单侧附件切除＋全面分期手术，保留健侧附件和子宫。有生育要求的任何期别的恶性生殖细胞肿瘤，如果子宫和对侧卵巢正常，都可以保留生育功能。恶性生殖细胞肿瘤患者影像学及术中探查未见淋巴结转移征象者可不行盆腔及腹膜后淋巴结切除术。I 期透明细胞癌恶性程度高，保留生育功能应谨慎。冻卵、辅助生殖等技术的发展，使得拟接受双侧卵巢切除手术的卵巢恶性肿瘤患者具有孕育后代的可能。

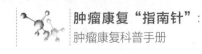

3. 肿瘤细胞减灭术

肿瘤细胞减灭术适用于术前或术中评估有卵巢外转移的中晚期患者。手术目的为最大限度地切除所有肉眼可见的肿瘤，降低肿瘤负荷，提高化疗疗效，改善预后。如初诊患者经妇科查体及影像学检查等综合判断有可能实现满意减瘤（残存肿瘤≤1cm），则可直接手术，称为初次肿瘤细胞减灭术（primary debulking surgery，PDS）。如判断难以实现满意减瘤或年老体弱难以耐受手术者，则在取得细胞学或组织学病理诊断后先行新辅助化疗 2～3 个周期（一般不超过 4 周期），再行手术；或者初次减瘤术后残存较大肿瘤，化疗 2～3 个疗程后再行手术，称间隔（中间）肿瘤细胞减灭术（interval debulking surgery，IDS）。手术步骤：①取下腹纵切口，全面探查盆腔及腹腔的肿瘤情况。②切除全子宫、双附件、大网膜及所有肉眼可见的肿瘤。③切除能够切除的肿块或可疑受累的淋巴结。如果盆腔外肿瘤病灶≤2cm，行系统的双侧盆腔和主动脉旁淋巴结切除术，切除范围同全面分期手术。④阑尾切除的原则同全面分期探查术。⑤为实现满意的减瘤效果，可根据转移灶所在部位，切除部分肠管、阑尾、脾、胆囊、部分肝、部分胃、部分膀胱、胰尾、输尿管及剥除膈肌和其他部位腹膜。

4. 腹腔镜探查术

腹腔镜探查术在晚期卵巢癌能否满意切除的评估中，具有以下优势：①放大盆腹腔的解剖结构，便于更好地观察上腹部、肝表面、膈肌、子宫膀胱陷凹及子宫直肠陷凹的转移灶；②对于无法达到满意切除的患者，避免不必要的开腹减瘤手术；③对于不适合手术减瘤的患者，相比剖腹探查，其创伤小、恢复快，不会推迟患者接受新辅助化疗的时间。但判断腹盆腔探查能否满意减瘤的标准，国内外尚无统一意见，需要进一步研究。另外，腹腔镜探查术的费用较高，且存在潜在的穿刺口转移的风险，这在一定程度上限制了其在临床的推广应用。

5. 再次减瘤术

对完成初次或间隔减瘤术并接受化疗后复发患者进行的再次肿瘤细胞减灭术称为再次减瘤术。手术适应证为铂敏感复发患者，即一线化疗末次治疗结束后至复发的间隔时间大于 6 个月者，且预计复发病灶可以切除，达到满意减瘤。研究显示，再次肿瘤细胞减灭术和初次肿瘤细胞减灭术一样，残存肿瘤越小，预后越好。手术步骤：根据复发灶的部位选择合适的切口，如为盆底复发灶可仍选择下腹部纵切口；如为部分肝切除，则选择右侧季肋部弧形切口；尽量切除所有肉眼可见的肿瘤，可根据需要切除部分肠管、阑尾、脾、胆囊、部分肝、部分胃、部分膀胱、胰尾、输尿管及剥除膈肌和其他部位腹膜。

6. 辅助性姑息手术

对接受姑息治疗的晚期卵巢恶性肿瘤患者,如有必要,可行以下辅助性手术:合并胸水、腹水者行胸腔或腹腔穿刺引流术;肿瘤压迫或侵犯输尿管导致肾盂输尿管积水时可考虑放置输尿管支架或肾造瘘术;肿瘤侵犯肠道导致肠穿孔可考虑近端造瘘术;盆底肿瘤压迫或侵犯直肠导致大便困难或直肠阴道瘘者可考虑结肠造瘘术。

7. 降低风险输卵管—卵巢切除术

推荐 *BRCA*1/2 突变携带者在完成生育后接受降低风险输卵管—卵巢切除术（risk reducing salpingo-oophorectomy，RRSO）。参考国外的资料和指南,对于 *BRCA*1 突变携带者,推荐接受 RRSO 手术的年龄在 35～40 岁。鉴于 *BRCA*2 突变携带者卵巢癌发病年龄较 *BRCA*1 突变携带者晚 8～10 年,*BRCA*2 突变携带者接受 RRSO 的年龄可推迟至 40～45 岁。双侧输卵管切除术对 *BRCA*1/2 突变携带者的保护作用仍有争议,而且 RRSO 可降低绝经前女性乳腺癌的发生风险,因此,仅行双侧输卵管切除应慎重。RRSO 手术有以下几点注意事项:可行腹腔镜下手术;进入腹腔后先行盆腔冲洗液细胞学检查;切除输卵管时应自伞端至壁内段完整切除输卵管;切除的卵巢和输卵管应全部取出,进行病理评价,以免漏掉隐匿性癌的存在。

六、卵巢恶性肿瘤的辅助化疗

1. 新辅助化疗

（1）共识:对卵巢恶性肿瘤进行 NACT 一直存有争议。目前的共识是,晚期卵巢恶性肿瘤 NACT 后再施行 IDS,其疗效不弱于 PDS 治疗模式。制订治疗方案时,必须由妇科肿瘤医生进行评估,决定是否先行 NACT。对于一些虽然机体状态适合于 PDS,但妇科肿瘤医生认定达到满意减瘤可能性不大的患者,更推荐 NACT,而不是 PDS。先接受 NACT 患者的围手术期和术后并发症,以及病死率更低,住院时间更短。

（2）指征、方案和疗程:①适用于Ⅲ/Ⅳ期患者,特别是大量胸水、腹水患者,不适用于早期病例。②经体检和影像学检查评估,或手术探查（包括腹腔镜探查）评估,难以达到满意减瘤者。③围手术期高危患者,如高龄、有内科合并症或无法耐受 PDS 者。④对特殊病例，临床高度怀疑卵巢恶性肿瘤，但无法取得组织病理活检者，则必须有腹水细胞学诊断，且血清 CA125/CEA（比值）大于 25。⑤在 3 或 4 个疗程 NACT 后，应考虑 IDS。⑥NACT 的方案与术后辅助化疗的一线方案相同，一般用静脉化疗。⑦NACT 时需慎用贝伐珠单抗。

2. 术后辅助化疗

（1）上皮性卵巢癌和卵巢性索间质肿瘤化疗指征和疗程：①ⅠA 和ⅠB 期，G1 分化，全面分期手术后，无须辅助化疗。②ⅠA 和ⅠB 期，G2 分化，可观察或酌情给予化疗 3～6 个疗程。③其他Ⅰ期，全面分期手术后，化疗 3～6 个疗程。④Ⅱ～Ⅳ期：术后视手术满意度决定化疗疗程数及是否行再次肿瘤细胞减灭术。接受满意肿瘤细胞减灭术的患者共化疗 6 个疗程（包括新辅助化疗的疗程数），或在血清肿瘤标志物正常后应至少化疗 2 个疗程。⑤对达到满意减灭术效果的晚期患者，可给予腹腔灌注化疗。⑥Ⅰ期成年型颗粒细胞瘤可不接受化疗，但ⅠA 期以上幼稚型颗粒细胞瘤需给予化疗。⑦紫杉醇联合卡铂仍是上皮性卵巢癌一线化疗的标准方案和首选方案。在此方案中，加入第 3 种化疗药或其他三药联合的化疗方案，不仅不能提高疗效，而且还会增加毒性。⑧多西他赛联合卡铂和脂质体多柔比星（PLD）联合卡铂，主要优点是神经毒性低，脱发较轻，可用于不能耐受紫杉醇毒性的患者。剂量密集型紫杉醇周疗联合卡铂 3 周给药可改善晚期卵巢癌患者的总生存期和无进展生存期，缺点是贫血和生活质量略有下降。对于高龄、体力状况评分差的患者，小剂量紫杉醇周疗和卡铂周疗也是一种选择。

（2）恶性生殖细胞肿瘤化疗指征和疗程：①对ⅠA 期无性细胞瘤和ⅠA 期肿瘤细胞分化好的未成熟畸胎瘤，在全面分期手术后，可随访观察，不需化疗。②所有其他临床期别患者在行分期手术或满意的肿瘤细胞减灭术后，都应接受 3～4 个疗程的化疗，或在血清学肿瘤标志物检测正常后再化疗 2 个疗程。③首选 BEP/EP 方案。

（3）交界性卵巢肿瘤的化疗指征和疗程：①所有期别的交界性卵巢肿瘤患者，在进行满意的减灭术后，如果转移灶也是交界性肿瘤，术后可以不进行辅助化疗。②腹盆腔播散病灶的病理检查为浸润性种植时，术后应进行化疗。③短期内腹腔复发的患者，应考虑给予化疗。④方案和疗程参见上皮性卵巢癌。

七、卵巢恶性肿瘤的靶向治疗

1. 二磷酸腺苷核糖多聚酶（PARP）抑制剂

人体内 DNA 损伤修复机制主要有两种，一种是 PARP 参与的 DNA 单链断裂后的损伤修复，另一种是 BRCA1/2 参与的同源重组修复。这两种修复机制保障遗传物质复制、细胞分裂等过程的顺利进行。一方面这两种机制中的一种修复过程发生障碍时，另一种机制可以进行代偿。另一方面，如果细胞的两种 DNA 损伤修复能力都受到抑制，则可能促进细胞的凋亡。基于上述理论，在 BRCA1/2 基因突变的肿瘤中已存在同源重组修复障碍，应用 PARP 抑制剂后可抑制单链断裂的损伤修复，促进肿瘤细胞凋亡，发挥更强的抗肿瘤作用。目前，已经在欧美国家或地区上市的 PARP 抑制剂主要有奥拉帕利、尼拉帕尼和卢卡帕尼。

奥拉帕利（olaparib）是第一个应用于临床的 PARP 抑制剂，适应证为对末线含铂方案化疗有效［完全缓解（CR）或部分缓解（PR）］的铂敏感复发卵巢癌的维持治疗。另外，对于有 BRCA1/2 基因突变的铂耐药复发患者可以行奥拉帕利单药治疗。其常见的不良反应包括贫血、恶心、呕吐和疲劳等，3～4 级贫血发生率约 30%，临床应用中应以重视。尼拉帕尼（niraparib）是 PARP1/2 抑制剂，目前尼拉帕尼在美国 FDA 获批，适应证为既往接受两线或以上含铂方案化疗并且末线化疗有效（CR 或 PR）的铂敏感复发卵巢癌患者的维持治疗。尼拉帕尼使用过程中应重点关注其血液学毒性，常见 3～4 级不良反应包括血小板减少、贫血、中性粒细胞减少。卢卡帕尼（rucaparib）是口服 PARP 抑制剂。目前卢卡帕尼在美国 FDA 获批的适应证为既往接受两线或更多线化疗的铂敏感或耐药复发，有 BRCA 基因突变（体细胞突变或胚系突变）卵巢癌患者的单药治疗，其常见的不良反应有恶心、呕吐、乏力、贫血等。我国自主研发的 PARP 抑制剂氟唑帕利目前正在临床研究阶段。

2. 抗血管生成药物

贝伐珠单抗作为抗血管生成药物之一，在卵巢癌的一线治疗、铂敏感复发、铂耐药复发的治疗中均有价值。贝伐珠单抗在患者化疗期间和化疗药物同步应用，如有效，在化疗结束后单药维持治疗。无论是一线治疗还是复发治疗，与单纯化疗相比，化疗联合贝伐珠单抗均有助于延长患者的无进展生存期。贝伐珠单抗使用中的不良反应有高血压、蛋白尿等，经对症处理后临床可控，但是应关注其消化道穿孔

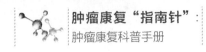

等严重不良反应，消化道穿孔风险较高（肠道受累、合并肿瘤导致的肠梗阻等）的患者不推荐使用贝伐珠单抗。国产的抗血管生成药物有甲磺酸阿帕替尼，是口服药物，在卵巢癌的Ⅱ期临床研究中显示出一定的效果。

八、卵巢恶性肿瘤的免疫治疗

免疫治疗在多种实体肿瘤中显示出了良好的效果，主要涉及免疫检查点抑制剂（PD1/PD-L1）、肿瘤疫苗、过继性细胞免疫治疗等。目前多项关于免疫检查点抑制剂在卵巢癌尤其是铂耐药复发卵巢癌Ⅰ期/Ⅱ期中的临床研究，显示出了一定的反应率，尤其是与PARP抑制剂或其他药物联合应用的时候，疗效更好。研究较多的免疫治疗药物（如帕母单抗、纳武单抗等），在不良反应方面有别于化疗，更多地表现为免疫性的器官功能损伤。免疫治疗为卵巢癌的治疗开辟了新的方向，但目前尚缺乏Ⅲ期临床研究的结果支持，因此有待进一步的探索。

九、卵巢恶性肿瘤的放疗

上皮性卵巢癌对放疗中度敏感，由于卵巢癌易出现盆腹腔广泛转移的生物学特点，可以选择现有有效的化疗药物。盆腹腔放疗多有近期和远期并发症，所以放疗基本不再用于卵巢癌术后的辅助治疗。即使是对放疗敏感的无性细胞瘤，术后亦采用化疗为主要辅助治疗手段。目前放疗仅用于部分复发卵巢癌的姑息治疗。对于肿瘤局限，如仅有腹膜后或纵隔淋巴结转移，但手术难以切除，且化疗效果不佳者，可考虑调强放疗。

十、卵巢恶性肿瘤的激素治疗

对于无法耐受化疗或化疗无效的复发患者，可考虑激素治疗，药物包括他莫昔芬、芳香化酶抑制剂（来曲唑、阿那曲唑等）、高效孕激素及促性腺激素释放激素类似物等，总体有效率大约为10%。

十一、卵巢恶性肿瘤的中医治疗

中医治疗可贯穿于卵巢癌患者的各个治疗阶段，有助于加快术后机体的恢复、增强放化疗疗效、减少不良反应、延长生存期、提高生存质量。脏腑虚弱、冲任失调是卵巢癌发病的主要病因病机，调理冲任，扶正祛邪为其主要治疗原则。根据患者个体差异，中医通过辨证论治，可为患者制订个性化的治疗方案，配合西医补充与完善卵巢癌的治疗。

十二、卵巢恶性肿瘤的预后和随访

由于难以早期诊断及对耐药复发上皮性卵巢癌缺乏有效的治疗，上皮性卵巢癌的总体预后较差。上皮性卵巢癌一线铂类联合紫杉醇类化疗药物的有效率达80%以上，其中一半以上可达到肿瘤完全缓解，但即使达到完全缓解的患者，仍有50%～70%复发，平均复发时间为16～18个月。I期患者的5年生存率可达90%，II期约80%，III/IV期患者的5年生存率仅为30%～40%，多数患者死于肿瘤复发耐药。卵巢恶性生殖细胞肿瘤的5年存活率早期可达96%，晚期及复发患者约为60%。90%的复发发生在术后2年内，但复发后治疗效果仍较好。

影响卵巢恶性肿瘤患者预后的因素包括年龄、肿瘤的分期、肿瘤的组织学类型、分化程度、肿瘤细胞减灭术后残留病灶的大小等。

经治疗获得完全缓解的患者，治疗后的前2年应每3个月复查1次，第3～5年每3～6个月复查1次，5年之后每年复查1次。复查时医生应注意询问患者有无不适症状。多数患者复发时缺乏典型的症状，而妇科检查则有助于早期发现阴道残端及盆腔内的复发。应定期检测患者血清肿瘤标志物，在初诊时发现有升高的肿瘤标志物都应进行复查，上皮性卵巢癌最常用的是CA125，此外还有CA19-9、CEA等。卵黄囊瘤注意复查AFP，无性细胞瘤复查LDH。影像学检查在卵巢恶性肿瘤的随访监测中不可缺少。常用的检查方法包括胸部X线片、超声、CT、MRI、骨扫描、PET-CT等。卵巢癌常复发于腹盆腔，腹盆腔超声检查可作为首选影像学检查。对于CA125明显升高、有症状，但超声未能找到复发灶者，可进一步做CT、MRI或PET-CT检查。对于怀疑肺转移的患者推荐首选胸部CT检查。

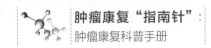

十三、卵巢恶性肿瘤的预防

大力开展宣传，提倡高蛋白饮食，提倡高维生素 A、维生素 C、维生素 E 饮食，避免高胆固醇饮食。具有卵巢恶性肿瘤高危因素的妇女避孕宜用口服避孕药。30 岁以上妇女每年进行一次妇科检查，高危人群应从幼年开始筛查，可做 B 超检测，常规检查甲胎蛋白，早期发现，早期处理。卵巢囊性肿物直径超过 6cm 者应手术切除，并按常规送病理检验，因为良性肿物继续生长下去也有恶变的可能。卵巢实性肿物不论大小应尽快手术，术中进行冰冻切片检查，决定手术范围。盆腔肿物诊断不清或保守治疗无效者，应及早做腹腔镜检查或剖腹探查。凡乳腺癌、胃肠癌患者，术后应常规进妇科检查，并定期随访，以早期发现转移癌。

十四、妊娠合并卵巢肿瘤的处理

在妊娠早期，经双合诊或 B 超较易发现卵巢肿瘤，如为单侧、活动、囊性肿瘤，可待妊娠 3 个月后进行手术。一方面可以减少流产的可能，另一方面可观察是否为妊娠黄体囊肿。如在妊娠中、晚期发现单侧、活动、囊性肿瘤，可待胎儿存活后即进行手术，其间应严密观察肿瘤情况。如肿瘤阻塞产道，应立即行剖宫产，同时切除肿瘤。如为卵巢癌或疑有恶变时，均应及时手术，不宜等待，以免危及患者生命。妊娠期卵巢包块出现以下情况时，需要进行手术干预：高度怀疑为恶性卵巢肿瘤，肿瘤直径大于 8cm，出现急腹症（如囊肿扭转、破裂）或严重的临床并发症（如肾积水），估计肿瘤会引起产道梗阻等。

十五、妇科手术后盆底功能障碍性疾病的预防及治疗

女性盆底功能障碍性疾病（pelvic floor dysfunctional diseases，PFDs）又称盆底缺陷（pelvic floor defects）或盆底支持组织松弛（relaxation of pelvic supports），是各种病因导致的盆底支持薄弱，进而盆腔器官移位，连锁引发其他盆腔器官的位置或功能异常，主要包括盆腔器官脱垂（pelvic organ prolapse，POP）及压力性尿失禁（stress urinary incontinence，SUI），临床主要表现包括尿失禁、大便失禁、便秘、性功能障碍和盆腔器官脱垂等，严重影响女性的生活质量。

盆底功能障碍多由于解剖异常，进而引发功能障碍，各类妇科手术所造成的结缔组织筋膜、肌肉、韧带、神经及血管等盆底支持结构的破坏，常常是导致盆底功能障碍的重要原因。根治性子宫切除术中，子宫骶韧带、主韧带及膀胱宫颈韧带的切除会导致腹下神经、盆腔内脏神经及腹下神经膀胱支被破坏，进而引起下尿道/膀胱功能障碍（感觉丧失、储尿及排尿功能失调、尿失禁等）、肛门/肠道功能障碍（便秘、排便不净感或腹泻、排便习惯改变）、外阴/阴道功能障碍（性欲低落、性唤起困难、性高潮障碍及性交疼痛）。普通的全子宫切除和根治性子宫切除对神经的损伤程度有明显的差异，宫颈癌患者行根治性全子宫切除术，需要切除的范围为阴道、宫颈、宫体、盆底支持组织及盆腔淋巴结，对神经的破坏严重。部分患者因阴道切除超过上 1/3，有一定程度的性功能障碍。并且阴道的切除程度还与膀胱功能障碍密切相关，过长地切除阴道，损伤尿道膀胱连接处或逼尿肌的平滑肌纤维，会引起尿失禁。

预防和避免手术失败及盆底组织神经的损伤，关键在于手术的适应证及术者的经验。手术方式和手术者的熟练程度对患者术后发生 PDF 有一定的影响。据临床统计结果，腹腔镜手术后盆底功能障碍的发生率明显低于开腹手术。此外，多数女性既往的妊娠和分娩过程中已不可避免地对盆底肌肉和神经造成不同程度的损伤，在此基础上进行全子宫切除术进一步增加了盆底功能障碍性疾病的发生。对于部分盆底功能障碍性疾病患者，需行盆底重建手术来改善盆底器官脱垂及压力性尿失禁等问题。因此除了在全子宫切除术中尽可能保护盆底支持结构以外，术前术后对盆底肌进行适当的功能锻炼和治疗对预防盆底功能障碍性疾病的发生显得尤为重要。

随着医学理论、医疗器械和材料的发展，腔镜技术、新的医用材料日渐被医务人员及患者接受，尤其是采用腹腔镜行恶性肿瘤盆腔淋巴清扫术，可显著降低术后并发症的发病率。最新的循证医学研究结果显示，与开放式手术比较，腹腔镜阴道悬吊术治疗 SUI 的围手术期并发症较少、术中出血量少、术后疼痛较轻、住院时间短、术后恢复正常活动快，但手术时间较长，两者术后发生排空障碍和逼尿肌活性增高的情况无差异；与阴式新型补片比较，使用补片者术后治愈率更高，复发率更低。目前有利用分子生物化学途径改变盆底功能紊乱的发展趋势，手术方式亦更加灵活，且趋于个体化。新型材料的使用有助于减少术后并发症和复发可能。

全子宫切除术后，随着时间延长，盆底肌力下降，术后 6～12 个月较术前差异明显，患者盆底功能障碍逐渐加重。全子宫切除引起的重度盆底肌力下降发生率达 77％，并且 90％的全子宫切除术后患者存在不同程度的性功能障碍，因此术后及时通过盆底肌评估发现盆底肌和神经功能的异常，并在术后及时进行盆底康复治疗与训练，能够明显改善患者的盆底功能，这对于预防全子宫切除术后的盆底功能障碍性疾病的发生显得尤为重要。

不同的术式对盆底功能障碍的程度有一定影响，经腹子宫切除最大，其次为阴式子宫全切术、腹腔镜子宫切除术（包括腹腔镜辅助下阴式子宫切除术）。所以，术前进行正确评估，选择适宜的手术方式，最大限度地减轻手术对盆底结构的损害，可将术后盆底功能障碍性疾病的发生率降到最低。早期盆底康复治疗在盆底软组织损伤恢复、神经损伤恢复、促进血液循环、预防压力性尿失禁等方面效果肯定。但能否改善性生活质量，目前尚无统一定论，可能与患者心理状态等多种因素有关。对于 PFDs 的手术治疗，临床上有传统的阴道前后壁修补术、阴道闭合术、子宫次（全）切除加悬吊术和盆底重建术等。

由于术后盆底康复的效果与患者术后盆底组织弹性、柔软程度密切相关，组织柔软者只需进行适当的盆底康复训练即可恢复功能，相反，如果术后较长时间才进行康复，由于术后部分组织机化，康复训练效果相对较差，因此对于全子宫切除术或根治性子宫切除术，以及盆底重建手术后的患者，术后 1 个月应尽早进行盆底功能障碍的评估，在手术残端愈合良好且未形成坚硬的瘢痕时，尽早进行相应的康复训练。目前主要采用经阴道（或直肠）电极进行无创、无痛苦的肌电检测技术，结合国际通用的 Glazer 评估，评估女性盆底肌的功能状态和损伤肌纤维类型，制订个体化的治疗方案。

全子宫切除后 PFDs 的治疗分为手术治疗和非手术治疗，临床上以非手术治疗为主，即盆底康复治疗，适用于轻、中度 PFDs 患者，手术治疗适用于重度、保守治疗无效的患者。盆底康复治疗是指在整体理论的指导下，加强对 PFDs 患者盆底支持结构的锻炼，唤醒被损伤的盆底肌肉神经，增加盆底肌肉的肌力和弹性，使盆底肌功能恢复正常。这是一种真正无创、无痛、无副作用的治疗方法，能够使绝大多数的术后盆底功能障碍症状得到缓解或治愈。盆底康复治疗和训练安全性高、治疗费用低、并发症少，能最大限度地减少或杜绝盆底功能障碍性疾病的发生，提高女性的生活质量。盆底康复治疗主要包括盆底肌训练、仿生物理治疗（盆底肌电刺激、生物反馈）。

盆底肌训练又称凯格尔（Kegel）运动、骨盆锻炼，该疗法指导患者通过训练加强耻尾肌的支撑和括约肌功能，锻炼正确收缩耻骨－尾骨肌群，以提升盆底肌力，增加尿道及肛门阻力。此方法多应用于产后盆底肌康复，对提高盆底肌力、改善尿失禁及盆腔器官脱垂有较好的疗效。对子宫切除术后的患者进行盆底肌训练后，盆底肌肉的收缩力和张力明显加强，盆底神经活动兴奋性升高，尿失禁频率降低，能有效减少子宫切除术后 SUI 等盆底功能障碍性疾病的发生，减轻手术给患者身心造成的影响。此外，盆底肌训练可促进盆底血液循环，同时唤醒盆底的神经及肌肉，有利于受损肌肉、神经功能的恢复，使肌肉健壮，从而使阴道恢复到紧缩状态，有利于提高患者性生活的质量。康复训练需要患者长期坚持。此外，盆底肌训练的成效与患者术后组织愈合柔软程度有关，如果术后较长时间、手术部位出现组织机化时才开始锻炼，则恢复效果不够理想，因此术后锻炼的最好时机应为手术残端愈合良好，但尚未形成坚硬瘢痕时。

生物反馈技术是一种行为训练技术，是指通过仪器准确测定神经－肌肉和自主神经系统的正常和异常活动状况，并将这些信息通过肌电图、压力曲线等反馈给患者，使患者了解机体状况的变化过程，然后采用不同的生物反馈训练模块进行训练。生物反馈技术能精确客观地检测、评估盆底肌肉的肌力情况和肌纤维受损类型。生物反馈治疗具有无创、无痛苦、无不良反应、无任何禁忌证、目的明确、指标精确、效果直观的特点，患者还可在没有生物反馈仪的情况下继续进行锻炼，不影响正常生活及工作，可作为 SUI 的首选疗法，但尿道压力、体质指数（BMI）、既往手术史、病情程度等均是影响生物反馈治疗疗效的重要因素，且治疗时间长，患者接受度及依从性差也是不能获得理想疗效的原因。

盆底肌电刺激治疗是一种采用电流对盆底肌肉或相关神经进行刺激的物理疗法，其原理是通过放置于阴道、直肠或皮肤表面的电极给予不同强度的低频电流直接刺激阴部神经、盆腔神经或神经肌肉，以重建或增强神经传导的兴奋性及盆底肌肉群的兴奋性，尤其是肛提肌及尿道周围横纹肌的功能。长时间电刺激治疗后，还可增加盆底横纹肌的收缩力，促进阴道的节律性收缩，能有效改善控尿功能和性功能。全子宫切除术后近期内大部分患者没有明显的 PFDs 的表现，而盆底肌电生理的改变是盆底组织损伤比较早的阶段，因此通过盆底电生理检测，许多患者可以在早期就进行盆底康复治疗，有效防止 PFDs 的发生。但是盆底肌电刺激治疗存在周期较长、见效慢、有不适感等问题，同时存在明显的年龄及疾病限制。因此目前临床多采用生物反馈联合盆底肌电刺激治疗或盆底肌训练治疗全子宫切除术后PFDs，临床效果肯定。

目前，对于全子宫切除术后 PFDs 大多采用联合治疗的方案。盆底生物反馈联合电刺激疗法能够在一定程度上预防全子宫切术后 PFDs 的发生，可提高盆底肌肉收缩力，预防和控制压力性尿失禁的发生，对 SUI 的治愈率可达 90% 以上，但对性生活质量无明显改善。根据全子宫切除术后 3 个月患者的 I、II 类肌纤维肌力情况制订个体化生物反馈联合电刺激法治疗，2 个疗程后 SUI 治愈率达 100%，I、II 类肌纤维肌力均得到一定程度的提高，是近期内预防及治疗全子宫切术后 PFD 安全、有效的方法，同时对预防远期阴道松弛、阴道断端脱垂、排便功能障碍等有一定疗效，但长期疗效不肯定，有待进一步研究。相对于单独治疗，联合生物反馈技术、电刺激治疗、Kegel 训练使全子宫切术后患者盆底肌力的恢复更快、更强。三者联合治疗还可以促进盆底血液循环，增强盆底肌收缩力，有利于提高患者性生活满意度，改善生活质量。联合治疗方案对子宫切除术后重度盆底肌力减退患者盆腔脏器脱垂也疗效显著，有效率高（68.7%），对腹腔镜切除术后 I、II 类肌力评分的改善高于腹式子宫切除，对腹式切除子宫发生重度盆底肌力减退患者则需要强化疗程。

第十四章　甲状腺癌的治疗与康复

一、甲状腺癌概述

甲状腺癌是最常见的内分泌系统恶性肿瘤，约占全身恶性肿瘤的 1%。近年来，全球五大洲肿瘤登记报告显示，世界多个国家和地区甲状腺癌的发病率均呈上升趋势，其发病率以每年 6.2% 的速度逐年递增，成为年增长率最快的实体恶性肿瘤。

甲状腺癌源于甲状腺滤泡或滤泡旁细胞。不同组织学类型的甲状腺癌具有不同的细胞来源、特征和临床预后。甲状腺癌主要以淋巴结转移为主，血行转移为主要远处转移途径。女性发病率明显高于男性，但男性甲状腺癌的淋巴结转移概率和肿瘤复发率要高于女性。大部分甲状腺癌进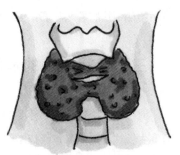展缓慢，近似良性病程，10 年生存率很高。但某些组织学亚型的甲状腺癌容易发生甲状腺外侵犯、血管侵袭和远处转移，复发率高，预后相对较差。但总体来说，甲状腺癌的病死率男女性均很低，都在常见恶性肿瘤病死率排名的 20 位之后。

二、常见的甲状腺癌类型

常见的甲状腺癌根据肿瘤的病理类型主要分为甲状腺乳头状癌、甲状腺滤泡癌、甲状腺髓样癌、甲状腺低分化癌和甲状腺未分化癌。

超过 90% 的甲状腺癌为分化型甲状腺癌（DTC），它起源于甲状腺滤泡上皮细胞，主要包括甲状腺乳头状癌和甲状腺滤泡癌，少数为 Hürthle 细胞或嗜酸性细胞肿瘤。分化型甲状腺癌以慢性侵袭性进程为特征，大部分进展缓慢，10 年生存率高达80%～95%。其中甲状腺乳头状癌最为常见，约占成人甲状腺癌的90%和儿童甲状腺癌的100%，恶性程度较低，以淋巴结转移为主。但某些组织学亚型（甲状腺乳头状癌的高细胞型、柱状细胞型、弥漫硬化型、实体亚型和甲状腺滤泡癌的广泛浸润型等）的分化癌容易发生甲状腺外侵犯、血管侵袭和远处转移，复发率高，预后相对较差。甲状腺低分化癌也属于分化型甲状腺癌范畴，此类肿瘤相对少见，其临床生物学特点为高侵袭性、易转移、预后差，是目前分化型甲状腺癌治疗的难点之一。甲状腺滤泡癌恶性程度比乳头状癌高，生长较快，属中度恶性，多经血行转移，淋巴结转移概率较低，预后相对较差。甲状腺未分化癌发展迅速，高度恶性，极易发生远处转移，预后极差。

甲状腺髓样癌（MTC）占所有甲状腺恶性肿瘤的1%～2%，它来源于分泌降钙素的甲状腺滤泡旁细胞（又称C细胞），是神经内分泌细胞，和甲状腺滤泡细胞无关。髓样癌是常染色体显性遗传性疾病，源于RET原癌基因的基因突变。大约98%突变位于RET基因外显子5、8、10、11、13、14、15、16上。约98%遗传性MTC和40%～50%散发性MTC是由位于10q11.2原癌基因RET突变所致，预后不如甲状腺乳头状癌，但较甲状腺未分化癌好。

三、甲状腺癌的危险因素

对于甲状腺癌发病率升高的原因一直以来都存在争议。有学者认为，发病率的升高主要由于近年来诊断技术的提高，其主要体现在甲状腺乳头状癌的构成比改变和直径小于2cm的甲状腺癌发病率的增加。然而，有研究显示，时期－出生队列模型分析后发现，直径2cm以上，甚至大于4cm的甲状腺癌发病率依然呈现明显的增长趋势，由此推测甲状腺癌发病率升高的真正原因并不能单纯归因于诊断技术的提高。增加的诊断性的电离辐射接触，碘负荷及代谢异常，职业接触多环芳烃类物质，特别是多溴联二苯醚等都可能是甲状腺癌潜在的危险因素。

1. 辐射暴露

迄今，辐射暴露是甲状腺癌公认的危险因素。儿童和青少年时期暴露于辐射会增加患甲状腺癌的风险，受辐射时年龄越小，患甲状腺癌的风险越大。切尔诺贝利核爆炸事故导致大量[131]I泄漏，受污染地区甲状腺癌发病人数激增，尤以儿童及青少年为主，因为这个时期的细胞分裂明显快于成人，其对辐射暴露更为敏感。辐射暴露的时候患者的年龄每增加10岁，其患甲状腺癌的相对危险度降低56%。在广岛和长崎原子弹爆炸的幸存者中也出现类似年龄相关发病风险的情况。医疗辐射增多与甲状腺癌发病率增高相一致。头颈和上胸部 CT 扫描增多，引起甲状腺癌发病率增高。

2. 碘摄入

碘是人类合成甲状腺激素的必需原料之一，日常生活中碘摄入的适度差异并不影响甲状腺癌发病率。超足量的碘摄入将影响甲状腺功能，还可能增加甲状腺癌的风险。自然低碘摄入地区甲状腺癌发病率较低，高碘摄入地区甲状腺癌发病率较高，尤其是甲状腺乳头状癌。高碘摄入是 *BRAF T1799A*（鼠类肉瘤滤过性毒菌致癌同源体 B1 第 15 外显子 1799 位点）基因发生突变的危险因素，因此成为甲状腺癌发生发展的危险因素。

3. 家族及遗传因素

有甲状腺分化癌家族史者，发生甲状腺癌的可能性较大。一级亲属甲状腺癌病史是甲状腺癌的高危因素，甲状腺乳头状癌的分布具有家族聚集性，一级、二级亲属和一般人群的患病率存在"一级亲属＞二级亲属＞一般人群"的规律，而且随亲属级别的降低，患病率下降（幅度不同）。甲状腺乳头状癌可能是一种受多基因、多因素影响的疾病。与环境因素相比，遗传因素可能是甲状腺乳头状癌更主要的危险因素。

甲状腺癌的发生、发展是在不同的时间和空间上以多个原癌基因激活和（或）抑癌基因的失活为基础的多步骤过程，不同的病理类型有其相对特异性的基因改变。*RET/PTC* 基因重排、*BRAF* 基因突变多见于甲状腺乳头状癌，*T1799A BRAF* 基因突变是甲状腺乳头状癌中主要的基因突变，可作为不良影响因子影响甲状腺乳头状癌的发生、侵袭及预后。而 *RAS* 基因突变、*PAX8－PPARG* 融合基因主要见于甲状腺滤泡癌。

4. 患者基本状况

年龄是甲状腺癌的独立危险因素。在甲状腺分化癌的 TNM 肿瘤分期中，年龄是重要的预测因素，小于 45 岁甲状腺分化癌发病率较高。甲状腺癌在小于 20 岁和不低于 70 岁患者中所占的比例高。女性甲状腺癌患病率明显高于男性，男女比例约 1∶4，但是男性是甲状腺乳头状癌的独立危险因素。男性甲状腺结节较女性甲状腺结节发生甲状腺癌的概率大，且男性被诊断甲状腺乳头状癌的年龄早于女性。高体质指数增加患甲状腺癌的风险，特别是女性，体质指数≥35 kg/m^{2}增加患甲状腺癌的风险。18 岁前超重或肥胖，尤其是女性，导致以后患甲状腺癌的概率增加。

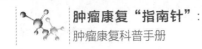

5. 患者甲状腺状态

桥本甲状腺炎又称慢性淋巴细胞性甲状腺炎，是一种较常见的自身免疫性疾病。桥本甲状腺炎合并甲状腺乳头状癌的发病率是 5.5%，较没有合并桥本甲状腺炎者高。桥本甲状腺炎伴甲状腺乳头状的发病率明显高于伴发其他类型甲状腺肿瘤，且不同地区及不同种族背景的患者发病率不同。故桥本甲状腺炎患者合并结节时，要密切观察其结节的变化。结节性甲状腺肿、甲状腺腺瘤或甲状腺炎等良性甲状腺疾病也是甲状腺癌的危险因素，与甲状腺癌发病率增高相关。而甲状腺功能亢进或甲状腺功能减退与甲状腺癌无明显关联。

约 4/5 分化型甲状腺癌表现为单一结节，有一部分表现为多发结节。对于任何单发结节和多发结节患者，甲状腺癌危险性是相同的。结节的单发或多发对其良恶性的鉴别并没有意义，甲状腺恶性结节亦可多病灶性发病，或与结节性甲状腺肿伴发。结节良恶性与结节大小和数目无关。

血清促甲状腺激素（TSH）是甲状腺功能的主要调节因素，包括分泌甲状腺激素、维持甲状腺具体基因表达和甲状腺细胞的增殖，是甲状腺结节的增长因子。甲状腺癌患者血清促甲状腺激素值比普通人群平均值高，术前较高浓度的血清促甲状腺激素水平不仅与甲状腺癌相关，而且与癌症 TNM 分期诊断有关。无论甲状腺自身免疫性疾病是否存在，血清甲状腺球蛋白抗体都是甲状腺恶性肿瘤的独立危险因素。血清甲状腺球蛋白在诊断甲状腺癌上缺乏特异性和敏感性，但可作为分化型甲状腺癌患者术后随访的重要参考指标，评估肿瘤是否复发。

四、甲状腺癌的临床表现

大多数甲状腺癌患者没有临床症状。合并甲状腺功能异常时，可出现相应的甲状腺功能亢进或甲状腺功能减退的临床表现。部分患者由于甲状腺癌结节压迫或侵犯周围组织，出现声音嘶哑、呼吸困难或吞咽困难等症状。

下述病史和体格检查结果是甲状腺癌的危险因素：①童年期头颈部放射线照射史或放射性尘埃接触史；②全身放疗史；③分化型甲状腺癌、甲状腺髓样癌或多发性内分泌腺瘤病 2 型、家族性多发性息肉病、某些甲状腺癌综合征（如 Cowden 综合征、Carney 综合征、Werner 综合征和 Gardner 综合征等）的既往史或家族史；④男性；⑤结节生长迅速；⑥伴持续性声音嘶哑、发音困难，并可排除声带病变（炎症、息肉等）；⑦伴吞咽困难或呼吸困难；⑧结节形状不规则、与周围组织粘连固定；⑨伴颈部淋巴结病理性肿大。

五、甲状腺癌的检查手段

所有甲状腺癌患者均应检测甲状腺功能。可以采用血清降钙素筛查甲状腺髓样癌。

高分辨率超声检查是评估甲状腺结节的首选方法。颈部超声可证实"甲状腺结节"是否真正存在，确定甲状腺结节的大小、数量、位置、质地（实性或囊性）、形状、边界、包膜、钙化、血供和其与周围组织的关系等情况，同时评估颈部区域有无淋巴结异常影像和淋巴结的大小、形态和结构特点。以下超声征象提示甲状腺癌的可能性大：①实性低回声结节；②结节内血供丰富（TSH正常情况下）；③结节形态和边缘不规则、晕圈缺如；④微小钙化、针尖样弥散分布或簇状分布的钙化；⑤同时伴有颈部淋巴结超声影像异常，如淋巴结呈圆形、边界不规则或模糊、内部回声不均、内部出现钙化、皮髓质分界不清、淋巴门消失或囊性变等。通过超声检查鉴别甲状腺结节的良恶性与超声医师的临床经验相关。

甲状腺核素显像无法评估甲状腺结节性质，CT和MRI检查在评估甲状腺结节良恶性方面不优于超声。术前可行颈部CT或MRI检查，显示结节与周围解剖结构的关系，寻找可疑淋巴结，协助制订手术方案。[18]F-FDG PET显像能够反映甲状腺结节摄取和代谢葡萄糖的状态。并非所有的甲状腺恶性结节都能在[18]F-FDG PET中表现为阳性，而某些良性结节也会摄取[18]F-FDG，因此单纯依靠[18]F-FDG PET显像不能准确鉴别甲状腺结节的良恶性。故不建议将甲状腺核素显像、CT、MRI和[18]F-FDG PET作为评估甲状腺结节性质的常规检查。

六、甲状腺结节的细针穿刺

甲状腺手术风险很大，并发症较多，且手术后需要终身服药。故术前细针穿刺抽吸活检有助于减少不必要的甲状腺结节手术，并帮助确定恰当的手术方案。凡直径超过1cm的甲状腺结节，均可考虑细针穿刺抽吸活检。术前通过细针穿刺抽吸活检诊断甲状腺癌的敏感度为83％，特异度为92％，阳性预测率为75％，假阴性率为5％，假阳性率为5％。但穿刺不能区分甲状腺滤泡状癌和滤泡细胞腺瘤。

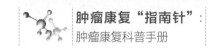

如存在下述情况，可考虑超声引导下细针穿刺抽吸活检：①超声提示结节有恶性征象；②伴颈部淋巴结超声影像异常；③童年期有颈部放射线照射史或辐射污染接触史；④有甲状腺癌或甲状腺癌综合征的病史或家族史；⑤[18]F-FDG PET 显像阳性；⑥伴血清降钙素水平异常升高。

在下述情况下，细针穿刺抽吸活检不作为常规检查：①经甲状腺核素显像证实为有自主摄取功能的"热结节"；②超声提示为纯囊性的结节；③根据超声影像已高度怀疑为恶性的结节。

直径小于 5mm 的可疑甲状腺恶性结节，不推荐常规行细针穿刺抽吸活检，直径介于5～10mm的甲状腺结节，不推荐也不反对进行细针穿刺抽吸活检。

目前，虽然没有单独甲状腺穿刺导致针道转移的调查数据，但是根据头颈部肿瘤细针和粗针穿刺导致针道转移情况的研究来看：细针导致针道转移的概率为 0.00012％（5/41468），粗针的概率为 0.0011％（2/1803），总体上看出，在当今成熟的技术条件下，这种情况发生的概率在十万分之一甚至百万分之一。其次，虽然甲状腺癌穿刺情况没有成系统的相关研究，但是陆陆续续有相关个案或个案集报道。截至 2011 年，全世界范围有报道甲状腺癌因为穿刺导致肿瘤转移的案例数总共 19 例，包含了乳头状癌、滤泡癌、未分化癌，以及肾癌甲状腺转移导致针道转移的报道。考虑到全球每年甲状腺结节细针穿刺的量，这个由细针穿刺导致的肿瘤转移基本上可以忽略不计。在这仅有的 19 例患者中，从穿刺完成到接受手术，等待时间从 3 周到 4 年不等，且随访发现针道转移对这 19 例患者的术后预后并没影响。因此，可以简单地总结：穿刺导致甲状腺癌针道转移的可能性微乎其微（十万到百万分之一的概率），即使发生了，对整体的预后也并没有影响。而且针道转移和疾病本身的恶性程度有关，而我们知道大部分的甲状腺癌都属于比较惰性的肿瘤。所以，不需要担心穿刺导致肿瘤转移的风险。

七、甲状腺癌的治疗原则

甲状腺分化癌的治疗方法主要包括手术治疗、术后[131]I 治疗和 TSH 抑制治疗。甲状腺分化癌对化疗、放疗均不敏感，故手术治疗最为重要，直接影响本病的后续治疗和随访，并与预后密切相关。甲状腺分化癌治疗的总体发展趋势是个体化的综合治疗。对于甲状腺低分化癌或未分化癌，只要有手术机会则应进行手术治疗，若病灶侵犯范围过大，可考虑先行靶向药物治疗，待病灶缩小后，再寻求手术机会。

甲状腺髓样癌的治疗方法中最重要的就是手术治疗，因为髓样癌对^{131}I治疗无效，对化疗、放疗不敏感。故手术治疗是唯一手段，与预后密切相关。甲状腺髓样癌的手术范围较甲状腺分化癌大，常规应该行甲状腺全切＋双侧中央区淋巴结清扫＋患侧颈侧区淋巴结清扫术。另外，甲状腺髓样癌患者还应该通过遗传咨询和基因检测来检测 RET 基因突变。遗传咨询或遗传检测的标准如下：①已经证实为遗传性髓样癌患者的一级亲属；②父母婴幼儿期存在多发性内分泌肿瘤 2B 型的典型表现；③皮肤苔藓淀粉样变的患者；④先天性巨结肠及 RET 外显子 10 基因突变的婴幼儿，以及多发性内分泌肿瘤 2B 型及有先天性巨结肠症状的外显子 10 基因突变的成人。若有基因突变，应该根据突变位点的风险高低决定预防性甲状腺切除的时机，再结合降钙素水平和彩超检查决定淋巴结清扫范围。

八、甲状腺癌的手术原则

手术治疗对甲状腺癌来说尤为重要，第一次手术的时机与范围决定了此后的随访、肿瘤复发率及整体预后。

确定甲状腺分化癌手术的甲状腺切除范围时，需要考虑以下因素：肿瘤大小、位置；是否侵犯甲状腺被膜；有无侵犯周围组织；有无淋巴结和远处转移；单发病灶或多发病灶；童年期有无放射线接触史；有无甲状腺癌或甲状腺癌综合征家族史；性别、病理亚型等其他危险因素。医生应根据临床 TNM 分期、肿瘤死亡/复发的危险度、各种术式的利弊和患者意愿，细化外科处理原则，制订个体化治疗方案，不可一概而论。

甲状腺分化癌的甲状腺切除术式主要包括甲状腺全切/近全切除术和甲状腺腺叶＋峡部切除术。甲状腺全切术即切除所有甲状腺组织，无肉眼可见的甲状腺组织残存；甲状腺全切/近全切除术即切除几乎所有肉眼可见的甲状腺组织（保留＜1g 的非肿瘤性甲状腺组织，如喉返神经入喉处或接近甲状旁腺处的非肿瘤性甲状腺组织）。

甲状腺全切/近全切除术可为甲状腺癌患者带来下述益处：①一次性治疗多灶性病变；②利于术后监控肿瘤的复发和转移；③利于术后^{131}I治疗；④减少肿瘤复发和再次手术的概率（特别是对中、高危甲状腺分化癌患者），从而避免再次手术导致的严重并发症发病率增加；⑤准确评估患者的术后分期和危险度分层。此外，甲状腺全切/近全切除术后的缺点是不可避免地发生永久性甲状腺功能减退从而需

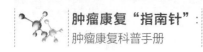

要终身服药，并且这种术式对外科医生专业技能的要求较高，患者术后甲状旁腺功能受损和（或）喉返神经损伤的概率增大。

建议分化型甲状腺癌进行甲状腺全切/近全切除术的适应证包括：①童年期有头颈部放射线照射史或放射性尘埃接触史；②原发病灶最大直径＞4cm；③多癌灶，尤其是双侧癌灶；④不良的病理亚型，如甲状腺乳头状癌的高细胞型、柱状细胞型、弥漫硬化型、实体亚型，甲状腺滤泡癌的广泛浸润型，低分化型甲状腺癌；⑤已有远处转移，需行术后 I[131] 治疗；⑥伴有双侧颈部淋巴结转移；⑦伴有腺外侵犯（如气管、食管、颈动脉或纵隔侵犯等）。

甲状腺全切/近全切除术的相对适应证：肿瘤最大直径介于 1～4cm，伴有甲状腺癌高危因素或合并对侧甲状腺结节。与甲状腺全切/近全切除术相比，甲状腺腺叶＋峡部切除术更有利于保护甲状旁腺功能、减少对侧喉返神经损伤，也有利于保留部分甲状腺功能。但这种术式可能遗漏对侧甲状腺内的微小病灶，不利于术后通过血清甲状腺球蛋白和[131]I 全身显像监控病情，如果术后经评估还需要 I[131] 治疗，则要进行再次手术切除残留的甲状腺。

九、甲状腺癌术后[131]I 治疗

[131]I 治疗是分化型甲状腺癌术后治疗的重要手段之一。[131]I 治疗包含两个层次：一是采用[131]I 清除分化型甲状腺癌术后残留的甲状腺组织，简称[131]I 清甲；二是采用[131]I 清除手术不能切除的分化型甲状腺癌转移灶，简称[131]I 清灶。

分化型甲状腺癌术后[131]I 清甲治疗的意义包括：①利于通过血清甲状腺球蛋白和[131]I 全身显像监测疾病进展；②是[131]I 清灶治疗的基础；③清甲后的全身核素显像、单光子发射计算机断层成像/CT 融合显像等有助于对分化型甲状腺癌进行再分期；④可能治疗潜在的分化型甲状腺癌病灶。目前对术后[131]I 清甲治疗的适应证尚存争议，主要问题集中于低危者是否从中获益。结合美国甲状腺协会的推荐、国内的实际情况和临床经验，建议对分化型甲状腺癌术后患者进行实时评估，根据TNM 分期，选择性实施[131]I 清甲治疗。总体来说，除外所有癌灶直径均小于 1cm且无腺外浸润、无淋巴结和远处转移的分化型甲状腺癌，均可考虑[131]I 清甲治疗。妊娠期、哺乳期、计划短期（6 个月）内妊娠者和无法依从辐射防护指导者，禁忌进行[131]I 清甲治疗。分化型甲状腺癌手术后，选择性应用[131]I 清甲治疗的具体推荐详见表 14－1。

表 14-1 根据 TNM 分期对分化型甲状腺癌患者是否应用^{131}I 清甲治疗的推荐

TNM 分期		对^{131}I 清甲治疗的推荐强度	临床解读
T$_1$	癌灶≤1cm，癌灶局限于甲状腺内	E	不建议^{131}I 清甲治疗
	癌灶 1～2cm，癌灶局限于甲状腺内	I	不建议也不反对^{131}I 清甲治疗
T$_2$	癌灶＞2～4cm，癌灶局限于甲状腺内	C	可行^{131}I 清甲治疗
T$_3$	癌灶＞4cm		
	年龄＜45 岁	B	应行^{131}I 清甲治疗
	年龄≥45 岁	B	应行^{131}I 清甲治疗
	癌灶有显微镜下的甲状腺外浸润（不考虑癌灶大小和年龄）	I	不建议也不反对^{131}I 清甲治疗
T$_4$	癌灶有肉眼可见的甲状腺外浸润（不考虑癌灶大小和年龄）	B	应行^{131}I 清甲治疗
N$_x$，N$_0$	无淋巴结转移	I	不建议也不反对^{131}I 清甲治疗
N$_1$	有淋巴结转移		
	＜45 岁	C	可行^{131}I 清甲治疗
	≥45 岁	C	可行^{131}I 清甲治疗
M$_1$	有远处转移 A	A	应行^{131}I 清甲治疗

（引自：甲状腺结节和分化型甲状腺癌诊治指南，中国肿瘤临床，2012 年第 39 卷 17 期）

^{131}I 清甲治疗前准备：如患者有清甲治疗的适应证，但在治疗前的评估中发现残留甲状腺组织过多，应建议患者先再次尽量切除残余甲状腺组织，否则清甲的效果较难保证。清甲治疗虽有可能清除残余甲状腺腺叶，但不推荐以此替代手术。如在清甲治疗前的评估中发现可采用手术方法切除的甲状腺分化癌转移灶，也应先行再次手术。仅在患者有再次手术的禁忌证或拒绝再次手术时，考虑直接进行清甲治疗。一般状态差、伴随有其他严重疾病或其他高危恶性肿瘤者，优先纠正一般状态、治疗伴随疾病，之后再考虑清甲治疗。

正常甲状腺滤泡上皮细胞和甲状腺分化癌细胞的胞膜上表达钠碘协同转运体，在 TSH 刺激下可充分摄取^{131}I。因此，清甲治疗前需要升高血清 TSH 水平。血清

TSH＞30 mU/L 后可显著增加甲状腺分化癌肿瘤组织对^{131}I的摄取。升高 TSH 水平可通过两种方式实现。①升高内源性 TSH 水平：甲状腺术后4～6周内暂不服用 L－T$_4$，或（已开始 TSH 抑制治疗者）停用 L－T$_4$ 至少2～3周，使血清 TSH 水平升至 30 mU/L 以上。②使用重组 TSH（rhTSH）：在清甲治疗前，每日肌内注射 rhTSH 0.9mg，连续两日，同时无需停用 L－T$_4$。rhTSH 尤其适用于老年甲状腺分化癌患者、不能耐受甲减者和停用 L－T$_4$ 后 TSH 升高无法达标者。目前多个国家与地区已批准 rhTSH 用于辅助清甲治疗。

^{131}I 清甲治疗的短期副作用：治疗剂量的^{131}I 对甲状腺分化癌病灶、残留甲状腺组织、邻近组织和其他可摄碘的正常组织器官形成直接辐射损伤，导致不同程度的放射性炎症反应。清甲治疗后短期（1～15 天）内常见的副作用包括乏力、颈部肿胀和咽部不适、口干甚至唾液腺肿痛、味觉改变、鼻泪管阻塞、上腹部不适甚至恶心、泌尿道损伤等。上述症状多出现于清甲治疗 1～5 天内，常自行缓解，无需特殊处置。

在^{131}I 治疗期采用服用酸性糖果、嚼无糖口香糖、按摩唾液腺或补液等措施，可减轻唾液腺的辐射损伤。大量饮水、多排尿和服用缓泻剂等措施可有助于减轻腹腔和盆腔的辐射损伤，但需注意引发电解质紊乱的可能性。合并其他慢性疾病和（或）高龄甲状腺分化癌患者，持续甲减加上清甲后^{131}I 的损伤，基础疾病病情可能在短期内加重，需密切观察、及时处理。另外，清甲治疗后短期内患者可能出现一些心理方面的改变，如无聊感、焦虑、失眠、恐惧等，这并非^{131}I 的直接损伤，而是源于治疗实施过程的一些因素（如辐射防护隔离、甲减逐渐加重和其他疾病的影响等）。总之，^{131}I 清甲治疗后出现的短期副作用多可自行缓解，无需特殊处置。

^{131}I 清甲治疗后全身核素显像的意义：因为清甲所用的^{131}I 剂量远高于诊断性全身核素显像应用的^{131}I 剂量，所以在诊断性全身核素显像时未见甲状腺分化癌转移病灶的患者中，10％～26％可通过治疗后全身核素显像发现甲状腺分化癌转移病灶，10％会因为发现新病灶而改变清甲治疗前的肿瘤分期，9％～15％会根据治疗后全身核素显像结果调整后续的治疗方案。因此，治疗后全身核素显像是对甲状腺分化癌进行再分期和确定后续^{131}I 治疗适应证的基础。采用^{131}I SPECT 并组合 CT 检查可能进一步提高治疗后全身核素显像诊断的准确性。故建议^{131}I 清甲治疗后 2～10 天内应进行诊断性核素扫描检查。

^{131}I 清甲治疗后的甲状腺激素治疗：通常清甲治疗后 24～72 小时开始（或继

续）口服甲状腺激素，常规用药为 L－T$_4$。清甲前残留较多甲状腺组织者，因清甲所用的^{131}I破坏甲状腺组织使甲状腺激素不同程度释放入血，故 L－T$_4$ 治疗的起始时间可适当推迟，补充 L－T$_4$ 的剂量也宜逐步增加。

再次^{131}I清甲治疗的指征：部分患者单次清甲治疗不能将残留甲状腺完全清除，多见于清甲治疗前残留甲状腺组织较多，或残留甲状腺组织和甲状腺分化癌病灶摄取^{131}I不充分（多因体内存在较大量的稳定碘），或清甲所用^{131}I剂量不足，或对^{131}I辐射敏感性低等。清甲治疗 4～6 个月以后，可进行清甲是否完全的评估。如TSH 刺激后的全身核素显像图像中无甲状腺组织显影，甲状腺吸^{131}I率＜1%，提示^{131}I清甲完全。血清甲状腺球蛋白检测和甲状腺超声检查也可协助判别清甲是否完全。首次清甲后仍有残留甲状腺组织者，为达到完全清甲的治疗目标，可进行再次清甲治疗。再次清甲的^{131}I剂量确定原则与首次治疗相同。

^{131}I清灶治疗的适应证：无法手术切除但具备摄碘功能的甲状腺分化癌转移灶（包括局部淋巴结转移和远处转移）。治疗目的为清除病灶或部分缓解病情。清灶治疗的疗效与转移灶摄取^{131}I的程度和^{131}I在病灶中的滞留时间直接相关，还受到患者年龄、转移灶的大小和部位，以及病灶对^{131}I的辐射敏感性等因素的影响。年轻患者获得治愈的可能性较大，软组织和肺部的微小转移灶易被清除；已形成实质性肿块的转移灶或合并骨质破坏的骨转移，即使病灶明显摄取^{131}I，清灶治疗的效果往往也欠佳。高龄、伴随其他严重疾病或无法耐受治疗前甲减者，不宜采用^{131}I清灶治疗。位于关键部位的转移灶（如颅内或脊髓旁、气道内、性腺旁转移等），如果无法手术，即使病灶显著摄取^{131}I，也不适合^{131}I清灶治疗，而应采用其他方法处理。总之，对无法手术切除的摄碘性甲状腺分化癌转移灶，可选择性应用^{131}I清灶治疗。

^{131}I清灶治疗的实施和随访：首次^{131}I清灶治疗应在^{131}I清甲至少 3 个月后进行。围清灶治疗期的处理基本与清甲治疗相同。^{131}I清灶治疗后 2～10 天进行全身核素显像，预估治疗效果和后续清灶治疗的必要性。清灶治疗 6 个月后，可进行疗效评估。如治疗有效（血清甲状腺球蛋白持续下降，影像学检查显示转移灶缩小、减少），可重复清灶治疗，两次清灶治疗间宜相隔 4～8 个月。若清灶治疗后血清甲状腺球蛋白仍持续升高，或影像学检查显示转移灶增大、增多，或 18 F-FDG PET 发现新增的高代谢病灶，则提示治疗无明显效果，应考虑终止^{131}I清灶治疗。

重复^{131}I治疗的最大剂量和安全性：随^{131}I治疗次数增多和^{131}I累积剂量加大，辐射副作用的风险也会增高。较常见的副作用包括慢性唾液腺损伤、龋齿、鼻泪管

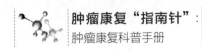

阻塞或胃肠道反应等。[131]I 治疗罕见引起骨髓抑制、肾功能异常，可通过治疗前后监测血常规和肾功能及时发现。没有足够证据表明[131]I 治疗影响生殖系统，但建议女性在[131]I 治疗后 6～12 个月内避免妊娠。

十、甲状腺癌术后都需要行促甲状腺激素抑制治疗吗？

甲状腺癌术后促甲状腺激素（TSH）抑制治疗是指手术后应用甲状腺激素将 TSH 抑制在正常低限或低限以下，甚至检测不到的程度，一方面补充甲状腺癌术后患者所缺乏的甲状腺激素，另一方面抑制甲状腺分化癌细胞生长。TSH 抑制水平与甲状腺分化癌的复发、转移和癌症相关死亡的关系密切，特别对高危甲状腺分化癌患者，这种关联性更加明确。TSH 抑制治疗用药首选 L－T_4 口服制剂。干甲状腺片中甲状腺激素的剂量和 T_3/T_4 的比例不稳定，可能带来 TSH 波动，因此不建议在长期抑制治疗中作为首选。TSH＞2 mU/L 时癌症相关死亡和复发增加。高危甲状腺分化癌患者术后 TSH 抑制至＜0.1 mU/L 时，肿瘤复发、转移风险显著降低。低危甲状腺分化癌患者术后 TSH 抑制于 0.1～0.5 mU/L 即可使总体预后显著改善，而将 TSH 进一步抑制到＜0.1 mU/L 时，并无额外收益。某些低分化甲状腺癌的生长、增殖并非依赖 TSH 的作用，对此类患者，即便将 TSH 抑制到很低的水平，仍难以减缓病情进展。

TSH 抑制治疗最佳目标值应满足：既能降低甲状腺癌的复发率、转移率和相关死亡率，又能减少外源性亚临床甲亢导致的副作用，提高生活质量。迄今为止，对这一最佳目标值尚无一致意见。近年来，TSH 抑制治疗的理念发生了转变，提倡兼顾甲状腺分化癌患者的肿瘤复发危险度和 TSH 抑制治疗的副作用风险，制订个体化治疗目标，摒弃单一标准。国内指南根据双风险评估结果，建议在分化型甲状腺癌患者的初治期（术后 1 年内）和随访期中，设立相应 TSH 抑制治疗目标（表 14－2～表 14－4）。

表 14-2 分化型甲状腺癌的复发危险度分层

复发危险度组别	符合条件
低危组	符合以下全部条件者： 无局部或远处转移 所有肉眼可见的肿瘤均被彻底清除 肿瘤没有侵犯周围组织 肿瘤不是侵袭型的组织学亚型，并且没有血管侵犯 如果该患者清甲后行全身碘显像，甲状腺床以外没有发现碘摄取
中危组	符合以下任一条件者： 初次手术后病理检查可在镜下发现肿瘤有甲状腺周围软组织侵犯 有颈淋巴结转移或清甲后行全身[131]I显像发现有异常放射性摄取 肿瘤为侵袭型的组织学类型，或有血管侵犯
高危组	符合以下任一条件者： 肉眼下可见肿瘤侵犯周围组织或器官 肿瘤未能完整切除，术中有残留 伴有远处转移 全甲状腺切除后，血清 Tg 水平仍较高 有甲状腺癌家族史

表 14-3 TSH 抑制治疗的副作用风险分层

TSH 抑制治疗的副作用风险分层	适应人群
低危	符合下述所有情况： ①中青年；②无症状者；③无心血管疾病；④无心律失常；⑤无肾上腺素能受体激动的症状或体征；⑥无心血管疾病危险因素；⑦无合并疾病；⑧绝经前妇女；⑨骨密度正常；⑩无骨质疏松症（OP）的危险因素

TSH 抑制治疗的副作用风险分层	适应人群
中危	符合下述任一情况： ①中年；②高血压；③有肾上腺素能受体激动的症状或体征；④吸烟；⑤存在心血管疾病危险因素或糖尿病；⑥围绝经期妇女；⑦骨量减少；⑧存在 OP 的危险因素
高危	符合下述任一情况： ①临床心脏病；②老年；③绝经后妇女；④伴发其他严重疾病

表 14-4　基于双风险评估的 DTC 患者术后 TSH 抑制治疗目标（mU/L）

		DTC 的复发危险度			
		初治期（术后 1 年）		随访期	
		高中危	低危	高中危	低危
TSH 抑制治疗的副作用风险	高中危[a]	<0.1	0.5[d]~1.0	0.1~0.5[d]	1.0~2.0 （5~10 年）[c]
	低危[b]	<0.1	0.1~0.5[d]	<0.1	0.5[d]~2.0 （5~10 年）[c]

注：[a]TSH 抑制治疗的副作用风险为高、中危层次者，应个体化抑制 TSH 至接近达标的最大可耐受程度，予以动态评估，同时预防和治疗心血管和骨骼系统相应病变；[b]对 DTC 的复发危险度为高、中危层次，同时 TSH 抑制治疗副作用危险度为低危层次的 DTC 患者，应定期评价心血管和骨骼系统情况，[c]5~10 年后如无病生存，可仅进行甲状腺激素替代治疗；[d]表格中的 0.5 mU/L 因各实验室的 TSH 正常参考范围下限不同而异。

TSH 抑制治疗的 L－T₄ 剂量和调整：对患者个体而言，抑制治疗的 L－T₄ 剂量就是达到其 TSH 抑制目标所需的剂量。对已清除全部甲状腺的 DTC 患者，抑制治疗的 L－T₄ 剂量通常高于单纯替代剂量，平均为 1.5~2.5 $\mu g/$（kg·d）；老年（尤其 80 岁以上）患者中，达到 TSH 抑制的 L－T₄ 剂量较年轻人低 20%~30%，原因在于老年人甲状腺激素外周降解率的降低大于口服吸收率的下降。L－T₄ 的起始剂量因患者年龄和伴发疾病情况而异。L－T₄ 最终剂量的确定有赖于血清 TSH 的监测。L－T₄ 剂量调整阶段，每 4 周左右测定一次 TSH，达标后 1 年内每 2~3 个月、2 年内每 3~6 个月、5 年内每 6~12 个月复查甲状腺功能，以确定 TSH 维持于目标范围。

早餐前空腹顿服 L－T₄ 最利于维持稳定的 TSH 水平。如有漏服，应服用双倍剂量，直至补足全部漏服剂量。部分患者需要根据冬夏季节 TSH 水平的变化调整

L－T₄用量（冬增夏减）。应在间隔足够时间后服用某些特殊药物或食物：与维生素、滋补品间隔 1 小时，与含铁、钙食物或药物间隔 2 小时，与奶、豆类食品间隔 4 小时，与考来烯胺（消胆胺）或降脂树脂间隔 12 小时。每次调整 L－T₄ 剂量后 4 周左右（年长者较久），TSH 可渐达稳态。妊娠期间切不可盲目停药。

TSH 抑制治疗期间骨质疏松的防治：对需要将 TSH 抑制到低于 TSH 正常参考范围下限的甲状腺分化癌患者（特别是绝经后妇女），应评估治疗前基础骨矿化状态，并根据医疗条件酌情进行血清钙/磷、24 小时尿钙/磷、骨转换生化标志物和基准剂量（BMD）测定。由于长期亚临床甲亢是绝经后女性发生骨质疏松的危险因素，因此绝经后甲状腺分化癌患者在 TSH 抑制治疗期间，应接受骨质疏松初级预防：确保钙摄入 1000mg/d，补充维生素 D 400～800 U（10～20 μg）/d。对未使用雌激素或双膦酸盐治疗的绝经后妇女、TSH 抑制治疗前或治疗期间达到骨质疏松诊断标准者，应启动正规抗骨质疏松治疗。维生素 D 应增至 800～1200 U（20～30 μg）/d，并酌情联合其他干预治疗药物（如双膦酸盐类、降钙素类、雌激素类、甲状旁腺激素、选择性雌激素受体调节剂类等）。

TSH 抑制治疗期间心血管系统副作用的防治：对需要将 TSH 抑制到低于 TSH 正常参考范围下限的甲状腺分化癌患者，需评估治疗前基础心血管系统情况；定期监测心电图，必要时行动态心电图和超声心动图检查；定期进行血压、血糖和血脂水平检测，必要时可测定颈动脉内膜中层厚度以协助评估动脉粥样硬化的危险性。使用肾上腺素受体阻滞剂（β受体阻滞剂）3～4 个月后，外源性亚临床甲亢带来的心脏舒张功能和运动耐力受损可以得到显著改善，并能控制心血管事件（尤其是心房颤动）的相关死亡率。因此，TSH 抑制治疗期间，对表 14－5 中列出的甲状腺分化癌患者，如无使用 β受体阻滞剂禁忌证，应考虑给予该类药物预防心血管系统副作用。TSH 抑制前或治疗期间发生心房颤动者，应给予规范化治疗。有心脏基础疾病或心血管事件高危因素者，应针对性地给予地高辛、血管紧张素转换酶抑制剂或其他心血管药物治疗，并适当放宽 TSH 抑制治疗的目标。

表 14-5　DTC 患者 TSH 抑制治疗期间 β 受体阻滞剂的治疗指征

	TSH<0.1 mU/L	TSH 0.1~0.5 mU/L[a]
≥65 岁	治疗	考虑治疗
<65 岁，有心脏病	治疗	治疗
<65 岁，有心血管疾病危因素	治疗	考虑治疗
<65 岁，有甲亢症状	治疗	治疗

注：[a]0.5 mU/L 因各实验室的 TSH 正常参考范围下限不同而异。

十一、甲状腺癌手术可以保留甲状腺部分腺体吗？

甲状腺专科医生会根据病情及治疗原则制订个体化手术方案，医生建议做甲状腺全切的病例，不推荐保留部分腺体。保留部分腺体不利于术后随访和监测肿瘤复发，且残留的部分腺体可能会新发肿瘤，同时保留的腺体量也无法避免需要终身服用甲状腺素片。

甲状腺腺叶＋峡部切除术，可保留对侧腺叶的适应证：局限于一侧腺叶内的单发甲状腺分化癌，并且肿瘤原发灶≤1cm、复发危险度低、无童年期头颈部放射线接触史、无颈部淋巴结转移和远处转移、对侧腺叶内无结节。

甲状腺腺叶＋峡部切除术的相对适应证：局限于一侧腺叶内的单发甲状腺分化癌，并且肿瘤原发灶≤4cm、复发危险度低、对侧腺叶内无结节；微小浸润型甲状腺滤泡癌。

除开上述情况以外的甲状腺分化癌或滤泡癌、甲状腺髓样癌、低分化癌或未分化癌均不建议仅行腺叶切除。

十二、甲状腺癌术后的并发症

甲状腺癌手术的术后并发症包括出血、切口感染、呼吸道梗阻、甲状旁腺损伤（一过性或永久性低钙血症）、喉返神经损伤、喉上神经损伤和麻醉相关的并发症等。甲状腺全切除术后喉返神经损伤率为 4.3%，双侧喉返神经损伤率为 0.6%（其中半数患者行气管切开），有症状的低钙血症发生率为 14.0%（永久性低钙血症为 2.2%），术后出血发生率为 8.0%，切口感染率为 0.4%。手术并发症的发生率与术者经验有关。为尽量避免发生手术并发症，建议术前做好充分的手术风险评估（如呼吸功能如何、是否存在呼吸道感染、声带是否正常、气管是否受压、是否伴发其他基础疾病等）。术中做到切口良好暴露，注意甲状旁腺和喉返神经的保护，对气管受压软化者应将软化气管被膜悬吊于胸锁乳突肌或颈前肌群上，严重者应及时行气管切开。如不小心将甲状旁腺切除，确认后将切除甲状旁腺组织切成薄片或颗粒，种植于术区范围内的胸锁乳突肌或带状肌内或注射于前臂肱桡肌内。

十三、甲状腺癌术后需要放、化疗吗

甲状腺癌对化疗或放疗均不敏感，故不建议在甲状腺癌治疗中常规使用外照射放疗或化疗。

下述情况下，可考虑外照射放疗：①以局部姑息治疗为目的；②有肉眼可见的残留肿瘤，无法行手术或^{131}I治疗；③疼痛性骨转移；④位于关键部位、无法行手术或^{131}I治疗（如脊椎转移、中枢神经系统转移、某些纵隔或隆突下淋巴结转移、骨盆转移等）。甲状腺分化癌对化疗药物不敏感。因此，化疗仅作为姑息治疗或其他手段无效后的尝试治疗。多柔比星（doxorubicin, 阿霉素）是唯一经美国FDA批准用于转移性甲状腺癌的药物，其对肺转移的疗效优于骨转移或淋巴结转移。

肿瘤的靶向治疗药物包括细胞生长因子及其受体抑制剂、多靶点激酶抑制剂、抗血管内皮生长因子药物、表皮生长因子受体抑制剂、DNA甲基化抑制剂、环氧化酶-2抑制剂、NF-κB路径靶向药物和细胞周期调控药物等多种类。随着对甲状腺癌分子机制研究的不断深入，越来越多的靶向药物开展了针对甲状腺癌的临床试验。酪氨酸激酶抑制剂是目前在甲状腺癌中研究最多的靶向治疗药物。对^{131}I难治性甲状腺分化癌，包括索拉非尼、舒尼替尼、凡得替尼、阿昔替尼、莫替沙尼和吉非替尼等在内的多个酪氨酸激酶抑制剂已开展了临床试验，证实酪氨酸激酶抑制剂在一定程度上可以缓解疾病进展。但是，至今尚无一例患者出现完全治愈，部分缓解率最高也不到50%，而且这种缓解率难以长期维持；有相当一部分患者因为并不少见的副作用或者肿瘤进展而终止用药。因此，目前仅在常规治疗无效且处于进展状态的晚期甲状腺分化癌或髓样癌患者中，推荐可以考虑使用这类药物。

十四、甲状腺癌和碘摄入的关系

自1995年起，为了减少碘缺乏病，我国开始推行全民食盐加碘行动。截至

2009 年，我国居民使用碘盐覆盖率已接近 98%，可以说全国各地几乎无法购买到不含碘添加剂的食盐。与加碘盐政策并行的，是我国不断攀升的甲状腺疾病发生率，亚临床甲减、甲状腺结节、甲状腺癌等的发生率也在迅速增长。这除了与诊断技术和水平提高相关之外，不少人也提出疑惑：甲状腺疾病和碘营养状况有无关联？每天食用碘盐和碘过量会导致甲状腺疾病吗？目前，全国人民都谈"碘"色变，纷纷开始吃无碘盐，不吃海鲜海带等碘含量丰富的食物。这种太极端的处理方式其实是没必要的。

2015 年 6 月至 2017 年 9 月，受国家卫生部门委托，中华医学会内分泌学分会组织了甲状腺疾病与碘营养全国 31 省自治区流行病学研究（简称"TIDE 项目"），对全国随机抽样的 78470 例大样本人群进行调研，让这些问题有了最新、最权威的答案：我国目前是碘营养充足国家，已达到控制目标，应充分肯定全民食盐加碘政策的成果。20 年的食盐加碘没有增加我国显性甲状腺疾病的发病率，包括临床甲亢、临床甲减、自身免疫性甲状腺炎。有关甲状腺结节患病率增高，目前尚未发现其与碘过量之间的关系，相反碘超足量和碘过量是甲状腺结节的保护因素。亚临床甲减患病率显著增高与全民促甲状腺激素水平升高有关，与甲状腺自身免疫无关。没有发现碘摄入增加与甲状腺自身免疫之间的关系，进而也没有发现临床甲减与碘摄入量的关系。碘缺乏与大多数甲状腺疾病相关。碘缺乏的危险超过碘过量，所以控制甲状腺疾病也需坚持全民加碘政策。

十五、甲状腺癌手术前准备工作及术后康复锻炼

1. 术前准备

（1）颈部"米"字操：每次 5～10 个，每天 5～10 次。

（2）颈部力量训练：后伸、左侧屈、右侧屈；每组 10 个，每天 5～10 次。

（3）肩关节运动：前屈、后伸、外展、水平外展，耸肩、上举、扩胸、肩部牵伸；每组 10 个，每天 5～10 次。

（4）呼吸训练：腹式呼吸、呵气策略。

（5）颈过伸训练：平卧状态下颈部尽量后伸并保持。难度可逐渐从去枕平卧发展为上背部垫高。

2. 术后康复

（1）颈部限制后伸、左侧屈、右侧屈 2～3 周。

（2）颈部"T"字操：以面部中线为起点，左右旋转。每次 10 个，每天5～10次。住院期间，30°；术后 1～2 周，45°；术后 2～3 周，60°。

（3）肩关节运动：耸肩（配合深呼吸），上举（上臂贴近耳朵），水平外展（配合直臂旋转）。每组 10 个，每天 5～10 次。

（4）离床活动：住院期间减少卧床时间有助于预防静脉血栓、肺部感染等并发症，离床活动时注意循序渐进，从缓慢变换体位过渡到起身。

（5）术后 3～4 周：颈肩部开始恢复术前运动强度，同时开始进行有氧运动训练，每周 150 分钟以上中等强度有氧运动训练，单次运动时间 30～60 分钟。

十六、甲状腺癌术后的随访

尽管大多数甲状腺分化癌患者预后良好、死亡率较低，但是约 30％的甲状腺分化癌患者会出现复发或转移，其中 2/3 发生于手术后的 10 年内，有术后复发并有远处转移者预后较差。

对甲状腺分化癌患者进行长期随访的目的在于：①对临床治愈者进行监控，以便早期发现复发肿瘤和转移；②对甲状腺癌复发或带瘤生存者，动态观察病情的进展和治疗效果，调整治疗方案；③监控 TSH 抑制治疗的效果；④对甲状腺分化癌患者的某些伴发疾病（如心脏疾病、其他恶性肿瘤等）的病情进行动态观察。

分化型甲状腺癌长期随访中应包括的其他内容：①[131]I 治疗的长期安全性，分化型对继发性肿瘤、生殖系统的影响。但应避免过度筛查和检查。②TSH 抑制治疗的效果，包括 TSH 抑制治疗是否达标、治疗的副作用等。③甲状腺分化癌患者的伴发疾病，由于某些伴发疾病（如心脏疾病、其他恶性肿瘤等）的临床紧要性可能高于甲状腺分化癌本身，所以长期随访中也要对上述伴发疾病的病情进行动态观察。

十七、甲状腺肿瘤治疗后的随访和复查

甲状腺癌术后患者推荐进行长期随访。

对已清除全部甲状腺（手术和[131]I 清甲后）的甲状腺分化癌患者而言，体内应当不再有甲状腺球蛋白（Tg）的来源；如果在血清中检测到甲状腺球蛋白，往往提示甲状腺分化癌病灶残留或复发。基于这个原理，对已清除全部甲状腺的甲状腺

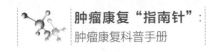

分化癌患者，应定期检测血清甲状腺球蛋白水平。这是判别患者是否存在肿瘤残留或复发的重要手段。

甲状腺分化癌随访中的血清甲状腺球蛋白测定包括基础甲状腺球蛋白测定（TSH 抑制状态下）和 TSH 刺激后（TSH＞30 mU/L）的甲状腺球蛋白测定。TSH 是正常甲状腺细胞或甲状腺分化癌细胞产生和释放甲状腺球蛋白的最重要的刺激因子。TSH 抑制状态下，肿瘤细胞分泌甲状腺球蛋白的能力也会受到抑制。为更准确地反映病情，可通过停用 $L-T_4$ 或应用 rhTSH 的方法，使血清 TSH 水平升高至超过 30 mU/L，之后再行甲状腺球蛋白检测，即 TSH 刺激后的甲状腺球蛋白测定。停用 $L-T_4$ 和使用 rhTSH 后测得的甲状腺球蛋白水平具有高度的一致性。甲状腺球蛋白抗体（TgAb）存在时，会降低血清甲状腺球蛋白的化学发光免疫分析方法检测值，影响通过甲状腺球蛋白监测病情的准确性。如果甲状腺分化癌细胞的分化程度低，不能合成和分泌 Tg 或产生的 Tg 有缺陷，则也无法用 Tg 进行随访。

对血清 Tg 的长期随访宜从 ^{131}I 清甲治疗后 6 个月开始，此时应检测基础 Tg（TSH 抑制状态下）或 TSH 刺激后（TSH＞30 mU/L）的 Tg。^{131}I 治疗后 12 个月，宜测定 TSH 刺激后的 Tg。随后，每 6～12 个月复查基础 Tg。如无肿瘤残留或复发迹象，低危甲状腺分化癌患者在随访过程中复查 TSH 刺激后的 Tg 的时机和必要性不确定，而复发危险度为中、高危者可在 ^{131}I 清甲治疗后 3 年内复查 TSH 刺激后的 Tg。故推荐，对已清除全部甲状腺的甲状腺分化癌患者，随访血清 Tg 变化是判别患者是否存在肿瘤残留或复发的重要手段。随访血清 Tg 应采用同种检测试剂，每次测定血清 Tg 时均应同时检测 TgAb。随访期间可根据甲状腺分化癌患者的复发危险度，选择性应用血清基础 Tg（TSH 抑制状态下）或 TSH 刺激后（TSH＞30 mU/L）的 Tg 检测。

DTC 患者经手术（已清除全部甲状腺）和 ^{131}I 清甲治疗后，TSH 抑制状态下提示无病生存的 Tg 切点值为 1 ng/ml。但是，对预测 DTC 肿瘤残留或复发的 TSH 刺激后血清 Tg 切点值尚存在较大争议。已有的证据表明，TSH 刺激后（TSH＞30 mU/L）Tg＞2 ng/ml 可能是提示癌细胞存在的高度敏感指标，其阳性预测值几乎为 100%，阴性预测值也较高。如果把 TSH 刺激后的 Tg 切点值降低到 1 ng/ml，阳性预测值约为 85%；降低到 0.5 ng/ml 时，阳性预测值进一步降低，但阴性预测值可高达 98%。

未完全切除甲状腺的甲状腺分化癌患者，残留的正常甲状腺组织仍是血清 Tg

的来源之一，区分正常甲状腺和甲状腺癌组织的 Tg 切点值不详。因此，以血清 Tg 测定为随访手段，发现甲状腺分化癌残留或复发的敏感性和特异性均不高。尽管如此，仍然建议患者术后定期（每 6 个月）测定血清 Tg，同时检测 TgAb。对术后血清 Tg 水平呈持续升高趋势者，应考虑甲状腺组织或肿瘤生长，需结合颈部超声等其他检查进一步评估。对此类患者，无须进行 TSH 刺激后的 Tg 测定。

甲状腺癌术后随访中颈部超声应用的目的：评估甲状腺床和颈部中央区、颈侧区的淋巴结状态。超声对早期发现甲状腺分化癌患者的颈部转移具有高度的敏感性，是随访中的重要内容。建议甲状腺癌术后随访期间颈部超声检查的频率：手术或 ^{131}I 治疗后第 1 年内，每 3～6 个月 1 次；此后，无病生存者，每 6～12 个月 1 次；如发现可疑病灶，检查间隔应酌情缩短。对超声发现的可疑颈部淋巴结，可进行穿刺活检。研究显示：在对可疑淋巴结进行穿刺后，测定穿刺针冲洗液的 Tg 水平，可提高发现甲状腺癌转移的敏感度。

甲状腺癌患者在手术和 ^{131}I 清甲治疗后，可根据复发危险度，在随访中选择性应用诊断性全身核素显像。复发风险度低危的甲状腺分化癌患者如治疗后全身显像未提示甲状腺床以外的 ^{131}I 摄取，并且随访中颈部超声无异常、基础血清 Tg 水平（TSH 抑制状态下）不高，无须进行诊断性全身核素显像。对复发危险度中、高危的甲状腺分化癌患者，长期随访中应用诊断性全身核素显像对发现肿瘤病灶可能有价值，但最佳的检查间隔不确定。如果患者在随访中发现 Tg 水平逐渐升高，或者疑有甲状腺癌复发，可行诊断性全身核素显像检查，但有研究显示其诊断效率有限。检查时最好采用低剂量（不超过 5 mCi）^{131}I，以免对可能施行的后续 ^{131}I 治疗造成"顿抑"。对 ^{131}I 治疗反应欠佳者，提示病灶摄取 ^{131}I 的能力受损和（或）对 ^{131}I 的辐射治疗作用不敏感，因此长期随访中使用诊断性全身核素显像的价值有限。

有关于 ^{18}F-FDG PET、CT 和 MRI 在甲状腺癌长期随访中的应用：恶性病灶在 ^{18}F-FDG PET 中可呈阳性显像。PET 图像可以与 CT 图像融合，即 ^{18}F-FDG PET-CT 显像，更好地显示组织结构与代谢之间的关系。目前不推荐在甲状腺癌随访中常规使用 ^{18}F-FDG PET 显像，但在下述情况下可考虑使用：①血清 Tg 水平增高（＞10 ng/ml）而 ^{131}I 全身核素显像阴性时，协助寻找和定位病灶；②对病灶不摄碘者，评估和监测病情；③对侵袭性或转移性甲状腺分化癌者，评估和监测病情。由于炎性淋巴结、切口肉芽肿、肌肉活动度增加等因素可能导致 ^{18}F-FDG PET 假阳性结果，因此，对 ^{18}F-FDG PET 阳性显像部位，宜通过细胞学、组织学等其他检查手段进一步确认是否为甲状腺癌病灶。CT 和 MRI 也不是甲状腺分化癌随访

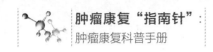

中的常规检查项目。当疑有甲状腺分化癌复发或转移时，可考虑施行。如可能进行后续[131]I治疗，检查时应避免使用含碘造影剂。

十八、甲状腺癌的预后

通常经过合理正确的治疗，分化型甲状腺癌患者的预后较好，尤其是局限于腺体内的甲状腺癌。与其他实体瘤不同，通过有经验的医生及时正确的治疗，分化型甲状腺癌患者有望得到满意的治疗效果。影响预后的因素主要有肿瘤的组织类型、原发肿瘤大小、局部浸润、远处转移及患者年龄等高危因素。国内外研究均提示，分化型甲状腺癌有很高的 10 年生存率，高达 90％以上。因此，规范我们对分化型甲状腺癌的治疗方案在疗效和预后方面都可起到至关重要的作用。

甲状腺髓样癌 5 年、10 年生存率分别为 78％～92％、61％～75％。其中多发性内分泌肿瘤 2B 型预后最差，发病年龄小，发病高峰为 10～20 岁，10 年生存率仅为 60％～70％，20 年生存率仅为 40％。

未分化型甲状腺癌预后极差，确诊后的中位生存期仅为 3～7 个月，死因多与上呼吸道梗阻、窒息有关。因此，此类患者推荐考虑早期预防性气管切开治疗和姑息性外照射放疗。虽然未分化甲状腺癌恶性程度高，侵袭性强，疾病相关死亡率高达 100％，但其发病率低，不及总死亡率的 5％。

因此，通过及时、准确地诊断和规范化治疗，大多数甲状腺癌应该有望得到一个较为理想的治疗结果。

十九、发现甲状腺癌复发或转移后的处理

随访期间发现的复发或转移，可能是原先治疗后残留的甲状腺分化癌病灶，也可能是曾治愈的甲状腺分化癌再次出现了病情的进展。局部复发或转移可发生于甲状腺残留组织、颈部软组织和淋巴结，远处转移可发生于肺、骨、脑和骨髓等。针对复发或转移病灶，可选择的治疗方案依次为手术切除（可能通过手术治愈者）、[131]I治疗（病灶可以摄碘者）、外照射放疗、TSH 抑制治疗情况下观察（肿瘤无进展或进展较慢，并且无症状，无重要区域如中枢神经系统等受累者）、化疗和新型靶向药物治疗（疾病迅速进展的难治性 DTC 患者）。特殊情况下，新型靶向药物治疗可在外照射放疗之前采用。最终采取的治疗方案必须考虑患者的一般状态、合并

疾病和既往对治疗的反应。

部分甲状腺已完全清除的甲状腺癌患者，在随访中血清甲状腺球蛋白水平持续增高（＞10 ng/ml），但影像学检查未发现病灶。对这类患者，可经验性给予3.7～7.4 GBq（100～200 mCi）[131]I 治疗；如治疗后行全身核素显像发现甲状腺分化癌病灶或血清甲状腺球蛋白水平减低，可重复[131]I 治疗，否则应停止[131]I 治疗，以 TSH 抑制治疗为主。出现远处转移的甲状腺分化癌患者，其总体生存率降低，但个体的预后依赖于原发灶的组织学特征、转移灶的数目、大小和分布（如脑部、骨髓、肺）、诊断转移时的年龄、转移灶对[18]F-FDG 和[131]I 的亲和力，以及对治疗的反应等多重因素。即使无法提高生存率，某些疗法仍可能明显缓解症状或延缓病情进展。

第十五章 骨及软组织肉瘤的治疗与康复

一、软组织肉瘤概述

软组织肉瘤是一种源于间叶组织和与其交织生长外胚层神经组织的恶性肿瘤，包括除淋巴造血组织的非上皮组织，即纤维组织、脂肪组织、肌肉组织、间皮组织以及分布于这些组织中的血管、淋巴管和外周神经，每种都有不同的组织学、生物学特性。软组织肉瘤有局部浸润、血行转移和淋巴转移倾向，以血行转移为主要远处转移途径，肺转移较常见。软组织肉瘤可发生于任何部位，约75%的病变位于四肢，按身体不同部位发病概率排序，依次为下肢、躯干、头颈、上肢，后腹膜也可出现脂肪肉瘤和纤维肉瘤。本病中老年人发病率较高，无性别差异。

二、常见的软组织肉瘤有哪些?

常见的软组织肉瘤有纤维肉瘤、恶性纤维组织细胞瘤、脂肪肉瘤、滑膜肉瘤、横纹肌肉瘤、平滑肌肉瘤等。

纤维肉瘤在口腔颌面部肉瘤中较为多见，是来源于口腔面部纤维母细胞的恶性肿瘤，可发生于颌骨骨膜、牙周膜及口腔软组织内的结缔组织，如唇、颊、舌等部，偶亦发生于颌骨内，多见于下颌骨前联合、下颌角及髁状突等处。此外，上颌后部及上颌窦处亦有发生，颌骨内的纤维肉瘤多见于儿童及青年人；口腔软组织的纤维肉瘤多见于中年人，其恶性程度取决于细胞分化情况及生长速度。

恶性纤维组织细胞瘤，为最常见的中老年人的软组织肿瘤。其肿瘤细胞一般由组织细胞和纤维母细胞组成（纤维组织细胞瘤），很少全部由组织细胞组成（组织细胞瘤）。形状类似隆突性纤维肉瘤，呈隆起性圆形肿瘤，此瘤为具有多形性的高度细胞性肿瘤。手术切除后复发率为25%，发生转移率为35%，生存率为50%。

辅以化疗可提高生存率。

脂肪肉瘤是成年人最常见的软组织肉瘤，是一种由不同分化程度和异型性脂肪细胞组成的恶性肿瘤。脂肪肉瘤好发于40～60岁的成年人，很少发生于儿童。男女发病率接近。脂肪肉瘤可发生于全身各处，常发生在深部软组织，极少发生于皮下，这点与脂肪瘤相反。脂肪肉瘤最常发生于下肢（如腘窝和大腿内侧），其次是腹膜后，四肢远端很少发生。

滑膜肉瘤是源于关节、滑膜及腱鞘滑膜的软组织的恶性肿瘤。以四肢的大关节附近为好发部位，其中以膝关节最为常见，也可发生于前臂、大腿、腰背部的肌膜和筋膜上。主要临床症状为局部肿胀、肿块、疼痛、活动受限，治疗以手术为主。

横纹肌肉瘤是起源于横纹肌细胞或向横纹肌细胞分化的间叶细胞的一种恶性肿瘤，是儿童软组织肉瘤中最常见的一种。横纹肌肉瘤发病率次于恶性纤维组织细胞瘤和脂肪肉瘤，居软组织肉瘤的第三位。横纹肌肉瘤是由各种不同分化程度的横纹肌母细胞组成的软组织恶性肿瘤，其发病原因尚不清楚，可能与染色体异常、基因融合等因素有关。

平滑肌肉瘤是源于肠壁平滑肌、肠壁血管平滑肌或肠壁黏膜肌的恶性间叶组织肿瘤，占所有软组织肉瘤的5%～10%。其中以直肠平滑肌肉瘤最多见，约占大肠平滑肌肉瘤的85%。常见发病部位为腹膜后区，可有疼痛。发生于下腔静脉的平滑肌肉瘤因部位不同而症状各异。平滑肌肉瘤除局部浸润邻近器官和组织，血行转移也是其主要的转移途径。

三、软组织肉瘤的临床表现

软组织肉瘤最初表现为无痛性的肿块，无特异性的症状。

（1）肿块。患者常因无痛性肿块就诊，症状可持续数月或一年不等。肿块大小不等，恶性肿瘤生长较快，体积较大，直径常大于5cm。位于深层组织的肿瘤边界多不清晰。

（2）疼痛。高分化肉瘤因生长较快，常伴有钝痛。肿瘤如果累及邻近神经则疼痛为首要症状，出现疼痛则预后不好。保肢成功的病例仅27%出现疼痛，而施行截肢手术的病例有疼痛症状者高达50%。

（3）硬度。肿瘤中纤维、平滑肌成分较多者则质地较硬，血管、淋巴管及脂肪成分较多者则质地较软。

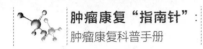

（4）发生部位。纤维源性肿瘤多发生于皮下组织，脂肪源性肿瘤多发生于臀部、下肢及腹膜后，间皮瘤多发生于胸、腹腔，平滑肌源性肿瘤多发生于腹腔及躯干部，滑膜肉瘤则易发生于关节附近及筋膜等处。

（5）活动度。良性或低度恶性肿瘤，生长部位常表浅，活动度较大。生长部位较深或发生周围组织浸润的肿瘤，其活动度较小。腹膜后肿瘤因解剖关系多为固定型。

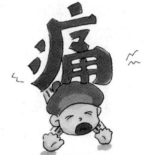

（6）温度。软组织肉瘤的血供丰富，新陈代谢旺盛，局部温度可高于周围正常组织。良性肿瘤局部温度可正常。

（7）区域淋巴结。软组织肉瘤可沿淋巴道转移。滑膜肉瘤、横纹肌肉瘤常有区域淋巴结肿大，有时融合成团。

四、一般确诊软组织肉瘤需要哪些检查？

随着诊断技术的进步，B超、CT、MRI甚至PET-CT等检查都可以提示恶性肿瘤的可能性，但确诊软组织肉瘤只能通过病理诊断这一方式。

五、软组织肉瘤一定要做CT检查吗？

CT检查的密度分辨力和空间分辨力对软组织肿瘤的发现十分有利，明显优于X线平片。CT断面上，皮肤、皮下脂肪层和肌肉间有明显的密度差异，每一肌肉束向也都有清晰的分界。肢体CT横断面影像中各种结构清晰可见，有时还包括主要血管、神经的阴影。因此，CT检查软组织肿瘤的主要目的不在于确定肿瘤的组织类型，而在于查明病变的准确范围。CT检查可以早期发现、证实软组织肿瘤（包括原发于骨肿瘤的软组织肿块），并显示肿瘤的空间关系。通过CT的三维重建，能立体、多维地观察肿瘤与正常组织、器官之间有无包绕、浸润，为治疗方案和手术方式的选择提供良好的资料，以利于制订适宜的手术方案。

六、软组织肉瘤都有哪些治疗手段？

包括手术、放疗和化疗在内的综合治疗是目前软组织肉瘤治疗的主要方法。在活检或手术获得明确诊断后，应当对肿瘤进行全面的评估和分期，评估内容包括患者年龄，组织类型，原发肿瘤部位、大小，切除程度，有无区域淋巴结和远处转移，有无合并症等，制订个体化的治疗方案。

七、软组织肉瘤的手术治疗有哪些方式？

手术切除是软组织肉瘤最重要的治疗手段，手术方案的确定要考虑多方面的因素，手术方式分为以下几类。

1. 根治性手术

根治性手术中所有位置的肿瘤必须是连同周围包绕的正常组织一并切除的，为了保证能完整地切除，常常不得不割舍一些正常的组织结构。手术切除亦应包括活检的部位、皮肤及其附近的部分肌肉。对于肌肉肿瘤，受累肌肉应将首尾完全切除。只有在临床显示淋巴结已受累时，才实施淋巴结清扫术。

2. 减积手术

减积手术是针对一些无法完全切除的软组织肿瘤而采用的手术方式，患者术后需再继以其他非手术治疗，以期改善患者的生存质量并延长患者的生命。如腹膜后巨大的脂肪肉瘤等，可先行减积手术，而后再辅以放疗，可取得较好的疗效。

3. 截肢术

截肢术适用于晚期的巨大肿瘤伴有溃疡大出血，而又无法止血；或伴发严重感染危害患者生命安全，如脓毒血症、破伤风等；或肿瘤生长迅速并引起剧烈疼痛，用药物难以控制；或肢体已有病理性骨折，失去活动能力等严重状况。无法用其他方法挽救时，方可考虑选用截肢术。

八、软组织肉瘤的放疗

放疗的治疗效果取决于软组织肉瘤的病理类型和肿瘤负荷量。通常，病理级别高的软组织肉瘤，如尤文肉瘤和横纹肌肉瘤等对放疗的敏感性较高，肿瘤负荷量越

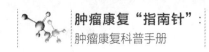
小，放疗效果越好。不同病理类型软组织肉瘤的放疗时机、放射野设计和射线种类与能量、照射剂量和分割方式等的选择有待进一步达成统一意见。

九、软组织肉瘤的化疗

软组织肉瘤有五六十种类型，大多数对化疗有不同程度的响应。早期软组织肉瘤以手术切除为主，辅以放、化疗清除手术残余，以降低复发率、转移率。对于化疗敏感的肿瘤，我们倾向于保守的手术辅以术后放化疗来保证疗效，提高患者生存质量。有转移的晚期软组织肉瘤，一线治疗方案以化疗为主，目前的最佳方案是奥拉单抗联合常规化疗。恶性胃肠道间质瘤、晚期脂肪肉瘤、平滑肌肉瘤可选择其针对性药物。部分特殊病理类型的软组织肉瘤，对 PD-1 敏感，可 PD-1 单用或联合乐伐替尼。化疗不敏感或耐药、血管类靶向药耐药、PD-1 不响应的其他患者，可以考虑通过基因检测寻找靶向药。

十、软组织肉瘤都必须化疗吗？

软组织肉瘤中，已经证实化疗对横纹肌肉瘤有效，化疗后患者的生存率明显提高。因此，横纹肌肉瘤的治疗中将化疗作为标准治疗。原始神经外胚瘤和滑膜肉瘤同样对化疗有一定敏感性，目前的治疗方案中，通常也把化疗作为其常规治疗。化疗对其他软组织肉瘤的作用仍存在争论，因为病例数少，究竟化疗能够达到什么样的效果，是否对生存率有提高，目前还没有可靠的数据作为支持，这些病例还是以手术和放疗为主，化疗并不作为标准治疗。

十一、什么情况下要进行术前化疗？化疗多久后进行手术？

术前化疗又称新辅助化疗，适用于对化疗敏感、体积巨大、原发于特殊部位而手术切除困难或出现转移的软组织肉瘤。目的是通过化疗，让肿瘤缩小或控制转移灶，以便于实施手术、提高手术切除率。手术的实施视新辅助化疗后肿瘤缩小程度或转移灶控制情况而定，多在化疗 4～6 个周期后实施。

十二、影响软组织肉瘤预后的因素有哪些？

早期诊断是改善软组织肉瘤预后的首要因素，尤其强调对于病程长、生长缓慢的肿瘤，应意识到软组织肉瘤的可能性，尽早予以合理的辅助检查，必要时施行病理检查，争取早期确诊，并及时给予治疗。另外，肿瘤组织学类型与分化程度与预后有密切关系。总之，影响软组织肉瘤预后的因素是多方面的，但可以肯定，早期诊断是改善预后的根本因素，而正确的治疗是改善预后的决定因素。

十三、什么是骨肉瘤？

骨肉瘤是最常见的骨原发恶性肿瘤。骨肉瘤好发于青少年，大约75%的患者发病年龄在15～25岁，中位发病年龄为20岁，小于6岁或者大于60岁发病相对罕见。本病男性多于女性，比例约为1.4∶1，这种差异在20岁前尤为明显。80%～90%的骨肉瘤发生在长管状骨，最常见的发病部位是股骨远端（40%），其次是胫骨近端（16%）和肱骨近端（15%），这3个部位大约占到所有肢体骨肉瘤的70%。多数骨肉瘤患者的首发症状常为疼痛和肿胀，前者发生要早于后者，大约90%的患者在影像学上有软组织肿块，但不是都表现为局部肿胀。肺部是最常见的转移部位。

十四、骨肉瘤的病因

骨肉瘤的病因至今不明，骨肉瘤是骨恶性肿瘤中最多见的一种，从间质细胞系发展而来，肿瘤迅速生长是由于肿瘤经软骨阶段直接或间接形成肿瘤骨样组织和骨组织。外界因素（如病毒）的作用使细胞发生突变，可能与骨肉瘤形成有关。身材高大的人群比身材矮小的人群骨肉瘤的发病率高，可能与青春期骨骼生长速度过快有关。中年后发生骨肉瘤与畸形性骨炎（Paget病）有关，放射性损伤可能继发骨肉瘤，纤维结构不良也可能恶变为骨肉瘤。Li－Fraumeni综合征（遗传性 $P53$ 基因突变）和遗传性视网膜母细胞瘤（RB 基因突变）易继发骨肉瘤。

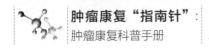

十五、骨肉瘤有哪些症状和体征

骨肉瘤的典型症状是肿瘤部位的疼痛，由肿瘤组织和溶解骨皮质所致。局部疼痛为早期症状，可发生在肿块出现以前，起初为间断性疼痛，渐转为持续性剧烈疼痛，尤以夜间为甚。通常骨端近关节处肿瘤大，硬度不一，有压痛，局部皮温高，静脉扩张，有时可触及搏动，可有病理性骨折。患者或出现全身毒性反应，食欲不振、体重减轻，甚至极度消瘦、全身衰竭等症状。

十六、骨肉瘤的疼痛特点是什么？

一般的扭伤或者劳累引起的损伤性疼痛有一个特点，就是休息一会儿或一段时间后疼痛会减轻，但是骨肉瘤的疼痛休息以后是不会减轻的，且会逐渐加重。骨肉瘤的症状有两大基本特征，第一是疼痛，第二是夜间疼痛。骨肉瘤的疼痛是进展性的，在早期时可能还能忍受，但是之后会越来越重。

十七、骨肉瘤的患者要做哪些检查？

所有疑似骨肉瘤患者的标准诊断步骤应包括：①体格检查、原发病灶影像学检查［X线平片、局部MRI和（或）增强CT扫描］、骨扫描、胸部影像学检查（胸部CT是发现肺转移的首选影像学检查手段）、实验室检查（血常规、乳酸脱氢酶、碱性磷酸酶）；②然后进行活检获得组织学诊断；③最后完成骨肉瘤分期诊断。有条件者可考虑应用PET-CT对肿瘤进行辅助分期及疗效评估。

十八、骨肉瘤的治疗原则是什么？

骨肉瘤的治疗以大剂量个体化新辅助化疗和手术为主。规范的治疗模式是：新辅助化疗—外科手术—术后化疗。目前，在新辅助化疗和正确的手术方案的基础上，5年无瘤生存率可以达到50%～70%。手术的方案应根据新辅助化疗的效果及肿瘤的外科分期而定。此外，还要参考患者、家属的意愿，患者的年龄、心理状态，肿瘤的部位、大小、软组织、神经血管束的情况，可预见的术后功能等，有计划地、合理地应用现有的治疗手段，以期最大限度地控制肿瘤，提高生存率，改善患者的生存质量。

十九、骨肉瘤新辅助化疗有什么作用？

新辅助化疗有几个作用：第一，能够帮助医生判断所用的化疗方案、化疗药物对这个患者有没有效果；第二，使肿瘤缩小或者与周围组织形成边界，便于进行保肢手术或者完整切除肿瘤；第三，灭活肿瘤细胞，减少复发或转移。

二十、放疗对骨肉瘤有用吗？

通常认为，骨肉瘤对放疗不敏感，放疗不属于原发性骨肉瘤的常规治疗，不能单独作为大多数骨肉瘤治疗的首要选择。但在某些特殊的病变区和情况下，如头面部或脊柱，或保肢术后复发部位，或无法再次手术的部位，或患者拒绝截肢时，放疗可作为局部姑息治疗的一种方法。

二十一、骨肉瘤一定要截肢吗？

手术切除是骨肉瘤的主要治疗手段，分为保肢手术和截肢手术。现在，90％以上的肢体骨肉瘤患者可成功保肢。目前，保肢手术成为肢体骨肉瘤外科治疗的主流，患者的生存率同截肢手术相比并未下降，局部复发率与截肢手术相同，为5％～10％。

二十二、骨肉瘤患者的预后

对于 18 岁以下的青少年而言，骨肉瘤的威胁是巨大的，很多没有及时治疗的骨肉瘤患者的 5 年存活率不到 20％，但是随着新辅助化疗方法的出现以及手术方式的改进，患者 5 年生存率可达到 70％～80％，也就是说 70％～80％的患者可以存活超过 5 年。

第十六章　中枢神经系统肿瘤的治疗与康复

一、中枢神经系统肿瘤概述

中枢神经系统肿瘤是指起源于中枢神经系统的一组良恶性疾病，其中约 1/3 为恶性病变。肿瘤主要位于颅内或椎管内，是脑血管病、颅脑损伤、颅脑感染以外最常见的、具有特殊临床意义的中枢神经系统疾病，具有很高的致残率和病死率。

对于大部分中枢神经系统肿瘤患者，最初的治疗手段是外科治疗，放疗是术后治疗的重要组成部分。对于中枢神经系统恶性肿瘤，化疗也在发挥着越来越重要的作用。

二、中枢神经系统肿瘤分级和分类

世界卫生组织（WHO）根据细胞核异型性、核分裂指数、血管内皮增殖及坏死情况将中枢神经系统肿瘤分为四级。

Ⅰ级：肿瘤细胞增殖指数低，可以通过单纯手术治愈，如相对局限生长的毛细胞星形细胞瘤。

Ⅱ级：低度恶性，有一定侵袭性，肿瘤细胞增殖指数不高，但常常复发，如弥漫性星形细胞瘤。

Ⅲ级：恶性，出现间变特征及显著核分裂相，如间变性星形细胞瘤。

Ⅳ级：度恶性，出现血管生成，大片坏死，患者生存期明显缩短，如胶质母细胞瘤。

同时，WHO 根据肿瘤的组织学和起源，将中枢神经系统肿瘤分为神经上皮肿瘤、脑和脊髓神经肿瘤、脑膜肿瘤、淋巴造血系统肿瘤、生殖细胞肿瘤、鞍区肿瘤等。具体组织学分类见表 16—1

表 16-1　中枢神经系统肿瘤组织学分类

WHO原发中枢神经系统肿瘤分类	中枢神经系统肿瘤名称	肿瘤级别
神经上皮肿瘤	纤维星形细胞瘤	I
	弥漫星形细胞瘤	II
	间变星形细胞瘤	III
	胶质母细胞瘤	IV
	少突胶质细胞瘤	II
	间变少突胶质细胞瘤	III
	室管膜瘤	II
	间变室管膜瘤	III
	松果体细胞瘤	I
	中间分化型松果体实质肿瘤	II、III
	松果体区乳头状肿瘤	II、III
	松果体母细胞瘤	IV
	原发性中枢神经系统外胚层肿瘤	IV
脑和脊髓神经肿瘤	周围神经鞘瘤（施万细胞瘤）	I
	恶性周围神经鞘瘤	II、III、IV
脑膜肿瘤	脑膜瘤	I
	非典型性脑膜瘤	II
	间变性脑膜瘤	III
淋巴造血系统肿瘤	原发性中枢神经系统淋巴瘤	
生殖细胞肿瘤	生殖细胞瘤	
	非生殖细胞瘤性生殖细胞肿瘤（恶性胚胎瘤、卵黄囊瘤、绒毛膜癌等）	
鞍区肿瘤	颅咽管瘤	I
	垂体瘤	I

引自：2016WHO 中枢神经系统肿瘤分类。

三、中枢神经系统肿瘤病因

1. 物理因素

电离辐射与中枢神经系统肿瘤的发生密切相关，也是儿童中枢神经系统肿瘤最重要的外源性危险因素。胎儿期诊断性 X 线的使用增加了儿童中枢神经系统肿瘤的发病率。因头癣或恶性肿瘤接受头部放疗的儿童，胶质瘤、脑膜瘤和神经鞘瘤的发病率高于正常儿童。同时，接受头部放疗的急性淋巴细胞性白血病患者更易发生胶质瘤、脑膜瘤和髓母细胞瘤。此外，电磁辐射可能与胶质瘤的产生相关，但是目前并没有证据表明这两者之间存在必然的因果关系。

2. 化学因素

在动物模型中，N－亚硝基化合物是强烈的神经系统致癌物，N－亚硝基化合物来源包括烟草烟雾、化妆品和腌肉等。与摄入腌肉较少的患者相比，腌肉摄入量较多的患者发生胶质瘤的风险增加 2～3 倍。

3. 生物因素

研究表明，中枢神经系统肿瘤的感染危险因素包括多瘤病毒、巨细胞病毒、新生儿病毒感染和弓形虫感染。目前，没有确定的流行病学证据能确定感染因子是引发脑肿瘤的重要因素。

4. 遗传因素

大多数中枢神经系统肿瘤都是散发病例，但是少部分肿瘤具有家族聚集现象。一些遗传性疾病，例如神经纤维瘤病 I 型、结节性脑硬化、Li-Fraumeni 综合征、Turcot 综合征等，为脑胶质瘤的遗传易感因素；双侧听神经瘤多发于神经纤维瘤病 II 型患者；痣样基底细胞癌综合征与髓母细胞瘤关联性很强；多发性内分泌肿瘤综合征患者容易发生垂体腺瘤。有上述疾病的患者，其中枢神经系统肿瘤的发生机会要比普通人群高很多。

四、中枢神经系统肿瘤的临床症状

（1）头痛。中枢神经系统肿瘤对大血管和硬脑膜的牵拉，以及对脑神经纤维的直接压迫是引起头痛的可能原因。头痛是中枢神经系统肿瘤的常见表现，约在一半的患者中是最严重的症状。头痛经常表现为持续性钝痛，但偶尔为跳痛。除非有梗阻性脑积水或脑膜刺激征，否则严重头痛少见。

（2）呕吐。中枢神经系统肿瘤通过刺激位于第四脑室底部的呕吐中枢导致恶心和呕吐，肿瘤相关性呕吐包括体位突然变化引发的呕吐、伴随头痛的呕吐等。

（3）癫痫。癫痫发作是中枢神经系统肿瘤常见的症状之一。原发性脑肿瘤患者癫痫发生率高于脑转移瘤。在原发性脑肿瘤患者中，癫痫在低级别胶质瘤中比高级别胶质瘤更常见。局灶性癫痫发作的临床表现取决于肿瘤的位置，额叶肿瘤可能导致单肢体强直阵挛发作，枕叶肿瘤引起的癫痫发作可能导致视力障碍。

（4）颅内肿瘤定位症状及体征。

1）额叶肿瘤。相关功能障碍包括智能受损，发生在优势半球还表现为语言功能损害。人格改变包括注意力不集中、抑郁、冷漠等。

2）颞叶肿瘤。优势半球颞叶肿瘤引起辨音能力和记忆力损害，非优势半球病变引起癫痫发作时会引起幻视及幻嗅。

3）顶叶肿瘤。当病变累及非优势半球顶叶时，失认是一个典型的临床特点。

4）枕叶肿瘤。枕叶肿瘤常导致对侧视野象限缺失或偏盲。

5）脑干肿瘤。脑干肿瘤常常引起吞咽困难、发音不清、呼吸困难等症状。

6）桥小脑角肿瘤。患者可能出现单侧听力丧失、眩晕、面瘫、面部麻木等症状。

7）松果体区肿瘤。一方面压迫导水管引起脑积水，另一方面压迫顶盖前区导致 Parinaud 综合征（眼球不能上视、上睑下垂、瞳孔对光反射消失、眼颤等）。

8）鞍区肿瘤。鞍区肿瘤常导致视野缺损和内分泌功能异常。

五、中枢神经系统肿瘤的影像学检查

1. 磁共振成像（MRI）

增强 MRI 是检查中枢神经系统肿瘤最重要的方式。除了能显示肿瘤和周围正常脑实质的关系，增强 MRI 在评估脑膜、蛛网膜下腔、后颅窝和确定异常的血管分布方面也具有明显优势。此外，磁共振波谱分析（MRS）用于疑似中枢神经系统肿瘤患者的诊断。N－乙酰天冬氨酸位于突触终端，为神经元的标志，并且在肿瘤中降低；而胆碱是细胞膜组成部分，在肿瘤中升高。

2. 计算机断层扫描（CT）

CT 在检测转移至颅底、斜坡或枕骨大孔附近区域的肿瘤时，具有较好的优势，对于可疑肿瘤内出血的危急情况，CT 的检查速度优于 MRI。

3. PET 扫描

正常脑组织基础摄取氟脱氧葡萄糖（FDG）较高，FDG-PET 的低信噪比会导致数据误差。因此，FDG－PET 用于评估中枢神经系统恶性肿瘤的准确性仍待进一步的临床试验。

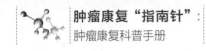
4. 超声检查

超声检查中脑肿瘤常显示强回声，有助于在有限的手术暴露时进行准确的术中定位。

六、胶质瘤的特点是什么？常见的分子改变有哪些？

胶质瘤为源自神经上皮的中枢神经系统肿瘤，指组织学特征和正常胶质细胞（星形胶质细胞、少突胶质细胞和室管膜细胞）类似的肿瘤，占颅脑肿瘤的 40%～50%，是最常见颅内恶性肿瘤。胶质瘤分为低级别胶质瘤和高级别胶质瘤。低级别胶质瘤（WHO 分级 I～II 级）为分化良好的胶质瘤，虽然这类肿瘤在生物上并不属于良性肿瘤，但是患者的预后相对较好。高级别胶质瘤（WHO 分级 III～IV 级）为低分化胶质瘤，这类肿瘤为恶性肿瘤，患者预后较差。低级别胶质瘤患者病史往往为几年，而高级别胶质瘤患者病史常为几个星期至几个月。高级别胶质瘤是快速进展的肿瘤，最好采取综合模式治疗，即最大限度手术切除、术后辅助放疗和化疗。

胶质瘤常见的分子改变包括人 O^6－甲基鸟嘌呤－DNA 甲基转移酶（MGMT）启动子甲基化、染色体 1p 和 19q 共缺失、$IDH1$ 和 $IDH2$ 基因突变。MGMT 是烷化剂化疗后参与 DNA 损伤修复的一种酶。在肿瘤发生的过程中，$MGMT$ 基因可能由于其启动子甲基化而无反应，从而阻止 DNA 损伤后的修复，增加化疗的潜在疗效。多项临床研究已经表明，MGMT 启动子甲基化是胶质母细胞瘤患者生存改善的预测分子，可能也是对化疗有反应的预测分子。染色体 1p 和 19q 的共缺失是少突胶质细胞肿瘤（间变型少突神经胶质瘤和间变型少突星形细胞瘤）患者生存期提高和治疗反应改善的主要预测因素。此外，$IDH1$ 和 $IDH2$ 基因突变出现于约50% 的间变型胶质细胞瘤和 5% 的胶质母细胞瘤，在不同的组织学分级中均能够预测总体生存期的改善。

七、胶质瘤的治疗

1. 手术

手术往往为胶质瘤治疗的第一步。手术不仅可以提供病理诊断，而且可以去除大部分肿瘤细胞，缓解患者症状，为下一步的辅助治疗提供基础。对于低级别胶质瘤，如果肿块较大或有广泛神经系统症状，通常需立即实施手术。对于无症状或症状轻微、肿瘤较小的低级别胶质瘤患者，是否立即手术尚存争议。对于高级别胶质瘤，最大限度切除肿瘤的同时保留神经功能是初始治疗的一项重要目标，神经外科医生必须权衡手术切除范围和保留神经功能两方面。显微镜用于脑胶质瘤切除，可以清晰辨别肿瘤与脑组织的边界，以及周围重要神经和血管结构，能够尽可能在安全情况下，最大限度地切除肿瘤。神经导航的应用，使外科医生在切口的设计、术中辨认功能脑区和手术切除方式方面更加精确。术中皮层刺激电极的应用，完善了对运动区和语言区的辨认，使神经外科医生能更好地保护脑的重要功能。

2. 放疗

接受外科手术治疗后，对于高级别胶质瘤患者，往往需要进一步的放疗。对于低级别胶质瘤患者，若存在高危因素（年龄≥40岁、术前肿瘤≥5cm、不完全切除、组织学类型为星形细胞、增殖指数升高等），也要考虑进行放疗。

3. 化疗

化疗在胶质瘤的治疗中也发挥着重要作用。对于有显著术后残余病灶或有早期进展风险的低级别胶质瘤，推荐放疗联合化疗，辅助化疗方案可选择替莫唑胺或PCV方案（丙卡巴肼、洛莫司汀和长春新碱）。对于高级别胶质瘤，推荐术后放疗联合同步和辅助替莫唑胺治疗，替莫唑胺的应用可以显著延长患者的生存时间。

八、脑膜瘤的特点

脑膜瘤是起源于脑膜及脑膜间隙的肿瘤，大部分来源于蛛网膜细胞，也有的来源于硬脑膜成纤维细胞和软脑膜细胞。脑膜瘤可以发生于任何有蛛网膜成分的地方，50％位于矢状窦旁，以大脑凸面和大脑镰旁者多见，其次为蝶骨嵴、鞍结节、嗅沟、小脑桥脑角与小脑幕等部位。脑膜瘤在所有中枢神经系统原发性肿瘤中约占1/3，大多数脑膜瘤为良性（WHO分级Ⅰ级），但是仍有多达1/5的脑膜瘤为非典型性（WHO分级Ⅱ级）或恶性（WHO分级Ⅲ级）。

九、脑膜瘤的治疗

1. 手术切除

如果脑膜瘤在手术可及的部位，应优先选择完全手术切除。完全切除肿瘤及其

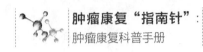

附着的硬脑膜能够达到治愈效果，脑膜瘤切除程度是影响患者预后的重要因素。但是神经外科医生需要在根治肿瘤与避免手术引起的神经系统损伤之间权衡利弊。

2. 放疗

脑膜瘤全切效果很好，但因其生长位置，部分脑膜瘤不能被完全切除。手术通常很难将恶性和非典型性脑膜瘤完全切除，同时恶性脑膜瘤是局部侵袭性肿瘤，即使肉眼全切术后，复发率仍然很高。上述几种情况需在手术切除后辅助放疗，以尽量实现最佳肿瘤局部控制并预防肿瘤复发。但是医生应充分权衡放疗的潜在益处与其迟发毒性反应的风险。可增加放疗毒性反应风险的因素包括年龄大、机体功能状态低下、照射野大以及邻近重要结构。

十、垂体腺瘤的特点

垂体瘤系良性腺瘤，是鞍区最常见的肿瘤，近年来发病率有升高趋势。多数垂体腺瘤患者表现出激素高分泌的体征和症状，如高泌乳素血症、生长激素血症或皮质醇增多症。25%～30%垂体腺瘤是无功能的，无功能垂体腺瘤较难被早期发现，直到肿瘤增大产生压迫症状时才被识别出来，常见的压迫症状包括视力下降、视野缺损、头痛等。

十一、垂体腺瘤的治疗

脑垂体腺瘤的诊断主要根据患者的临床表现、视野障碍、其他神经系统障碍，以及内分泌学检查和影像学检查等。治疗方法包括：

（1）手术治疗。主要包括开颅手术和经蝶窦手术治疗。

（2）放疗。放疗可使用伽马射线、质子、直线加速器或射波刀产生的 X 线进行。任何一种放疗均可控制大部分患者的腺瘤体积，同时放疗也能缓解激素高分泌，但效果缓慢，治疗 10 年后大约一半患者的激素水平会完全正常化。放疗可导致部分患者在治疗多年后发生垂体功能减退，所以一般建议在手术或药物治疗效果不佳时才考虑。

（3）药物治疗。对于垂体泌乳素腺瘤，卡麦角林和溴隐亭为多巴胺激动剂，能刺激垂体细胞的多巴胺受体，从而降低血中泌乳素水平。其中卡麦角林是最佳的初始治疗选择，因为该药有效率高，同时引起不良反应的可能性最小。

十二、松果体区肿瘤的特点

松果体区肿瘤是以肿瘤生长部位定义的一类肿瘤。它主要包括生殖细胞肿瘤和松果体实质细胞肿瘤。生殖细胞肿瘤占松果体区肿瘤的 50％以上，高度恶性，浸润性生长，可沿脑脊液播散，多发生于青少年。松果体区实质细胞肿瘤包括松果体细胞瘤、中间分化型松果体实质肿瘤、松果体区乳头状肿瘤和松果体母细胞瘤等。患者年龄分布范围较广，松果体母细胞瘤最常见于 5 岁以下患儿，松果体细胞瘤多见于成人。

十三、松果体区肿瘤的治疗

对于松果体区生殖细胞肿瘤的治疗应充分考虑肿瘤的部位、病理类型及肿瘤体积。临床研究表明，生殖细胞肿瘤病变部位大多较深，采用手术切除的方法对患者损伤大，并且容易引起肿瘤细胞扩散，手术病死率较高。但是对于疑似颅内生殖细胞肿瘤的患者，除非操作的并发症超过获益，否则都应强烈考虑获取组织以确立组织学诊断。此外，对于松果体肿瘤所致梗阻性脑积水或鞍上区肿块所致急性视觉减退，需要立即进行神经外科治疗。颅内生殖细胞瘤对放疗非常敏感，通过放疗可有效缓解症状，消除病灶，减轻治疗过程中的并发症，提高患者生存质量，是治疗松果体生殖细胞肿瘤的有效手段。新辅助化疗后达到完全缓解的局限性生殖细胞肿瘤患者，可进一步降低放疗的照射剂量。对于非生殖细胞性生殖细胞肿瘤患者，在新辅助化疗后进行全脑全脊髓照射可能是较好的治疗方案。

对于松果体细胞瘤和松果体母细胞瘤，以手术治疗为主。直接手术切除可以缓解肿瘤压迫引起的急症，同时通过手术能获得较大肿瘤标本，可对病灶性质有更全面的了解，同时手术也可以最大限度地缩小肿瘤体积，利于术后其他辅助治疗。松果体细胞瘤的成功治疗需要手术联合或不联合放疗，而对松果体母细胞瘤，疗效最好的方案是包括手术、放疗、化疗的综合治疗。

十四、原始神经外胚层肿瘤/髓母细胞瘤的特点

原始神经外胚层肿瘤占儿童中枢神经系统肿瘤的 23％，为儿童最常见的中枢神经系统肿瘤，中枢神经系统 85％的原始神经外胚层肿瘤发生于小脑，被称为髓

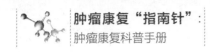

母细胞瘤。其他的常见部位包括松果体区和幕上区域。原始神经外胚层肿瘤由原始神经上皮细胞产生，具有多向分化的潜能，侵袭性生长，沿脑脊液广泛播散，预后差，组织形态学属于恶性小圆细胞肿瘤。

十五、原始神经外胚层肿瘤/髓母细胞瘤的治疗

1. 手术治疗

最大范围安全切除肿瘤是治疗原始神经外胚层肿瘤/髓母细胞瘤的关键。手术切除肿瘤可以明确诊断、缓解颅内压增高并改善患者生存质量。手术要在不造成严重神经系统后遗症（如持续性共济失调、颅神经损害、小脑缄默症等）的前提下，尽可能多地切除肿瘤组织。由于潜在的神经系统并发症，并不总是能够完全切除或根治性切除髓母细胞瘤。但是非转移性髓母细胞瘤患者接受完全切除或次全切术后的治疗效果明显优于仅接受肿瘤活检及术后放疗的患者。

2. 放疗

放疗是髓母细胞瘤患者初始治疗的一个重要的组成部分，既可以控制残余的颅后窝病变，也可以治疗沿脑脊液播散的其他病变。但是其对脑和脊髓的损伤限制了放射剂量。特别是对儿童进行全脑全脊髓照射，会显著增高神经系统并发症（认知功能障碍等）的发病率。建议尽可能延迟对3岁以下儿童进行放疗，以保证中枢神经系统的进一步发育。除了神经系统并发症，全脑全脊髓放疗还会导致骨骼生长延缓、肾上腺功能不全、性腺功能减退、甲状腺功能低下等并发症，因此髓母细胞瘤中危患儿的初始治疗采用辅助化疗来降低放疗的放射剂量。婴儿及幼儿的初始治疗以化疗替代放疗。

3. 化疗

对于髓母细胞瘤中危儿童，在手术和放疗后进行辅助化疗，可以降低复发率，并使全脑全脊髓的放射剂量减少至最低限度。对于幼儿和婴儿，术后使用化疗可以延迟或避免对发育中的脑和脊髓进行照射。对于那些无法手术切除的高危肿瘤，可通过化疗联合放疗的方式进行治疗。

十六、原发性中枢神经系统淋巴瘤的特点

原发性中枢神经系统淋巴瘤是一种少见的结外非霍奇金淋巴瘤，累及脑、软脑

膜、眼或脊髓，且无全身性疾病的证据，占颅内原发肿瘤的 1％～5％、淋巴结外淋巴瘤的 4％～6％、所有淋巴瘤的 1％。原发性中枢神经系统淋巴瘤在器官移植或人免疫缺陷病毒感染人群中的发病率显著高于正常人群。

十七、原发性中枢神经系统淋巴瘤的治疗

1. 化疗

对于适合化疗的患者，推荐以大剂量甲氨蝶呤为基础的全身诱导治疗。对机体状态良好的患者，甲氨蝶呤和阿糖胞苷联合应用也是可选的方案。不论使用上述哪一种方案，都可以增加利妥昔单抗治疗。对于不能耐受大剂量甲氨蝶呤全身诱导治疗的患者，治疗方案为阿糖胞苷和依托泊苷、替莫唑胺和利妥昔单抗联用等。对于诱导化疗取得完全缓解的患者，最佳的巩固治疗方法为化疗（依托泊苷、阿糖胞苷）或大剂量化疗后造血干细胞移植。

2. 放疗

一般不采用单纯放疗作为初始治疗。但是而对于大剂量甲氨蝶呤全身诱导治疗后达到完全缓解的患者，全脑放疗仍是巩固治疗的一种方法。

3. 手术治疗

手术对于原发性中枢神经系统淋巴瘤的作用仅限于使用立体定向活检以进行组织学诊断。因为中枢神经系统淋巴瘤多数部位较深，并且为多灶性，所以通常不能实现广泛切除。但对于以下情况的患者可以考虑手术切除：脑疝风险高、出现脑积水，以及有无法控制的占位效应，或者孤立的大病灶、界限明确且容易接近。

十八、中枢神经系统肿瘤治疗的不良反应

1. 抗癫痫药物的不良反应

在长期的抗癫痫药物治疗过程中，长期使用苯妥英钠、卡马西平和苯巴比妥可能会导致骨质疏松症，因此长期生存患者应适量补充钙和维生素 D，并定期行骨密度检测。同时，大部分抗癫痫药物可能影响化疗药物的代谢。此外，抗癫痫药物还有其他特异性不良反应，具体药物可能的不良反应见表 16－2。

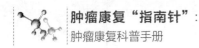

表 16-2　抗癫痫药物的特异性不良反应

药物	可能的不良反应
奥卡西平	低血钠
加巴喷丁	共济失调
双丙戊酸钠	体重增加、血小板功能障碍
托吡酯	记忆障碍、体重减轻
左乙拉西坦	嗜睡、狂躁

2. 放疗的不良反应

颅脑照射的急性并发症包括乏力、恶心和呕吐、放射性皮炎和脱发、脑水肿；颅脑照射的晚期并发症包括放射性脑坏死、认知功能障碍（儿童进行颅脑照射要特别注意中枢神经系统生长发育受损的可能性）、脑血管损伤（闭塞性血管疾病、颅内出血和海绵状血管畸形）、眼部视通路相关疾病（白内障、干眼、视网膜病、视神经病）、听觉损伤、内分泌疾病及第二原发肿瘤形成（脑膜瘤、恶性胶质瘤、神经鞘瘤和肉瘤）等。

3. 手术对患者神经功能的影响

肿瘤的位置不同，手术可能对患者神经功能产生不同的影响。常见的影响包括认知后遗症（记忆和学习能力减退等）、视野缺损、心理后遗症（抑郁和心理社会适应困难）及其他神经功能障碍（失语、脑神经麻痹、轻偏瘫）等。

第十七章　鼻咽癌的治疗与康复

一、鼻咽癌概述

　　鼻咽癌（nasopharyngeal carcinoma，NPC）是一种来源于鼻咽黏膜上皮细胞的恶性肿瘤。在全球范围内，鼻咽癌并非常见肿瘤，2012 年全球新发鼻咽癌 86500 例，仅占当年新发恶性肿瘤的 0.6%。鼻咽癌的分布具有明显的区域及种族特性，71% 的新发病例分布在东亚及东南亚。我国南方地区是鼻咽癌的高发区之一，其中又以广东省最为高发。鼻咽癌男性发病率是女性的两到三倍，发病高峰年龄在50～60 岁。我国鼻咽癌的病理组织类型主要是低分化鳞癌（非角化型鳞癌），占85%～90%，此外高分化鳞癌（角化型鳞癌）占 5%，未分化癌占 5%，其他类型占 5% 左右。

二、鼻咽癌的病因

　　鼻咽癌的病因尚未完全明确，可能的相关因素如下：

　　1. 遗传因素

　　（1）家族聚集性。许多鼻咽癌患者有家族患癌病史，流行病学研究显示，约22% 的鼻咽癌患者有肿瘤家族史，12% 的鼻咽癌患者有鼻咽癌家族史。

　　（2）种族易感性。鼻咽癌黄种人发病率最高，黑种人次之，白种人的鼻咽癌病例少见。我国南方高发区的居民迁居北方地区或移民海外后其鼻咽癌的发病率仍比当地居民要高，而且其后裔仍保持有较高的发病倾向。

　　（3）地域集中性。鼻咽癌主要发生于我国南方五省，包括广东省、广西壮族自治区、湖南省、福建省和江西省，居当地头颈部恶性肿瘤发病率的首位，其中发病率在不同方言人群中由高到低依次为广州方言人群、闽南方言人群、客家方言

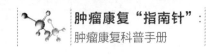
人群。

2. 病毒感染

EB 病毒（Epstein-Barr virus，EBV）是疱疹病毒科嗜淋巴细胞病毒属的成员，遗传物质为 DNA。1964 年 Epstein 和 Barr 首次从非洲儿童淋巴瘤（Burkitt 淋巴瘤）的活检组织中建立了一株可以传代的淋巴母细胞株，在电镜下发现疱疹型病毒颗粒，并将其命名为 Epstein－Barr 病毒，即 EB 病毒。免疫学和生物化学研究证实，EB 病毒与鼻咽癌关系密切。EB 病毒抗体滴度的动态变化和监测结果，可以作为鼻咽癌临床诊断、评估预后和随访监控的依据。

3. 环境因素

经研究，多种化学物质，如多环烃类、亚硝胺类及微量元素镍等与鼻咽癌的发生有一定的关系。目前研究比较多的主要是含亚硝胺类的食物，腌制食品如咸鱼、腌肉、泡菜、酸菜等，其中含有亚硝酸盐，亚硝酸盐在人体内可以转化为亚硝胺类化合物，这些物质有较强的致癌作用。

此外，近年来研究发现，吸烟不仅会诱发肺癌，还会诱发鼻咽癌。吸烟时，烟雾中的尼古丁等有害物质，首先进入的是口腔和鼻腔，鼻咽部由于接近口腔，更易受到烟雾的侵害，黏膜上皮细胞长时间接触烟雾，会导致上皮细胞鳞状化生，甚至发生癌变，而长期吸入二手烟，同样可以诱发鼻咽癌。

三、鼻炎会导致鼻咽癌吗？

鼻炎、慢性鼻炎、过敏性鼻炎越来越困扰大众健康，很多人担心这些鼻腔部位的炎症，尤其是慢性炎症，会诱发鼻咽癌。目前的研究并不能证明鼻炎跟鼻咽癌的发生有直接的相关性，所以即使有鼻炎，也不用太紧张。

四、鼻咽癌的症状

1. 原发癌引起的临床表现

（1）回吸性涕血和鼻出血。肿瘤位于鼻咽顶后壁者，用力吸鼻时，可引起涕血，称为回吸性涕血。溃疡或菜花型肿瘤鼻出血症状常见。

（2）耳部症状。肿瘤位于咽隐窝或咽鼓管圆枕区时，因其压迫咽鼓管咽口，可出现耳鸣、听力下降等症状。

（3）鼻部症状。原发癌浸润至后鼻孔区时可致机械性堵塞，位于鼻咽顶前壁的肿瘤更易引发鼻塞。

（4）头痛。头痛是鼻咽癌常见的症状。临床上多表现为单侧持续性疼痛，部位多在颞、顶部。

2. 颈部包块

鼻咽癌颈部淋巴结转移多见，其中以上颈淋巴结转移最多，以颈部肿块为首发症状者占40%。颈部肿大的淋巴结无痛、质硬，早期可活动，晚期因与皮肤或深层组织粘连而固定。

3. 颅神经损害症状

在确诊时有34%的患者有颅神经损害的表现。临床上常表现出多对颅神经相继或同时受累的症状，其中三叉神经、展神经、舌咽神经和舌下神经受累较多见。嗅神经、面神经、听神经则甚少受累。

4. 远处转移的临床表现

鼻咽癌以血行转移多见，在死亡病例中有一半或半数以上伴远处转移，其中又以骨转移多见，尤其是扁骨转移，其次是肺转移、肝转移，脑转移不到1%。

五、鼻咽癌需要做哪些检查？

1. 鼻咽活检

（1）间接鼻咽镜活检：通过间接鼻咽镜直接看到鼻咽肿物的部位后，可以经口或鼻腔直接钳取肿物进行活检。

（2）鼻咽纤维镜或电子鼻咽纤维镜检查：利用可弯曲的软性光导纤维镜从鼻腔导入（表面麻醉后），能全面、仔细地观察鼻咽部，同时进行照相、录像及活检，是检查鼻咽部最有效的方法。

（3）鼻咽细针穿刺：一些黏膜下肿瘤的患者可通过此方法获得病理组织学诊断。

2. 颈淋巴结摘除活检或颈淋巴结细胞学穿刺活检

颈部淋巴结肿大者，可考虑行颈淋巴结穿刺涂片检查。若鼻咽部无明显可疑病变，须考虑淋巴结摘除活检。

3. EB病毒血清学检查

EB病毒衣壳抗原（VCA）滴度≥1∶10，EB病毒早期抗原（EA）滴度

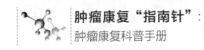

≥1∶5,EB病毒脱氧核糖核酸酶（DNA酶）滴度≥25%等，可协助诊断。

4. 磁共振检查（MRI）

MRI检查应包括鼻咽、颅底及颈部。MRI对软组织的分辨率比CT高。MRI检查可以确定肿瘤的部位、范围，明确其对邻近结构的侵犯程度。对放疗后复发的鼻咽癌，MRI有其独到的作用，可以鉴别放疗后组织纤维化和复发的肿瘤。

5. 计算机断层扫描（CT）

CT有较高的分辨率，不仅能显示鼻咽部表层结构的改变，对了解鼻咽癌的侵犯范围和对周围结构的侵犯情况比临床检查更有优越性，尤其对咽旁、颅底和颅内侵犯情况的了解。增强CT对颈动脉鞘区肿瘤侵犯、海绵窦侵犯和颈淋巴结转移的诊断更有帮助。

6. 其他辅助检查

其他辅助检查包括腹部超声、胸部X线摄影或肝肾功能检查、血常规检查等。PET-CT不作为常规检查。

六、鼻咽癌的治疗手段有哪些？

鼻咽癌治疗的目的是提高鼻咽原发灶和颈淋巴结转移灶控制率，降低局部复发率和远处转移率，提高患者的生存质量。其综合治疗的原则是以放疗为主，辅以化疗、手术治疗、分子靶向治疗等。临床可以根据初治或复发鼻咽癌不同的TNM分期选用不同的综合治疗方法。

1. 放疗

放疗是鼻咽癌的主要治疗方法，多数鼻咽癌对放疗敏感，原发灶和转移灶可同时完整地包括在照射野内，故放疗是鼻咽癌的首选治疗手段。鼻咽癌放疗局部控制率超过90%，单纯放疗治愈率为50%～60%，Ⅰ期鼻咽癌的5年生存率超过90%。随着放疗技术的进步，现发展出调强放疗（intensity-modulated radiotherapy，IMRT），其能提高肿瘤照射剂量且降低周围正常组织受照射剂量，在提高疗效的同时减轻放疗的不良反应，已成为鼻咽癌放疗的主流技术。鼻咽癌放疗的设施如图17—1所示。

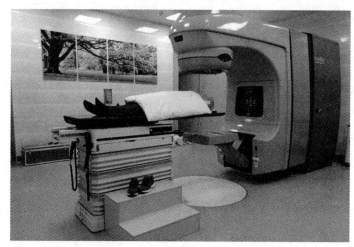

图 17-1　鼻咽癌放疗的设施

2. 化疗

化疗是鼻咽癌重要的治疗方法。由于病变部位隐匿，早期症状不具有特异性，60%～70%的鼻咽癌患者初诊时即为局部晚期，单纯放疗对于局部晚期鼻咽癌的治疗效果并不令人满意，其 5 年生存率仅为 67%～77%。远处转移仍是局部晚期鼻咽癌治疗失败的主要原因之一。以放疗为基础的放化疗综合治疗模式常被用于局部晚期鼻咽癌的治疗。目前，放疗与化疗的综合应用又分为疗前的诱导化疗、同期放化疗和放疗后的辅助化疗。目前常用的诱导化疗和辅助化疗方案为 TPF（多西他赛、顺铂和 5-Fu）、GP（吉西他滨和铂类）等。同步化疗常用单药铂类。最新的 Meta 分析结果显示，放化疗综合治疗局部晚期鼻咽癌可将 5 年生存率提高 6%，而以同期放化疗疗效较好。

3. 手术治疗

手术不是鼻咽癌的主要治疗方法，由于鼻咽部位深，有重要血管神经相邻，手术治疗受到限制，仅在少数情况下考虑手术，如化放疗后颈部淋巴结病灶残留或颈部局部复发。

4. 分子靶向治疗

鼻咽癌 EGFR 表达水平较高（≥80%），而 EGFR 过表达是目前公认的不良预后因素。临床前研究已经证实，EGFR 单抗具有抗肿瘤作用，与放疗和（或）化疗联合时，可明显增加放疗和（或）化疗的疗效，西妥昔单抗、尼妥珠单抗是获准上市的特异性针对 EGFR 的单克隆抗体，EGFR 单抗在局部晚期或复发转移性鼻咽癌治疗上有一定的价值。

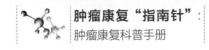

七、鼻咽癌如何治疗？

1. 初治鼻咽癌

Ⅰ期：单纯放疗。

Ⅱ期：同步放化疗。

局部晚期：放疗与化疗联合的综合治疗模式，包括同步放化疗、诱导化疗或辅助化疗。同步放化疗可改善患者生存质量，是局部晚期鼻咽癌的标准治疗方式。近期的研究显示，诱导化疗联合同步放化疗相较于单纯同步放化疗而言，可以提高病灶控制率及患者生存期，但同时不良反应也增加。

2. 复发转移性鼻咽癌

化疗±放疗±手术：化疗是最主要治疗方法，化疗方案选择应根据既往化疗情况、是否可配合放疗、肿瘤负荷、肿瘤相关症状、患者一般情况、患者及家属意愿、患者经济情况等选择单药或两药联用。放疗主要用于少数孤立病灶、骨转移、鼻咽局部晚期复发。当发生单纯颈部淋巴结局部复发时，可考虑手术。

八、鼻咽癌的放疗流程

患者在放疗前需先进行体位固定、制作头颈肩膜、CT 定位，接下来进行计划设计：放疗科医生会在计算机上勾画出肿瘤病灶、预防照射的区域和要保护的重要器官，物理师根据医生的要求进行计划设计，使放射线精准地照射病灶，并且使重要的器官尽可能不受或少受照射。然后进行位置验证和剂量验证，验证无误后，实施放疗。治疗的时间一般为每周一至周五，每周照射五天，每天照射一次，每次治疗时间为 5～15 分钟。共需治疗 30～35 次（6～7 周）。

九、放疗的不良反应有哪些？如何防护？

1. 放射性皮肤炎

开始放疗后三四周，照射区域的皮肤会有红、肿、痒的反应，此后皮肤颜色会渐渐变深，可能会有干性或湿性脱皮。治疗结束后，皮肤反应会慢慢减轻。治疗过程中，受照射部位的皮肤应避免过多的阳光照射，避免用肥皂清洗。平时宜穿着棉质、圆领的衣服,以减少皮肤摩擦。

2. 放射性口腔黏膜炎

放疗会破坏口腔及咽喉的黏膜,一般在放疗开始后2~3周出现;随着剂量增加,口腔溃疡、吞咽疼痛等症状会逐渐加重,可使用利多卡因等药物漱口以减轻不适。在治疗期间,应嘱患者禁烟酒,禁食辛辣的食物,多进食新鲜蔬果和易消化、低刺激性的半流质或少渣食物。口腔黏膜炎严重导致由口进食困难者,可放置鼻胃管进食。

3. 口干

由于放疗对腮腺和颌下腺的影响,放疗后两三周,口腔唾液分泌会减少,不仅影响吞咽和说话,还会导致龋齿。可通过多喝水、利用咀嚼的动作刺激唾液的分泌,以缓解口干症状。

4. 味觉受损

放射线可损害味蕾,使患者的味觉减弱,一般于治疗结束后2~4个月恢复,也有部分患者不能完全恢复。放疗期间宜避免吃刺激性及过冷、过热的食物。部分研究显示服用维生素 B_{12},可能帮助受损神经的修复。

5. 放射性龋齿

放疗会破坏唾液腺,使得唾液分泌减少,容易在牙根处形成龋齿或使原有的龋坏进展加速。建议在放疗前做全面口腔护理,拔除残根、龋齿,配合补牙、洗牙、牙周治疗等。

6. 张口困难和颈部纤维化

鼻咽癌放疗照射范围广泛,放射线可能会造成颞颌关节或颈部软组织纤维化,导致张口困难、颈部活动受限。需于治疗中及治疗结束后,每日坚持做张口运动和颈部运动。

十、鼻咽癌放疗的注意事项

(1)牙齿处理。在放疗前应于口腔科清洁口腔,如发现龋齿,应做规范治疗。放疗后2~3年内不能拔牙。

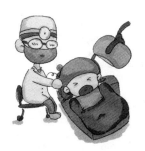

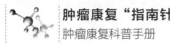
（2）鼻腔冲洗。放疗开始后，应每日用生理盐水行鼻咽腔冲洗1～2次（每次500～1000ml）。这样可以清除坏死的肿瘤组织，降低局部感染风险，提高放疗敏感性。

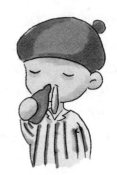

（3）张口训练。尽可能张大嘴巴，每日张口训练4～5次，每次10分钟。

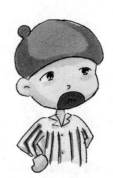

（4）按摩颞颌关节。轻柔地按摩颞颌关节，每日2次，每次5～10分钟。

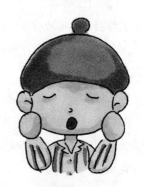

（5）叩齿动作。让上牙、下牙经常进行互动，每日2次，每次30下。

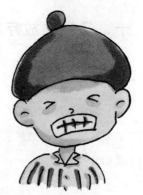

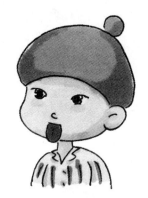

（6）舌部运动。让舌头动起来，训练舌前伸及后缩，每日 2 次，每次 30 下。

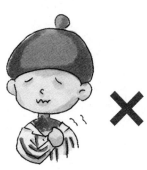

（7）颈部肌肉锻炼。颈部肌肉的锻炼不能忽视，训练动作包括头颈侧弯、旋转，每日 2 次，每次 20 下。

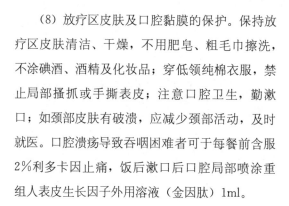

（8）放疗区皮肤及口腔黏膜的保护。保持放疗区皮肤清洁、干燥，不用肥皂、粗毛巾擦洗，不涂碘酒、酒精及化妆品；穿低领纯棉衣服，禁止局部搔抓或手撕表皮；注意口腔卫生，勤漱口；如颈部皮肤有破溃，应减少颈部活动，及时就医。口腔溃疡导致吞咽困难者可于每餐前含服 2% 利多卡因止痛，饭后漱口后口腔局部喷涂重组人表皮生长因子外用溶液（金因肽）1ml。

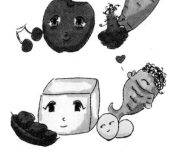

（9）饮食。多吃高蛋白、高维生素、清淡、易消化的食物，忌食辛辣及过冷、过热的食物，戒烟酒。鸡蛋、鸡肉、海鲜等美味是可以享用的。

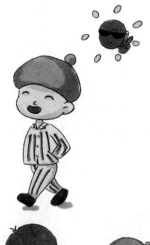

（10）保持轻松愉快的心情。

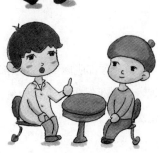

（11）定期复查。各位患者应定期见见自己的
医生，频率如下：

3 年内每 3 个月 1 次；

3～5 年每半年 1 次；

5 年以上每年 1 次。

第十八章　胰腺癌的治疗与康复

一、胰腺癌概述

胰腺导管腺癌（pancreatic ductal adenocarcinoma，PDAC），简称胰腺癌，有"癌中之王"的称号，是人类恶性肿瘤中侵袭性非常强的肿瘤之一。每年因胰腺癌而死亡的人数与当年诊断为该疾病的人数极为接近，这说明绝大多数的胰腺癌患者都在发病一年内死亡。据美国的数据显示，过去5年里，胰腺癌新发病例在所有恶性肿瘤中从2012年的第11位上升至2017年的第8位，并始终排在美国肿瘤相关致死疾病的第4位。不仅如此，由于胰腺癌的治疗发展速度缓慢，有研究称其很有可能在2030年成为美国第二大肿瘤相关致死疾病。最新数据表明，中国胰腺癌的5年生存率为9.9%；即使在医学最发达的美国，5年生存率也仅为11.5%。

二、哪些饮食习惯有利于减少患胰腺癌的风险？

胰腺癌的发生或复发与人们的生活方式及饮食结构存在密切的关系，对于确诊为胰腺癌的患者，更应注意调整生活方式及饮食结构。吸烟被认为是导致胰腺癌的主要危险因素，事实上，戒烟在预防大多数肿瘤中都是必要的。那么，除了这一点常识，还有哪些饮食习惯可一定程度预防胰腺癌的发生或复发呢？

首先，应增加进食柑橘类水果。柑橘类水果中含有大量的类黄酮，而后者被认为具有明显的抗氧化、抗炎、抗增生、抑癌作用。不仅如此，大多数柑橘类的水果都含有类胡萝卜素，像β－胡萝卜素这样的类胡萝卜素被认为能有效预防心血管事件的发生，减少随年龄增长的基因突变，起到预防肿瘤的作用。同时，柑橘类水果还含有大量的柠檬苦素类物质、维生素等有益健康的成分。据过去的数十项相关流行病学研究显示，柑橘类水果的摄入量越多，发生胰腺癌的概率越小。

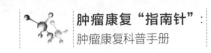

姜也是一种健康的食材，尤其在中国，姜被广泛应用于食物的制作和烹饪。姜中含有的大量姜黄素被认为具有显著的抗氧化及抗癌作用。事实上，已有不少的基础研究及临床研究将姜黄素作为潜在的预防胰腺癌的活性物质。在早期的体外实验中发现，姜黄素可有效抑制 NF-κB，进而减少 COX-2 的产量。姜黄素也被认为可明显抑制胰腺癌的两条重要信号通路：EGFR 及 Notch-1，从而增加胰腺癌细胞的凋亡。已有进展中的临床研究将姜黄素作为主要的预防及治疗胰腺癌的手段。

此外，适量增加叶酸及维生素 D 的摄入也被认为对预防胰腺癌的发生及复发起积极作用。天然的叶酸存在于绿叶蔬菜、豆类、种子、肝脏等食物中，其在 DNA 的合成、甲基化、修复中扮演着重要角色，而这三者的失衡与肿瘤的发生及复发存在直接关系。维生素 D 是一种脂溶性的维生素，少量存在于鱼的脂肪、蘑菇、动物肝脏及蛋黄等食物中，人体需要的维生素 D 大多数来自日照后的自身合成。在大样本的临床试验中，排除年龄、性别、种族、吸烟史的影响后，证实维生素 D 的摄入可降低胰腺癌的发生风险（$RR=0.65$；$95\%CI$：$0.50\sim0.86$）。

三、胰腺癌术后的患者如何应对胰腺内外分泌功能不全？

需要特别指出的是，对于胰腺癌患者，尤其是行切除术后的患者，或多或少都存在胰腺的内外分泌功能不全。由于胰酶及胰岛素的相对不足会使患者出现腹泻、糖尿病等并发症，胰腺外分泌功能不全的患者应尽量减少油腻食物的摄入，养成少食多餐的习惯，并辅以适当的胰酶替代药物；对于血糖不能有效控制的患者，应减少高糖食物的摄入，并于内分泌科门诊调整血糖，必要时需要使用控制血糖的药物。

四、终末期胰腺癌患者的营养支持

对于终末期胰腺癌患者，应在判断患者全身营养状况和胃肠道功能状况的基础上制订营养治疗计划。

（1）生命体征平稳而有自主进食障碍者，推荐住院进行营养支持治疗。

（2）生命体征不稳和多器官功能衰竭者原则上暂不考虑系统性营养支持治疗。

（3）酌情选用能够逆转恶病质异常代谢的代谢调节剂，目前使用的药物包括鱼油、不饱和脂肪酸、二十二碳六烯酸和沙利度胺等。

五、胰腺癌患者如何选择适当的影像学复查手段？

胰腺癌有进展快、易复发等特点，及时的影像学检查有利于评估疾病的进展情况及尽早发现胰腺癌的复发，从而采取合理的治疗措施。腹部彩超、增强 CT、MRI、PET-CT 等都是胰腺癌术后或者康复过程中可选择的影像学检查手段。对于术后早期的患者，若有腹部不适、腹痛及发热等可首先行腹部彩超判断腹腔有无积液。而对于监测胰腺癌的进展及复发等情况，腹部增强 CT、MRI 或超声内镜检查则是重要的检查手段。

近年来，PET-CT 已逐渐被各大医疗中心应用。基于恶性肿瘤有更显著的糖酵解的原理，PET-CT 将肿瘤的代谢情况和解剖情况结合起来。在恶性肿瘤的诊断中，PET-CT 较传统的 CT 有其明显的优势，而在胰腺癌的诊断中，其拥有高达 85%～97% 的敏感度，因此用于胰腺癌患者的复查有其明显优势。PET-CT 发现胰腺癌是否存在远处转移的能力更为突出。最近一篇纳入 17 项有关胰腺癌的临床研究的荟萃分析显示：PET-CT 较普通 CT 在发现潜在的远处转移方面有更强的实用性。不仅如此，在接受胰腺癌的辅助治疗/新辅助治疗后，由于代谢层面的反应先于解剖层面的反应，因此 PET-CT 在评估辅助治疗后的疗效上也有其独特优势。在条件允许的情况下，可对胰腺癌术后的患者或康复期患者利用 PET-CT 进行随访。

六、胰腺癌患者除了定期进行影像学复查，还应监测哪些血清学指标？

血清肿瘤标志物（CA19-9 等）可以在影像学检查的基础上提示并预测手术疗效，虽然其准确性尚需大规模临床研究来证实。目前的证据表明：

（1）术前 CA19-9 水平越高，胰腺癌手术切除率越低。

（2）手术前后血清 CA19-9 变化与患者术后生存密切相关。术后CA19-9水平对手术疗效的预测较术前更有价值，术后 CA19-9 下降至正常的患者预后较好。

（3）血清肿瘤标志物 CA125 和胰腺癌转移存在相关，对胰腺癌可切除性的预测有重要价值。

（4）对 Lewis 抗原阴性或 CA19-9 不表达的胰腺癌患者，CA125 联合 CEA 可在一定程度预测这部分患者的预后。

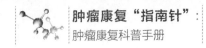
七、该如何处理胰腺癌引起的疼痛？

胰腺位于腹膜后，与腹腔神经丛位置毗邻，这样的解剖关系解释了胰腺癌为何常伴有神经侵犯，而神经侵犯相关症状之一就是疼痛。事实上，有30%～60%的胰腺癌患者存在不同程度的疼痛。对于进展期恶性肿瘤，有75%～90%的患者在病程中出现过剧烈的疼痛。如其他的癌性疼痛一样，胰腺癌引起的疼痛也往往需要药物治疗。镇痛药的选择应依据疼痛的程度而定，一般遵医嘱呈阶梯递增药物级别和剂量：对于轻度的疼痛建议使用对乙酰氨基酚或非甾体类抗炎药（NSAIDs）；中度的疼痛则建议使用弱阿片类药物，如曲马多等；而吗啡等强阿片类药物则适用于重度疼痛的患者。在使用镇痛药物的过程中也应遵循如下原则：首选的给药途径为口服；对于慢性疼痛建议按时给药；由于个体对药物的反应存在差异，应制订个体化的用药方案；应注意及时评估疼痛程度并调整用药；当癌性疼痛伴随明显的情绪障碍时，可辅以抗抑郁药等辅助药物。

大约有14%的胰腺癌患者，即使在使用强阿片类药物后仍然无法有效缓解疼痛。对于这部分患者，可去有条件的医院咨询腹腔神经丛阻滞、神经丛切断、EUS引导下的神经丛消融术等治疗胰腺癌疼痛的方法。当然，最有效的解决疼痛的办法是去除疼痛的来源，早期发现并行根治性切除胰腺癌原发病灶对于改善患者的预后、提高生存质量都将是最佳的选择。

八、什么是胰腺癌的术后快速康复？

术后快速康复（enhanced recovery after surgery，ERAS）最早在结直肠外科中提出。近年来，这一理念也逐渐在手术风险大、术后恢复相对困难的胰腺外科中应用。其主要内容为通过围手术期的精确管理，即通过对术后患者施以疼痛控制、安排早期进食、鼓励适度活动、尽早拔除引流管等，来减轻患者的术后疼痛并加速患者的术后康复。ERAS需要外科医生与麻醉医生、中医科医生、护理团队等多学科通力配合，也离不开患者及家属的积极参与。当然，ERAS必须建立在患者康复的质量得以保证的前提下，因此在具体实施中需视患者情况灵活应用。

第十九章　视网膜母细胞瘤的治疗与康复

一、视网膜母细胞瘤概述

视网膜母细胞瘤是一种来源于视网膜光感受器前体细胞的恶性肿瘤，俗称"眼癌"，90％以上的病例为 3 岁以下儿童，视网膜母细胞瘤是婴幼儿时期最常见的眼内恶性肿瘤，成人中罕见。视网膜母细胞瘤的发病率大约为 1∶15000，我国因为人口基数大，每年新增病例约 1100 例，即每天会新增 3 名患儿。幸运的是，视网膜母细胞瘤是临床治愈率较高的癌症之一。据统计，发达国家超过 90％的患儿能存活至成年，而且他们大多数还能保留生活可用的视力。因此，该病除了需要早期发现和早期诊治，合理的肿瘤康复指导和视觉功能训练也同样重要。

二、视网膜母细胞瘤的发病机制

视网膜母细胞瘤的确切病因尚未完全明确。该病具有明显的家族遗传倾向，但是真正有明确家族史的病例仅占 10％～20％。一般情况下，我们将视网膜母细胞瘤大致分为遗传型和非遗传型。25％～45％的病例属于遗传型，表现为常染色体显性遗传，这意味着 Rb 基因（即成视网膜母细胞瘤基因）突变存在于包括生殖细胞在内的所有细胞中，可以传递给下一代，临床上所有双眼发病的患者和单眼多发肿瘤的患者属此型；其余的是散发病例，为非遗传型，生殖细胞中没有 Rb 基因突变，不会传递给下一代。但是近年来还发现一种少见的 Rb 嵌合型，大约占总数的10％，它是在胚胎发育的某个特殊时期，部分体细胞和（或）生殖细胞的基因发生了变异导致的。其中体细胞嵌合型的患者体内既有正常的视网膜细胞，也有异常的、能形成肿瘤的视网膜细胞；生殖细胞嵌合型的患者也具有遗传倾向，但是危险性相对较低。此外，视网膜母细胞瘤发病也可能与环境、病毒感染有一定的关系。

目前已经确定，*Rb* 基因是视网膜母细胞瘤的易感基因，也是世界上第一个被克隆和完成全序列测定的抑癌基因。该基因在人体内的表达产物为含有 928 个氨基酸的蛋白质，称为 Rb 蛋白，即视网膜母细胞瘤蛋白。当 *Rb* 基因失活或者缺失，就无法产生正常的 Rb 蛋白，视网膜母细胞就会不停地增殖，无法分化成正常的视网膜细胞，从而产生视网膜母细胞瘤。但是 *Rb* 基因的双等位基因需要同时失活或者同时缺失才会导致视网膜母细胞瘤，即"两次打击"学说。也就是说，在遗传性病例中，由于生殖细胞已有一个 *Rb* 基因失活，出生后再需一个体细胞性 *Rb* 基因失活即可形成肿瘤，因此发病较早；而在散发病例中，需经两次体细胞性 *Rb* 基因失活才能形成肿瘤，因此发病较晚。

近年来，研究还发现 *MYCN* 基因的改变也是视网膜母细胞瘤发病率增高的因素，大约在 1.4% 的病例中可以发现 *MYCN* 基因异常扩增。

三、视网膜母细胞瘤的临床表现

视网膜母细胞瘤男女发病率相当，无明显种族和地域的差异，它的临床表现复杂多样，而且很多症状和体征没有特异性，容易被误诊和误治。临床上，医生根据视网膜母细胞瘤的自然进程将其分成四期。

1. 眼内生长期

该期肿瘤刚开始在眼内生长时，患眼的外观一般没有异常，又因患儿年龄小，不能表述视力障碍，因此家长一般都不能早期发现。当肿瘤长大突入玻璃体或接近晶状体时，可以凭肉眼在瞳孔区发现黄白色反光，这个体征被称为"白瞳症"，因其外观看来酷似猫的眼睛，也俗称"猫眼"。绝大多数家长常于此时发现患儿的眼部异常。据统计，"白瞳症"占到视网膜母细胞瘤首发症状的 70% 以上。第二常见的首发症状是患儿因视力障碍导致的斜视，约占 12%。医生通过检查可以发现：患儿前房内可能正常，也可能有瘤细胞出现，甚至形成假性前房积脓或者在虹膜表面形成灰白色肿瘤结节，这些体征可为早期诊断视网膜母细胞瘤提供临床依据；眼底可见圆形或椭圆形、边界清楚的白色或黄白色结节状病灶，表面不平，可伴有肿瘤的新生血管或因肿瘤生长过于迅速而营养供应不足导致的坏死出血点。如果肿瘤向玻璃体内生长，称为内生型，在玻璃体内可见到大小不一的白色肿瘤团块；如果肿瘤向脉络膜生长，称为外生型，眼底检查可见其为扁平斑块状。

有没有什么简便的方法可以及时发现"白瞳症"呢？

正如前文所述，很多家长是用肉眼发现孩子患"白瞳症"才去医院就诊的，但此时疾病往往已经发展到比较严重的程度。那么在平时生活中，家长有什么方法较早发现"白瞳症"呢？那就是合理利用手机或者相机的照相功能。操作时要注意两个要点：

（1）需要取消相机的"消除红眼"功能，并开启闪光灯。在正常情况下，当光线通过瞳孔进入眼睛时，大部分光线会被视网膜吸收，小部分会被视网膜反射，反射光会被相机捕捉到，正常的视网膜反光是橘红色的，也就是我们通常说的照片中的"红眼"，而网膜母细胞瘤因为肿瘤反光而呈现为"黄白色"。

（2）拍摄时一定要吸引孩子的注意力，让其直视摄像头，否则会因为拍摄角度的问题引起偏差。

此外，特别提醒一点，"白瞳症"不是视网膜母细胞瘤特有的体征。在儿童时期，除了视网膜母细胞瘤，先天性白内障、Coats病、永存原始玻璃体增生症、早产儿视网膜病变、转移性眼内炎，以及视网膜脱离等都可以出现"白瞳症"。上述任何一个疾病都会严重损害患儿的视力，甚至引起失明或危及生命，所以一旦发现"白瞳症"，应该及时就诊。

2. 青光眼期

此期由于肿瘤体积逐渐增大，眼内容物增加，或者因肿瘤细胞堵塞房角，引起房水流出障碍，导致眼压升高，引起继发性青光眼，患者可出现眼红、角膜混浊、眼球胀痛、头痛、恶心和呕吐等症状和体征。儿童因为眼球壁弹性较大，在高眼压的持续作用下可使眼球膨大，形成所谓的"牛眼"外观，即患儿眼球增大，角膜直径明显比常人大，甚至出现角、巩膜葡萄肿或者眼睑无法完全闭合导致暴露性角膜炎等。

3. 眼外期

此期肿瘤突破眼球壁，侵犯到眼球外。肿瘤最开始大多穿过筛孔沿着视神经向颅内蔓延，通过CT或者MRI可观察到视神经变粗，若肿瘤侵袭到了视神经管，甚至可见视神经孔扩大。此外，肿瘤也可以穿破巩膜或者角膜进入眼眶内或者向眼外生长，严重者可见肿瘤突出睑裂，长成巨大肿瘤。

4. 全身转移期

全身转移一般发生在较晚的时期，少数情况下可发生于上述任何一期。最常见的转移途径是经视神经或眶裂进入颅内，也可经血行转移，最常转移至骨和肝脏等器官，还有部分是经淋巴管转移到附近的淋巴结。

四、视网膜母细胞瘤除了要关注患儿发病的眼睛，还需要特别关注什么呢？

首先，务必关注患儿另外一只眼睛，因为视网膜母细胞瘤虽然多发生于单眼，但是也可能双眼同时或者先后发病，其中双眼发病者占 25%～30%；其次，有不到 1% 的患儿表现为三侧性视网膜母细胞瘤，即在双眼发病的基础上同时伴发颅内松果体母细胞瘤或者蝶鞍区原发神经母细胞瘤；最后，视网膜母细胞瘤患儿发生其他恶性肿瘤的风险会明显增加，除了前述的松果体母细胞瘤和蝶鞍区原发神经母细胞瘤，还包括软骨肉瘤、横纹肌肉瘤、胶质瘤、白血病、皮脂腺癌、鳞状细胞癌和皮肤黑色素瘤等。视网膜母细胞瘤的国际分期及美国的保眼率见表 19－1。

表 19－1　视网膜母细胞瘤的国际分期及美国的保眼率

分期	特征	美国的保眼及保持可用视力概率
A 期（风险很低）	肿瘤直径≤3mm，局限于视网膜内，距离黄斑＞3mm，距离视神经＞1.5mm，没有玻璃体和视网膜下播散	100%
B 期（风险较低）	肿瘤局限于视网膜内，没有玻璃体和视网膜下播散，有以下一项或多项表现：肿瘤直径＞3mm；位于黄斑区（距离中心凹≤3mm）；位于视盘旁（距离视神经≤1.5mm）；视网膜下液（距离肿瘤边缘≤3mm）	93%
C 期（风险中等）	任何大小和部位的肿瘤，且具有以下一项或多项表现：视网膜下种植≤3mm；玻璃体种植≤3mm；可出现达到 1/4 的视网膜下液	90%
D 期（高风险）	广泛玻璃体、视网膜下种植和（或）大块、非独立内生或外生肿瘤，视网膜脱离范围＞1/4	47%
E 期（极高风险）	具有以下任何表现：新生血管性青光眼、大量眼内出血、无菌性眶蜂窝织炎、肿瘤达玻璃体前、肿瘤接触晶体、眼球痨	一般先去眼治疗，再行放、化疗等治疗

参见 IIRC 分期（翻译）（Intraocular International Retinoblastoma Classify）。

五、视网膜母细胞瘤需要做哪些检查？

1. 眼科检查

常规检查包括裂隙灯显微镜检查和眼底检查，有时还会根据情况增加眼底荧光血管造影等检查。眼科检查是视网膜母细胞瘤患者最基本的检查，尤其是眼底检查，在视网膜母细胞瘤的筛查、诊断、随访和疗效评估中更是必不可少的。眼底检查的操作流程如下：

（1）检查前半小时双眼使用复方托吡卡胺滴眼液（美多丽滴眼液），充分散大瞳孔。

（2）除非患儿能在表面麻醉下配合检查，否则都需要进行全身麻醉。为了减少麻醉时气管插管的不良反应，现在有条件的医院大多采取面罩吸入麻醉或者用喉罩代替气管插管。

（3）麻醉满意后，用开睑器将眼睑分开，用新生儿眼底广域成像系统（Retcam）进行眼底检查，顶压检查周边视网膜，确保所有视网膜都检查到，同时做好图像采集和资料存储。

（4）部分患儿需要同时进行眼底荧光血管造影检查，其对一些疑似病例的诊断、病灶范围的确定很有帮助，也可以判断疗效。检查时需要静脉注射造影剂——荧光素钠，常用剂量是 0.05ml/kg（10%），全量在 1 秒内快速推入，再在蓝色光波激发下用荧光眼底照相机进行连续摄影。

2. 超声检查

最常用的是眼部 B 超，必要时可配合超声多普勒检查。超声检查快捷、无创，还能观察部分眼眶的范围，显示眼球后方有无肿瘤侵犯。尤其当视网膜发生脱离或出血，眼底检查有困难时，超声检查可作为首选的检查方法。

3. 计算机断层扫描（CT）检查

眼球内肿块伴钙化是视网膜母细胞瘤最具特征性的表现，也是 CT 定性诊断视网膜母细胞瘤的主要依据。视网膜母细胞瘤钙化的发生率高达80%～90%，而且钙化多呈斑点状和斑块状，常多发，散在分布。对于一些微小的钙化，高分辨率 CT 也能很好地显示。所以，CT 检查对诊断视网膜母细胞瘤有很高的敏感性。

4. 磁共振成像（MRI）检查

视网膜母细胞瘤在 MRI 的表现与脑白质相比呈等低信号，其 T1WI 信号均匀，

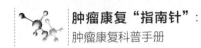
肿瘤康复"指南针"：
肿瘤康复科普手册

高于玻璃体的信号，T2WI 信号不均匀，低于玻璃体的信号，具有一定的特征性，但是 MRI 不能显示视网膜母细胞瘤的钙化，定性诊断的价值不如 CT。若肿瘤已扩散出眼球，MRI 检查能很好地显示肿瘤在视神经、眼眶、脑组织以及全身其他组织器官的累及情况。

5. 全身骨显像和 PET-CT 检查

全身骨显像和 PET-CT 检查主要用于肿瘤已经发生全身转移时，用以确定转移病灶。

6. 前房细胞学检查

在荧光显微镜观察下，瘤细胞呈橙黄色，阳性检出率高。现已作为光化学治疗前明确诊断及治疗后疗效观察的指标。

7. 尿液实验室松果

患者尿中香草扁桃酸（VMA）和高香草酸（HVA）24 小时排泄增多。当尿中 VMA 和 HVA 阳性时有助于诊断，但阴性仍不能排除肿瘤。

8. 乳酸脱氢酶（LDH）的活力测定

当房水内 LDH 值高于血清中的值，且二者之比大于 1.5 时，提示有很大可能性存在视网膜母细胞瘤。

9. 基因检查

基因检查不是常规的临床检查手段，但是在遗传咨询和胎儿诊断时非常有价值，后者常常在妊娠 20 周时通过羊水穿刺完成检查。

10. 其他检查

其他检查还包括听力检查、生化全套检查、心电图检查、血常规检查、尿常规检查、凝血功能检查等。

六、视网膜母细胞瘤患儿眼底检查的注意事项

视网膜母细胞瘤患儿每次介入治疗后、静脉化疗周期结束后，以及定期随访时，都要进行眼底检查，评估肿瘤风险。眼底检查常规在全身麻醉下进行。

1. 全身麻醉的注意事项

（1）全麻检查前，患儿需要禁食、禁饮，以避免麻醉时胃内容物反流发生误吸，危及患儿生命安全。不同年龄的患儿禁食、禁饮的时间要求不同，一般而言，纯母乳喂养的婴幼儿禁饮、禁食的时间要求是 2 小时，喝配方奶粉或者混合喂养的

至少要 4 小时，吃流质食物的至少要 6 小时，吃普食的至少要 8 小时。在禁食、禁饮的过程中，如遇患儿哭闹，家长需要尽量安抚，保存患儿体力，如果实在口渴难耐，可以用棉签等沾水为患儿湿润口唇。

（2）麻醉过程中，患儿年龄越小，因其中枢神经系统发育越不完善，越容易发生心率变化，对呼吸抑制药耐受性越差，体温调节功能也越差，易引起体温上升或下降，使麻醉后清醒延迟。所以最好由有经验的麻醉医生实施麻醉，并全程严密监护。

（3）全麻检查后，患儿需要安全复苏。回到病房后，患儿可能出现嗜睡、疲乏、躁动、意识不清，甚至幻觉等神经系统症状，需要专业的医护人员加强观察与护理。如果全麻时采取气管插管方式，患儿还可能出现声嘶、咳嗽等咽喉刺激症状，部分患儿会出现轻微的气道损伤，甚至表现为痰中带有细血丝，但是只要患儿呼吸平稳、血氧饱和度正常，这些情况一般无需特殊处理。成人全身麻醉后常规在苏醒后 6 小时可以喝水，但是对于患儿，尤其是新生儿而言是不太现实的，建议在苏醒后 2 小时，如果患儿情况良好，可以开始极少量地饮水，缓慢加量。

2. 散瞳的注意事项

每次的眼底检查都必须散瞳，目前一般采用复方托吡卡胺滴眼液等短效散瞳剂，但是患儿越小，瞳孔开大肌发育越不完全，尤其是新生儿，复方托吡卡胺滴眼液的效果往往不佳，可以让患儿在检查前 1～3 天滴用阿托品眼用凝胶，保证检查时瞳孔充分散大。瞳孔散大后患儿会出现畏光、视物模糊（尤其是看近物更显著）等症状，复方托吡卡胺滴眼液的药效一般持续 6～8 小时，阿托品眼用凝胶的药效则要持续两周左右。同时，少部分患儿使用阿托品后会出现并发症，常见的眼部并发症有短暂的眼部烧灼感和刺痛，畏光，眼睑发痒、红肿，结膜充血等。全身并发症可有面部潮红，口干，皮肤、黏膜干燥，发热，心动过速等，一旦出现就应立即停药。

3. 荧光素钠静脉注射的注意事项

眼底血管造影检查时会给患儿静脉注射荧光素钠，在使用该药物的过程中需要特别注意以下几点：

（1）少数人对该药物过敏，尤其是有过敏或支气管哮喘史的患者。检查前，医护人员会常规询问相关病史，此时患儿家长需要向医生详细回顾患儿的过敏史以及有无哮喘等病史。

（2）静脉给药后患儿的皮肤会暂时发黄，尿液也呈鲜黄色。皮肤发黄可在 6～

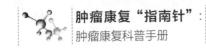
12 小时后消退，尿液也会在 24～36 小时内恢复正常。

（3）荧光素钠溶液碱性强，会造成局部组织损伤，轻者会有剧烈的疼痛，并可能持续数小时，重者甚至出现皮肤坏死脱落、浅层静脉炎、皮下肉芽肿、肘前区的中毒性神经炎。所以医护人员在静脉注射时应尽可能避免药液外渗，如果不慎发生药液外渗的情况，应及时停止注射，采取措施治疗损伤组织，解除疼痛。所以眼底检查结束后，患儿家长除了详细询问患儿病情，还应该仔细询问医生是否使用了该药物，注射部位在哪里，并仔细观察注射部位有无异常反应以及患儿是否有局部疼痛等。

（4）少数患者会出现荧光素钠的不良反应，如恶心、头痛、胃肠道不适、晕厥、呕吐、低血压、味觉改变，以及过敏反应的症状和体征。而且目前已有使用本品后出现心搏骤停、基底动脉缺血、严重休克、抽搐、注射部位发生血栓性静脉炎，以及个别死亡病例的报告。

七、CT 和 MRI 检查哪种更适合视网膜母细胞瘤患儿？

正如前文所述，CT 检查发现儿童眼球内肿块伴钙化可以定性诊断视网膜母细胞瘤，而且具有很高的敏感性，但是它的"电离辐射"作用限制了其在儿童患者中的运用。研究表明，CT 检查时儿童会比成人承受更高的辐射危害，导致其肿瘤致死危险性是成人的 10～15 倍，尤其是婴儿，他们对于 CT 辐射的反应灵敏度比成人高出 10 倍多，其中女宝宝对放射线的敏感度比男宝宝更强。由于视网膜母细胞瘤主要发生在 3 岁以下儿童，且患儿本身罹患其他恶性肿瘤的风险比正常人高，所以现在越来越多的医生不建议患儿行 CT 检查，而是用 MRI 检查替代。MRI 检查其实也是有辐射的，不过是"电磁辐射"，而非"电离辐射"，电磁辐射对人体的危害十分微弱，往往被认为是无害的。MRI 检查也有其不足之处，比如检查耗时长，检查过程中会有很强的噪声，患儿大多不能配合，需要在镇静或麻醉下才能完成检查。此外，患儿体内有磁性金属植入物时，以及含气器官和运动的器官也不适合使用 MRI 检查。

八、视网膜母细胞瘤患儿为什么要求检查听力

用于视网膜母细胞瘤的化疗药物有诸多不良反应，比如卡铂的常见不良反应之

一是耳毒性，而且高频率的听觉丧失首先发生，所以如果视网膜母细胞瘤患儿需要化疗，医生会常规安排听力检查，用于监测化疗药物的不良反应。

九、视网膜母细胞瘤一定要摘除眼球吗？

在很多人的印象中，视网膜母细胞瘤的治疗方法就是摘除眼球并辅以放、化疗，但这早已经成为过去，当前视网膜母细胞瘤的治疗应遵循以下原则：首先，治疗肿瘤、挽救患儿生命；其次，尽可能保留患儿的眼球和视觉功能（常规至少包括视力和视野）；最后，尽可能减少并发症或治疗的不良反应。可以看出，这个原则把视网膜母细胞瘤的治疗从单纯的"治病救命"提升到尽可能保留患儿的眼睛和视觉功能，并减少患儿治疗过程中的痛苦，提高患儿的生活质量上来。从表19—1我们可以看到，在欧美发达国家，只有E期（极高风险）的患儿才考虑摘除眼球。

十、视网膜母细胞瘤的治疗效果如何？

视网膜母细胞瘤虽然是恶性肿瘤，但是它是临床治愈率较高的恶性肿瘤之一。早期发现、早期诊断及早期治疗能极大地提高治愈率，降低死亡率。根据美国肿瘤协会的数据，95%～98%的患儿能够康复，超过90%的患儿能存活至成年以后。目前，我国还没有精确的统计数据，有报道称，国内视网膜母细胞瘤患儿的5年生存率也达到了80%～85%，但也有报道显示，该数据只有63%。欧美等发达国家现都主张"保眼疗法"，绝大多数患儿都能保住眼球，甚至部分患儿能保留生活可用的视力。目前，国内最常采用的治疗仍然是摘除眼球，这除了跟医生对该病的认识不足与治疗水平低下有关，还主要跟我国总体的儿童保健水平落后导致患儿确诊视网膜母细胞瘤普遍相对较晚有直接的关系。

十一、视网膜母细胞瘤的治疗方式有哪些？

视网膜母细胞瘤需要综合治疗，且其涉及的范围远远超出医院所及。因为视网膜母细胞瘤的治疗、康复，患儿视觉功能的检查和训练，肿瘤治疗后患儿的社会适应，以及学习能力的训练等涉及多个学科和专业。欧美国家现在主张，视网膜母细胞瘤患儿的治疗计划应该由一个专家小组来共同制订，这个专家小组建议由小儿眼

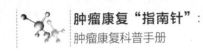

科专家、儿科肿瘤专家、儿科医生、儿科护士、康复专家、儿童心理学家、遗传学家和社会工作者共同组成。视网膜母细胞瘤一经诊断，患儿就需要接受全面的检查，尤其是明确有无局部扩散和全身其他组织器官的转移，明确肿瘤的分期，根据分期和肿瘤的位置、大小、形态等采取合理的治疗方法。目前临床上常用的治疗方法包括化疗、放疗、冷冻治疗、激光治疗和手术治疗等。

十二、视网膜母细胞瘤的化疗

视网膜母细胞瘤对化疗十分敏感。一般情况下，除了很早期的病例直接通过局部治疗控制肿瘤，化疗一般作为治疗视网膜母细胞瘤的初始治疗措施，再联合其他治疗手段。化疗虽然不能彻底杀死所有的肿瘤细胞，但是可以让肿瘤的体积显著缩小，临床上称之为"化学减容"。这为其他的治疗创造了更好的条件，大大降低了局部治疗的不良反应。目前临床上常用的化疗方法包括全身化疗、区域性化疗以及超选眼动脉灌注化疗等。

1. 全身化疗

全身化疗是目前临床上开展最广泛的治疗措施。首先，全身化疗因为其"化学减容"的作用，能为后续的放疗、冷冻治疗、激光治疗或局部化疗创造更有利的条件，常常被作为首选的治疗措施；其次，对于眼外期和全身转移期的患儿，全身化疗也被作为首选治疗措施；最后，在其他方式治疗后，全身化疗也被用于预防肿瘤的复发，即我们常说的"辅助化疗"。目前，国内最常用的是 VEC 化疗方案，即长春新碱（vincristine）＋依托泊苷（etoposide）＋卡铂（carboplatin）方案，一般持续 6 个疗程，每次间隔 3 周。

2. 区域性化疗

区域性化疗是指将化疗药物直接注入人体的器官或者体腔，药物可以作用于这些区域的癌细胞。临床上有多种类型的局部化疗被用来治疗视网膜母细胞瘤。例如，当肿瘤累及视神经或者颅内时，可以将药物注入脑脊液，称为"鞘内化疗"；如果肿瘤转移至胸部、腹部或关节腔等，也可将药物注入相应的体腔；还可将药物直接注入眼睛，称为"玻璃体腔内化疗"，该方法由眼科医生完成操作，适用于肿瘤细胞扩散至玻璃体腔内，其他治疗方法没有效果或者治疗后复发的病例。

3. 超选眼动脉灌注化疗

2008 年 Abramson 首次报道了采用经股动脉穿刺—微导管超选眼动脉灌注美

法仑治疗视网膜母细胞瘤的方法，即超选介入动脉灌注化疗技术。此技术现已在全世界大型医疗机构开展，并取得了很好的疗效。这个治疗方法可以作为肿瘤局限于眼睛内的患儿的初始治疗，也可以作为其他手段治疗无效时的选择。该方法本质上相当于眼睛的介入手术，对医院的设备和手术医生的技术要求很高。实施该项治疗，首先应对患儿进行全身麻醉，术中通过一根动脉导管精确地将抗癌药物注入通向眼睛的血管（即患眼的眼动脉），给药后，在眼动脉中插入一个小球囊来阻断动脉，使大多数抗癌药物被局限在肿瘤附近。研究表明，此种方法与全身化疗比较可将眼动脉内化疗药物浓度提高10～30倍，而外周血内化疗药物浓度很低，大大降低了全身性并发症（如骨髓抑制、败血症、继发肿瘤等）的发生率。此外，经眼动脉灌注的化疗药物还能进入体循环，再经体循环二次流入肿瘤病灶，起到二次化疗的作用。采用超选眼动脉灌注化疗，每只眼睛的平均治疗次数约为三次，每次疗程为四周，该方法的有效率高达84.6％。在成功治疗后，肿瘤将会缩小。如果需要，残余的肿瘤可以通过激光、冷冻或放射斑块疗法进行治疗。

超选眼动脉灌注化疗常见注意事项如下。

（1）全身麻醉相关注意事项参照前文所述。

（2）介入手术安全注意事项：患儿血管柔弱纤细，操作必须轻柔；限制患儿造影剂总剂量≤4ml/kg；术后要让患儿少量、多次饮水，促进造影剂排出；注意放射线防护，尽可能使用小视野、低X线剂量，限制透视时间，降低脉冲（3～6fps）；使用铅衣遮挡患儿性腺。

（3）动脉穿刺部位的护理：除了医护人员的常规术后护理，患儿家长需要密切关注动脉穿刺部位的情况，以便及时发现异常，避免严重并发症的发生。穿刺部位一般选择股动脉，少数会选择桡动脉。股动脉穿刺的患儿术后必须严格平卧并制动，保持下肢伸直位6小时，大小便也只能在床上完成，10小时后可在床上活动下肢，24小时后才能开始下床活动，而且活动量必须缓慢增加。卧床期间，患儿应避免任何增加腹压的动作，在咳嗽和大小便时需用手压紧穿刺部位，穿刺部位的观察至少需要72小时。桡动脉穿刺患儿术后4小时可下床活动，坐立和站立走动时需要抬高患肢，避免出血，而且术后术侧腕关节需要制动4～6小时。临床上比较常见的穿刺部位并发症如下。

1）穿刺部位出血和血肿：术后一旦发现有活动性出血以及血肿，需要及时报告医护人员，并重新加压止血。同时，家长需要密切观察穿刺部位远端肢体的皮肤温度、色泽、感觉，动脉搏动和活动等，因为止血时加压过度或者穿刺部位血肿压迫,均可能造成远端肢体缺血,如果没能及时发现,可能引起组织坏死和永久性残疾。为了避免严重并发症,术后第1个小时内,医护人员应每15分钟检查穿刺部位,第2个小时,每30分钟检查一次,以后每小时检查一次,直到术后6小时。

2) 股动脉血栓形成:表现为患侧下肢疼痛、皮肤苍白、感觉异常和瘫痪,足背动脉搏动微弱或者消失。以上状况一经发现,需要报告给医护人员并迅速松解压迫,医生根据情况加强抗凝治疗,必要时采用溶栓治疗或者手术干预。为预防股动脉血栓形成,患儿自身需要多做足部背屈运动,或者由家长帮助患儿被动完成运动。

3) 穿刺部位感染:表现为穿刺口红、肿、热、痛,出现异常分泌物和全身状况。术后需要保持穿刺部位敷料清洁、干燥,密切观察穿刺口的情况,一旦感染及时进行抗感染处理。

(4) 眼部注意事项:超选眼动脉内灌注化疗术后一般眼部症状轻微,常见的并发症有眼睑肿胀、结膜充血,主要跟化疗药的毒性反应有关,无需特殊处理;相对严重的并发症包括玻璃体积血、视网膜下出血和眼动脉痉挛等。前两者主要因化疗药物引起肿瘤坏死出血所致,需要眼科医生密切观察,对症处理,必要时行玻璃体切割等手术;后者主要因术中操作反复刺激眼动脉所致,一方面因为视网膜母细胞瘤患儿年龄小,全身血管较细,介入操作的难度大,另一方面因为眼动脉的起源有非常多的解剖变异,眼动脉大多起源于颈内动脉,但有的起源于颈外动脉系统,为手术的实施增加了非常大的难度。

十三、视网膜母细胞瘤的放疗及常见并发症的应对

由于放疗靶区就在眼部,放疗后患儿家长需要特别关注眼睛和眼眶的局部并发症,常见的并发症包括放射性皮炎、放射性角膜炎、放射性白内障、放射性视网膜病变、放射性视神经病变和玻璃体腔积血等。目前由于放疗水平的提高,一般发生严重并发症的概率较低。

(1) 放射性皮炎:多以轻微的皮肤充血、红斑为主,极少数患儿可见皮肤水疱和糜烂。如果皮肤完整,仅有充血、红斑,可选用温和无刺激性的霜剂、软膏等局部涂抹,如维生素E霜、鱼肝油软膏、芦荟软膏及糖皮质激素类霜剂或软膏等;如果皮肤水肿明显,可用炉甘石洗剂;如果皮肤出现糜烂或者溃疡,建议使用抗生素软膏。

（2）放射性角膜炎：放疗时专家会常规采取措施保护角膜，避免放射性角膜炎的发生。一般放射性角膜炎出现较早，患儿多表现为畏光、流泪等症状，极少数严重的病例可以出现角膜溃疡甚至引起角膜混浊。建议早期使用促进角膜修复的滴眼液和人工泪液等治疗，如重组牛碱性成纤维细胞生长因子滴眼液、小牛血去蛋白提取物眼用凝胶、0.3％玻璃酸钠滴眼液等，如果出现角膜溃疡，可以加用抗生素滴眼液预防感染。

（3）放射性白内障：患儿发生放射性白内障时会进一步导致视物模糊，严重的也可以出现"白瞳症"。轻微的白内障无需特别处理，严重的白内障会导致儿童视力发育不良以及医生检查时看不清眼底，无法评估视网膜母细胞瘤的治疗效果，这时眼科专家会根据病情合理安排白内障手术。

（4）放射性视网膜病变和视神经病变：两者都可能致盲，而且目前尚无特效治疗措施，所以重在预防。其中最有效的预防措施就是将放射剂量控制在安全范围内。

（5）玻璃体腔积血：最常出血的血管位于肿瘤瘢痕上或者瘢痕旁。大多数出血量不大，可以自行吸收，极少数出血较多，需要手术干预，可以联合白内障手术同时进行。

十四、视网膜母细胞瘤的冷冻治疗

冷冻疗法即眼科医生将冷冻探针放置在视网膜母细胞瘤对应的眼球外层上，开启冷冻头，同时医生需要观察眼内肿瘤所在的区域，直到肿瘤所在区域完全冷冻结冰，颜色发白后才关闭冷冻，重复以上步骤以杀死所有癌细胞。该方法用于治疗小的位于眼球前方的视网膜母细胞瘤，研究表明，肿瘤直径小于 3mm，厚度小于 1mm 时可以达到 90％以上的治愈率。冷冻治疗并发症较少，多见局部结膜水肿等冻伤反应，一般无需特殊治疗。

十五、视网膜母细胞瘤的激光治疗

激光治疗是将激光经瞳孔聚集至肿瘤表面和周边，利用激光产生的热能来破坏癌细胞。对于小的肿瘤，激光治疗可以单独使用，对于较大的肿瘤，激光治疗常常和化疗联合使用。激光治疗是视网膜母细胞瘤的无创疗法，一般不会产生严重的并

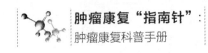

发症，通常术后患儿也不会有疼痛感，术后不需要药物治疗。

十六、视网膜母细胞瘤的外科手术治疗

视网膜母细胞瘤的外科手术包括眼球摘除术和眼眶内容物剜除术等。眼球摘除术是手术切除眼球和视神经的一部分，通常在肿瘤已经较大的情况下采用这种方式。眼眶内容物剜除术是将整个眼眶内的组织完全切除，其切除范围更广，一般用于肿瘤已经长出眼球累及眼眶的患者。手术后患者仍需要密切随访有无复发情况，并检查另一只眼睛的状况。尽管外科手术切除的方法能治好病，但患者将承受失去眼睛的生理和心理痛苦。此外，眼球摘除后，眼眶周围骨骼发育会较正常缓慢甚至停滞，导致面部发育不对称，进一步加重患儿的心理负担。所以美国的临床指南将眼球摘除治疗仅仅限于 E 期的患者；而在我国，绝大多数 D 期和 E 期，甚至部分 C 期的患儿仍采取眼球摘除或眼眶内容物剜除的方式治疗。所以我国的医疗整体水平距离发达国家还有相当的距离，儿童保健工作任重道远。

十七、视网膜母细胞瘤的预后

视网膜母细胞瘤的预后与诊治的迟早，肿瘤的大小、位置和病理类型，治疗措施是否合理等有关。一般来说，分化程度高的较分化程度低的预后好；肿瘤限于视网膜者较侵犯脉络膜、视神经或已有眼外扩散者好。50％的视网膜母细胞瘤死亡病例死于肿瘤的眼外转移，另外 50％则是由于发生了第二恶性肿瘤。在视力预后方面，单眼患者健眼的视力预后良好，多数患儿成年后，健眼视力良好。双眼患者视力预后取决于病变范围及治疗效果，若肿瘤小、未侵及视盘或黄斑附近，治疗后可期望得到较好的视力，若肿瘤侵及视盘附近或黄斑，即使成功地根治了肿瘤，预后视力亦不佳。任何一位视网膜母细胞瘤患者在治疗后，都应根据其临床表现、病理特征及 *Rb* 基因突变特点制订一份个性化的随访方案，以期达到最佳的预后。

十八、视网膜母细胞瘤患儿的视觉功能损害该如何科学地康复？

3～6 岁是儿童视力发育的关键时期，而 90％以上的视网膜母细胞瘤发生在 3

岁以前，所以不管是肿瘤，还是肿瘤治疗过程中的眼部损伤，都会造成患儿视觉功能的损害。临床上视网膜母细胞瘤患儿常常伴有弱视、斜视、眼球震颤、屈光不正等。所以患儿在治疗肿瘤的同时，需要定期到眼科随访，制订个性化的视觉功能康复计划，把握好3～6岁的这段最佳治疗时期，只要早发现、坚持治疗，大部分患儿能达到或有高于生活所需的视力。

十九、什么情况下需要进行产前基因诊断避免下一代患病呢？

对于患遗传性视网膜母细胞瘤的家庭，即患儿的父母携带 $Rb1$ 突变基因，下一个孩子患病的概率大概为45％，需要做产前基因诊断。目前已经可以通过"植入前遗传学诊断"（preimplantation genetic diagnosis，PGD）第三代试管婴儿技术让没有 $Rb1$ 基因突变的胚胎转移到母体进行植入和妊娠，从而确保下一代的健康。对于患非遗传性视网膜母细胞瘤的家庭，下一胎患视网膜母细胞瘤的概率与正常人一样，大约为1∶15000，非常低，不需要常规做产前基因诊断。

第二十章　肿瘤患者康复期的护理

在以往的观念中，人们常常"谈癌色变"，但随着现代医疗技术的发展，恶性肿瘤已经能够被及时地发现和治疗，肿瘤的治愈率也大幅度提升。早在 2006 年，WHO 等国际卫生机构就把原来作为"不治之症"的"癌症"，重新定义为"可以治疗、控制，甚至治愈的慢性病"。越来越多的患者也意识到——癌症只是一类慢性病，带瘤生活也能活出自己的精彩！

在恶性肿瘤的治疗和康复中，既需要医生、护士专业的治疗和精心的护理，也需要患者及家属付出极大的努力和配合。俗话说："三分治疗，七分护理。"只有做好肿瘤患者的家庭护理及功能锻炼，才能使患者身体更快、更好地康复。

一、肿瘤患者康复期的家庭护理

现代医疗技术下，越来越多肿瘤患者可以长期生存。绝大多数患者经过短期的住院治疗后，都需要回到家中休养，并继续门诊治疗。在患者住院期间，因为有医护人员的细心照顾，其内心觉得有依靠，但也造成许多初次治疗的患者在出院后，感到手忙脚乱，不知如何进行康复锻炼。其实，从患者被确诊为恶性肿瘤开始，家属就被迫担负起帮助患者康复的责任。一个良好的家庭氛围是患者得以康复的基础。作为患者最亲近的人，如配偶、父母或子女，家属和患者同样经历了对恶性肿瘤的情感反应过程。特别是患者的主要照顾者，不但需要分担患者的痛苦，还担负着繁重的护理任务。在肿瘤康复过程中，患者及家属都会经历一些角色或相处模式的转变。当我们的生活发生改变时，如何做好患者的家庭护理？如何应对可能出现的各种问题？如何帮助肿瘤患者在躯体、心理、社会和职业能力方面得到最大限度的恢复呢？这就需要我们掌握一些家庭护理的必备技能。

（一）肿瘤患者的居家环境要求

环境因素会影响人体健康，这应该得到患者及家属足够的重视。一个人如果生活在安全、舒适、优美的环境中，可以对其产生良性刺激，带来身心的愉悦，增强身体各系统的生理功能，增强抵抗疾病的能力，促进病后身体的恢复。

肿瘤患者居住的环境应温度、湿度适宜，室内温度保持在$18℃\sim25℃$，湿度稳定在$40\%\sim60\%$，采光良好，周围环境安静，有绿色植物调节小气候，配置合理，有通风保暖换气设备，卫生条件良好。

居室应经常通风，以改善空气质量。开窗通风可提高空气中的氧气含量，同时保持空气新鲜，有温暖、干燥的空气流通，也能有效减少室内细菌总数，预防疾病。通常在上午9—10点和下午3—4点进行通风，每次开窗$20\sim30$分钟，但不要让风直接吹向身体，以免着凉。对于自然通风不足的居室，可加用电风扇通风或正确使用空气净化器改善空气质量。在雾霾天、沙尘天、早晚上下班高峰期应避免开窗通风。在流行病易发生的季节，或是有家人、朋友感冒时，可适当对空气进行消毒。对空气消毒能有效控制很多疾病，如流行性感冒、流行性脑脊髓膜炎、麻疹、百日咳、病毒性腮腺炎等。这些疾病的患者在咳嗽、讲话、打喷嚏时，会从呼吸道带出大量含有病原体的飞沫飘浮于空中，而对空气消毒可杀灭大部分飘浮于空气中的病原体。简易空气消毒法有醋酸喷雾消毒法、醋酸熏蒸消毒法等。具体方法为使用食用醋加水（1∶1）做成喷雾，或食用醋加水（1∶2）进行熏蒸，一般醋的用量：$5\sim8ml$消毒一个立方米的空气。消毒后紧闭门窗0.5~1小时，可杀灭空气中的病原体。

家中可摆放几盆鲜艳的花草或绿色植物美化环境，使人感到赏心悦目。可以在室内摆放的植物有芦荟、吊兰、绿萝、仙人球、多肉植物、栀子花、文竹、君子兰、金边兰等。但室内花草盆景摆放有讲究，尤其是卧室内摆放某些植物会对人体有害。大叶片的观叶植物，如橡皮树、四季桂、发财树、龟背竹、观音莲等花草，在夜间熄灯后，光合作用停止，它就会吸收氧气，排出二氧化碳，导致室内缺氧，不但不会净化空气，还会给人的睡眠质量和健康带来危害。散发异味的花草也不宜放在室内，如夜来香、驱蚊草、天竺葵、迷迭香等会散发出浓郁的气味，影响人的食欲，闻多了可导致头昏，让人感到不愉快，影响人的身体健康。

（二）提高肿瘤患者的睡眠质量

在肿瘤康复期，患者可能因躯体或心理方面的原因而失眠，要提高睡眠质量，必须正确认识睡眠和维护人们身心健康的关系。充足的睡眠可使机体细胞加快自我修复，提高免疫功能。在康复期间，应注重患者的心理调适，不要因为失眠而焦虑，同时学会处理焦虑、烦躁的情绪，学习一些肌肉放松的方法，保持心境平静、轻松、愉快。养成规律的作息习惯，定时起床、定时睡觉；规律地进行运动，如每天坚持进行力所能及的体育锻炼、睡前散步等。避免晚餐吃得过饱，少吃油腻食物，睡前不喝茶、咖啡等有兴奋作用的饮料。改善睡眠环境，光线和温度要适当，必要时可遵医嘱适量服用安眠药帮助睡眠。

（三）肿瘤患者手术后的家庭陪护

肿瘤患者手术后，通常身体都会有多个管道，患者家属应提前仔细了解患者病情，耐心听取医护人员的介绍和指导，避免术后陪护时手足无措。

（1）了解患者进食的时间、各种管道的固定位置、体位的摆放等。

（2）观察患者是否有面色苍白、口唇发绀、呼吸困难，注意监护仪有无报警现象等情况。

（3）观察患者是否有恶心、呕吐等消化道症状，如发生呕吐，应将患者的头偏向一侧，避免呕吐物吸入气管。

（4）观察手术切口有无渗血，各引流管的引流量、颜色有无异常，观察每次小便的颜色、量，患者有无排尿困难等。

（5）术后照护家属不宜过多，大手术后 2～3 天，应避免亲友探视，使患者得到更好的休息。在照顾期间，应避免意外发生，使用热水袋时应防止烫伤等。在病情允许的情况下，可鼓励患者早期下床活动。

（四）引流管的护理

通常肿瘤根治性手术范围较广，术后需放置引流管，引流可减少感染的发生及减少扩散，促进伤口愈合，因此带引流管患者的护理尤为重要。

引流管道应妥善固定，长短适宜，避免各引流管受压、扭曲、滑脱，保持引流通畅。家属应学会观察引流液的量、颜色、性状的变化，以了解有无出血等情况。

进行胸腔闭式引流的患者应注意保持半卧位，以利于呼吸和引流。患者在医护人员协助下进行深呼吸及有效咳嗽，有利于积液排出，恢复胸腔负压，使肺充分扩张。任何情况下，引流袋均不能高于胸腔平面，以免引流液逆流入胸腔造成感染。引流管应避免过度牵拉，若引流袋连接处损坏脱落，应立即夹闭损坏处上方管道，并到医院及时更换。若引流管不慎滑脱，应立即用手捏闭引流口处皮肤，保持密闭，立即到医院处理。

进行胃肠减压及带有各种负压吸引管的患者，应保持负压状态，保证有效吸引。

留置尿管的患者应做好会阴部护理，保持尿管通畅，仔细观察尿液的颜色、量，并做好记录，每周更换尿袋，防止尿道逆行感染。

（五）气管造瘘者的护理

咽喉部肿瘤患者术后行气管造瘘，需使用气管套管维持气管通气功能，甚至有的需要终生带管，患者及家属应在医护人员的指导下学会气管套管的护理方法。

（1）为患者备好纸、笔、写字板或电子设备等非语言沟通所需工具，及时满足患者需要。

（2）减少患者到公共场所活动的时间，避免受凉，预防感冒。

（3）保护气管造瘘口周围皮肤及黏膜，每日使用生理盐水擦洗，并用0.5%碘伏消毒，保持气管纱布垫清洁干燥，若出现伤口出血或套管内有鲜血涌出，应立即就医。

（4）保持气管套管通畅，及时清除内套管内痰痂，每日煮沸消毒内套管2或3次，按时更换内套管。若患者内套管被分泌物堵塞发生呼吸困难，应立即拔出内套管，清洗消毒后重新放入。若呼吸困难不能缓解，应立即就医。

（5）若痰液较多、较黏稠，可根据医嘱使用气管内滴药的方法增加气管湿度，将药液沿着气管套管轻轻滴入，每两小时一次，以利于稀释软化痰液，使呼吸道分泌物容易咳出。

（6）在套管外口覆盖湿纱布或湿毛巾，保持气道湿度，同时防止灰尘等异物吸入气管，减少感染。保持室内空气湿润，可用加湿器调节湿度，也可在地上洒水、放湿毛巾等。

（7）防止气管导管脱出，调整气管导管系绳的松紧度，以能放一个手指为宜，咳嗽或打喷嚏时，用手按住套管，并堵住气道口，防止痰液喷出，弄脏衣物。

（8）预防和治疗肺部感染，及时更换被污染的敷料，保持套管周围敷料及皮肤清洁干燥。

（六）"人工肛门"患者的护理

晚期结直肠癌的患者，将肠管（结肠或小肠）外置在腹壁上提供肛门的部分或全部功能，称作"人工肛门"。在术后初期，患者可能不适应，应在医护人员的指导下学会自我护理。

（1）在腹壁造瘘术后应注意饮食，尽量吃少渣、易消化、产气少的食物，忌食生冷、辛辣、刺激的食物。

（2）日常生活中应避免碰撞造瘘口，肠壁黏膜较脆弱，易出血，经造瘘口排便时，应注意保护肠黏膜，以免引起破溃出血。注意观察造瘘口肠黏膜的色泽，正常黏膜呈粉红色或牛肉红色，若呈暗红色或紫色提示黏膜缺血，应及时就诊。

（3）术后1周左右可开始扩张造瘘口，以防止造瘘口狭窄。方法：戴上手套，涂润滑油，用中指或食指缓慢插入造瘘口，保持5～10分钟，每天2次，如发现造瘘口狭窄，排便困难，应及时就诊。

（4）6周内不要提举6kg以上的重物，以免腹压过高导致造瘘口脱垂、造瘘口旁疝等，及时治疗咳嗽、便秘等可能引起腹压增高的疾病。

（5）训练每日定时排便，经过一段时间的摸索和实践，逐渐养成规律的排便习惯。

（6）尽量穿宽松柔软的内衣，腰带不要压在造瘘口上，洗浴时注意保护造瘘口，避免损伤，可用清水清洗造瘘口，以保持造瘘口周围皮肤清洁。造瘘口早期消化液较多，进食后分泌增加，腐蚀造瘘口周围皮肤，产生炎症或破溃，可使用凡士林及氧化锌软膏保护造瘘口周围皮肤。

（7）根据需要，选择合适的造瘘口袋，学会造瘘口袋的更换。

（七）肿瘤患者治疗期间可以有性生活吗？

性是人类最基本的生理特征之一，也是人类与生俱来的本能。肿瘤患者只要身体条件允许，就可以正常进行性生活。和谐的性生活是婚姻和家庭稳定的基础，可促进家庭和谐美满，提高机体的免疫功能，使人对生活充满信心。哪怕是生殖器官得了癌，通过治疗后症状消失、病情稳定，随着体力的恢复，也可以逐渐恢复性生活，但是要把握好性生活的度，避免劳累。

对大多数肿瘤患者来说，正常性生活是无害的，但在肿瘤术后初期，性生活可能牵拉伤口而引起出血，增加感染的风险，故术后恢复性生活的时间，要依据手术伤口的愈合程度而定。在接受放、化疗期间，患者身体免疫功能低下，易发生感染，能否过性生活应咨询医生。

恶性肿瘤如果发生在生殖器官上，手术或放化疗对其造成的损害和治疗带来的不良反应较明显，可能引起患者的性欲低下，有些还会直接引起性功能障碍。家属应重视患者关于性生活方面的问题，并给予积极的心理疏导和情感支持。

（八）肿瘤患者在治疗期间能哺乳吗？

癌症患者不宜哺乳，特别是乳腺癌的患者，哺乳会促进脑垂体产生泌乳素，泌乳素能加快细胞生长，同样也加快肿瘤细胞生长。临床资料表明：癌细胞可因哺乳而迅速生长并扩散。同时，肿瘤的生长本身对机体是一种较强的消耗，放化疗对机体也有不同程度的损伤，哺乳会加重身体的消耗，使人体的免疫功能进一步下降，因此，肿瘤患者康复期不宜哺乳。

（九）肿瘤康复期能工作吗？

在恶性肿瘤治疗间歇期，患者可根据自身的恢复状况，进行力所能及的工作。患者化疗过程中可能出现恶心、呕吐、乏力、白细胞下降等不良反应，或免疫功能低下，容易感染，这种情况通常在化疗结束后两周开始慢慢恢复。在化疗间歇期，应不熬夜，不过度劳累，积极调整身体状况，适当的休息与睡眠可促进免疫功能的恢复。

（十）做了放、化疗后还能生育吗？

曾经做过放、化疗的患者，并不影响生儿育女，当疾病控制、身体康复后，可以在医生的指导下怀孕生产。但放化疗期间和放化疗后短期内应避免怀孕，否则胎儿易出现畸形。一般在治疗停止两三年后方可怀孕。有些疾病，如女性生殖系统方面的恶性肿瘤或乳腺癌，尽管疾病得到了控制，患者身体恢复得也很好，但仍可能对胎儿有不利影响。怀孕会使女性的内分泌系统、血液系统、免疫系统等发生巨大的功能改变，需谨慎对待。

（十一）恶性肿瘤会传染吗？

目前，并无明确的证据表明恶性肿瘤具有传染性，日常生活的接触，不用担心恶性肿瘤会传染。但肿瘤流行病研究资料表明，夫妻双方同时或先后患同一类肿瘤有增多的趋势，这是什么原因呢？对于这种情况，专家认为，肿瘤的发生与环境因素、生活方式有很大关系，生活在同一环境的人，生活方式也基本上大同小异，这中间就有相同的自然因素在起作用，日积月累，患癌的可能性就增加了。同时，某

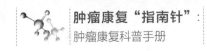

些疾病会增加罹患癌症的概率，如乙型肝炎病毒与肝癌、人乳头瘤病毒与宫颈癌、幽门螺杆菌感染与胃癌等，当同时罹患恶性肿瘤和传染病时，家属应做好传染病的预防。

（十二）肿瘤患者为什么需要定期复查？

复查的目的是尽早发现肿瘤的复发与转移。前面提到，治疗肿瘤的方法有手术治疗、化疗、生物治疗、放疗、中医中药治疗等，恶性肿瘤通常会采用 2～4 种方法进行综合治疗，如肺癌手术切除后马上进行化疗，这样可杀灭经血液、淋巴管向外转移的癌细胞。放疗可以杀灭肿块周围的残余病灶和周围淋巴结中的癌细胞，再配合服用中药增强机体免疫功能，可以提高生存质量，延长生命。不管用什么方法治疗，肿瘤患者前三年内病情都不稳定，少数逃逸的癌细胞一旦有机可乘，就会安家落户。早期复发或转移的症状不明显，不容易发现，当人们出现症状时，往往为时已晚。因此在治疗完成后应每三个月复查一次，做一些必要的检查，有困难的话，复查时间间隔不要超过六个月，连续三年，病情稳定以后可以改为每半年复查一次，直到终身。

（十三）患者在家中发生危险状况该怎么办？

如果患者在家中突然发生危险症状（突然意识不清、昏迷或大出血等），患者家属要快速做出反应，争分夺秒地挽救生命，即稳定情绪，并立即拨打 120 急救电话。打急救电话时应注意以下几点：电话打出后，要先确认对方是否是医疗救护单位，避免因忙中出错延误救治；在电话中应详细描述患者所在的地址以及周围标志性建筑，避免急救人员因地址不清而耽误时间，把电话号码、姓名等信息告诉救护人员，以方便联系；在电话中简要介绍患者的主要表现，如吐血、晕倒、抽搐、阴道出血、呼吸停止等；在等待救护车到来前，应迅速准备好患者需要带走的生活用品、就诊所需的医疗文件以及足够的医疗生活费用等；可派出熟悉地形的人到交叉路口或住宅楼下大门口等候救护车辆。

二、肿瘤患者康复期的功能锻炼

肿瘤患者因疾病及治疗，可能导致躯体部分功能受到影响，为保证患者个体生活的独立性，保持其肢体的功能以适应病后的生活变得至关重要。患者应学习并坚持进行康复期的功能锻炼，改善生存质量。

（一）发音器官的肌肉训练

头颈部肿瘤的治疗，会造成人体解剖学结构的改变（如器官切除、瘢痕形成、组织纤维化、狭窄等）及神经系统的损伤，引起患者言语能力的丧失或受损，导致言语障碍，需进行发音功能的训练与恢复。

（1）颊部运动训练：张口至最大限度，将下颌向左右两边移动，将下颌移至左/右边，紧闭嘴唇后鼓腮，以上每个动作维持5秒后放松；左右鼓腮，让空气快速地在左右面颊内转移；开口说"呀"，动作要夸张，然后迅速合上。以上每个动作重复10次。

（2）唇的运动训练：紧闭双唇维持5秒后放松；双唇含着压舌板，用力紧闭以阻止压舌板被拉出，维持5秒，再将压舌板分别放在嘴唇左右两边，用力紧闭、拉出；紧闭嘴唇，发"b""p"的音。以上每个动作重复5～10次。

（3）舌的运动训练：用纱布、勺或压舌板牵伸舌做被动运动（外、上、下、左、右），也可主动运动（前伸、后缩，舌尖舔上下唇、口角，弹响舌，舔绕唇，顶两腮等）。以上每个动作维持5秒，重复5～10次。

（4）发音训练：原则是先元音后辅音，先张口音后唇音，先单音节后多音节，最后过渡到单词和句子的训练。

（5）食管发声训练：首先学会腹式呼吸，通过鼻腔或口腔将空气吸入食管，在气体尚未到达胃时利用腹部肌肉收缩的压力将气体排出，使排出的气体经过食管壁振动而发声。

（二）张口受限患者的功能锻炼

头颈部肿瘤患者放疗后因颞颌关节和咬肌纤维化引起张口受限，表现为张口时颞颌关节处发紧、疼痛，张口门齿距离日渐缩小，甚至完全不能张口，造成言语、进食困难，营养不良。患者应加强张口功能的锻炼。

（1）颞颌关节运动：慢慢张嘴，再慢慢闭嘴；将嘴微张，下颌向左缓缓移动到底，回到中线，再向右做同样的动作；将下巴向前伸到底，做地包天状，再回到原来位置；上下牙相互叩击。每个动作维持3秒，每天3～5次，每次5～10分钟。

（2）口颌部拉伸动作：将食指及中指分别卷上纱布，放在上下牙齿中间，再将食指及中指尽量互相分开，将口腔拉开；将左手及右手分别缠上纱布，一手固定于

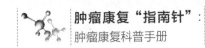

上颌，另一手固定于下颌，将双手尽量互相分开，拉开口腔；也可使用张口器或软木塞进行张口训练，将适当大小的张口器放入口内，先由 5 分钟开始，再逐渐增加次数及时间；拉伸时口腔肌肉要放松。

（三）吞咽困难患者的功能锻炼

吞咽困难是食物从口腔到胃的过程出现障碍的一种表现，是头颈部肿瘤患者治疗后常见的并发症，可能持续数月、数年，部分患者甚至终身不能恢复正常吞咽功能。头颈部肿瘤患者需要进行吞咽困难的功能锻炼，提高生存质量。

（1）患者仰卧于床上，尽量抬高头，肩不能离开床面，眼睛看足趾，重复数次。颈椎病、认知功能障碍患者禁用。

（2）舌部运动：利用纱布、勺或压舌板牵伸舌做被动运动（外、上、下、左、右），也可主动运动（前伸、后缩、舌尖舔上下唇、口角，向后卷舌、环唇，挤压脸颊内部使之膨胀，弹舌等）。

（3）门德尔松手法：喉部可上抬的患者，当吞咽唾液时，感觉有喉上提时，保持喉于上抬位置 2～3 秒，吞咽时舌抵硬腭，屏住呼吸，将甲状软骨抬起 2～3 秒。喉上抬无力患者可按摩颈部，轻捏上推喉部，固定 5 秒，以促进吞咽。

（4）用力吞咽法：吞咽时，所有的咽喉肌肉一起用力挤压，使舌在口中沿着硬腭向后的每一点以及舌根部都产生压力。

（5）声门上吞咽法：深吸一口气后屏住气，将食团放在口腔内，保持屏气状态，同时做吞咽动作（1～2 次），吞咽后吸气前立即咳嗽，重复数次。该法可能导致心律失常、猝死，有冠心病的患者禁用。

（四）呼吸功能锻炼

胸部肿瘤患者手术后，易合并呼吸道疾病，进行呼吸功能训练，可改善患者肺功能，预防术后并发症。

1. 腹式呼吸

患者取仰卧位，双手放置于胸部及腹部，两膝弯曲，使腹肌放松，吸气时，膈肌松弛，腹部的手有上抬感，呼气时，腹肌收缩，腹部的手有下降感。腹式呼吸每次锻炼宜连续重复 8～10 次，每天练习 2 或 3 次。呼吸时做到"深而慢"，增强患者膈肌运动，减少呼吸辅助肌肉的发力，对于肺功能的改善大有好处。

2. 缩唇呼吸

患者采用自主体位，先用鼻吸气再用口呼气，呼气时尽量将口唇缩拢似吹口哨状，持续缓慢呼气，呼与吸的时间以 2：1 或 3：1 为宜。缩唇呼吸每次锻炼 10～20 分钟，每日练习 2～3 次。可减轻或阻止小气道过早闭合，增加气道阻力，有利于促进肺泡扩张和肺泡内气体交换，减少肺内残气量。

（五）上肢功能锻炼

乳腺癌患者往往术后存在神经、肌肉和血管损伤，加上术中切除腋下淋巴结，使部分患者术后出现骨关节僵硬、萎缩肌肉粘连、上肢功能受限、患侧手臂胀痛不适及患肢水肿等情况。因此，患者术后应尽早进行上肢功能锻炼，避免造成永久性的患侧上肢功能障碍。

（1）术后早期上肢功能锻炼。术后 1～3 天，可做伸指、握拳、屈肘、转腕等锻炼，促进肘、腕关节和手指功能的康复。已行腋窝淋巴清扫术的患者，静脉及淋巴回流不畅，患肢常出现不同程度的肿胀和功能障碍，应抬高患肢，肿胀严重者可采用手法进行按摩。按摩方法为双手成环，抬高患肢，由远及近以一定的压力推进。

（2）肩关节锻炼。早期进行肩关节锻炼可使三角肌、斜方肌和背阔肌尽快恢复功能，避免术后瘢痕挛缩。锻炼方法：①术后的 3～4 天，患者可坐起，进行屈肘运动；②术后 5 天，解除固定患者上肢的胸带后，患者可做手掌触摸同侧耳部和对侧肩膀的锻炼；③术后 9～10 天，患者拆除切口缝线后，可行患肢抬高训练，即将患肢的肘关节屈曲抬高，手掌置于对侧肩部，初始时，可用健侧手掌托扶患侧肘部，逐渐抬高患侧上肢，直至与肩部平齐；④术后 14 天，练习将患侧手掌置于颈后，逐步抬高患侧上肢，抬头挺胸，使患侧手掌能够逐渐穿过头顶，触摸对侧耳部，此期还可进行扶墙锻炼，以加强患侧上肢的抬升功能。

（3）患肢的功能锻炼。可重复做上述的各项锻炼，特别是扶墙抬高上肢的运动，可使上肢及肩关节的活动范围逐渐恢复至正常。为了进一步使各项动作协调自然，还可以进行以下几项锻炼：①上肢旋转运动：先将患侧上肢自然下垂，五指伸直并拢，自身体前方逐渐抬高患肢至最高点，再从身体外侧逐渐恢复原位。注意上肢高举时要尽量伸直，避免弯曲，动作应连贯，也可从反方向进行锻炼。②上肢后伸运动：把患肢向后向上抬至最高点再逐渐复位。在乳腺癌患者患肢功能锻炼中，应避免负重而导致的患肢淋巴水肿。

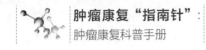

（六）下肢功能锻炼

目前，人工关节置换术逐渐成为四肢恶性骨肿瘤保肢重建的主要方法，但术后如不尽早进行下肢功能锻炼，易引起关节挛缩、下肢深静脉血栓等并发症。

（1）踝泵练习：可有效预防术后腓肠肌静脉丛的静脉炎和下肢深静脉血栓的形成。患者采取平卧位，双踝先自然放松，然后做背伸动作（脚趾及脚背向下伸），背伸时尽量达到最大限度，维持 2～3 秒，然后从最大背伸状态开始做跖屈（脚趾及脚背向上勾），跖屈时尽量达到最大限度，维持 2～3 秒，绕环一周，如此反复进行。

（2）股四头肌的收缩、放松练习：患者采取平卧位，先收缩双下肢大腿肌肉 5 秒钟、再放松 2 秒钟，在不增加疼痛的前提下可尽可能多做此训练。

（3）直腿抬高练习：患肢完全伸直的情况下抬高，与床面成 15°。然后维持这一姿势不动，直到无力维持为止。将腿放于床上休息片刻，继续进行第二次直抬腿练习。每天 3 或 4 次，每次 30 个。

（4）患肢屈膝练习：患者取侧卧位，患肢在上，做无重力屈伸膝关节动作，每天 4 或 5 次，每次 5～10 个。

（七）排泄功能锻炼

（1）膀胱功能训练：主要包括定时排尿和提示性排尿训练。一般情况下，日间每 2 小时排尿 1 次，夜间 4 小时排尿 1 次，每次尿量小于 350ml。

（2）盆底肌肉训练：①缩肛运动，每次不少于 3 秒，150～200 次/天。收缩盆底肌，持续 3～5 秒，放松 3～5 秒，重复 10 次为一组，3 组/天，持续锻炼 8 周为 1 疗程。②阴道重力锥训练：将重力锥放入阴道内，提供感觉性反馈，通过收缩肛提肌维持其位置保证阴道锥不落下，逐渐增加阴道锥重量，从而提高盆底肌收缩力。使用该方法时应注意观察患者有无阴道不适或流血等症状。

（3）肠道排便功能训练：通过训练定时排便、调节饮食结构、按摩腹部等方法，帮助患者建立正常排便规律。

三、肿瘤患者康复期的静脉管道护理

恶性肿瘤患者在治疗中，通常需要进行静脉输液治疗，因化学性药物的药理性质（酸碱度、渗透压、刺激性等）等原因，常会对静脉血管壁造成不同程度的损伤，导致静脉炎、静脉血管硬化、色素沉着等，如化疗药物渗漏，可能导致局部皮肤红肿、疼痛，甚至造成皮肤和软组织的坏死。肿瘤患者在治疗期间，可以根据自身血管情况、选用的化疗方案、医务人员的建议等，选用合适的管道类型进行输液治疗。因为大部分化疗药物（如长春碱类的长春瑞滨、异长春花碱、长春新碱、长春地辛，蒽环类的表柔比星、多柔比星、柔红霉素，还有丝裂霉素、氮芥、放线菌素等）都对静脉血管有刺激，建议安置中心静脉导管给药。避免外周静脉输液对血管或局部组织造成的损伤。那我们应该如何选择输液工具，并保护好我们的血管通路呢？

（一）常用的静脉输液管道

1. 完全置入型输液港

输液港是一种完全置入体内的闭合静脉输液系统，主要由供穿刺的注射座及静脉导管两部分组成，输液时使用无损伤针经皮穿刺插入输液港，将药物直接输送到中心静脉导管，这样能迅速稀释药物浓度，避免刺激性药物对血管的损伤，管道可使用 3～5 年，适用于需长期输液的肿瘤患者。使用输液港，能大大提高患者的生活质量，治疗间歇期只需每个月对输液港进行一次冲管，中途不需要换药，带管期间患者可洗澡、游泳，对日常生活影响较小。（图 20－1）

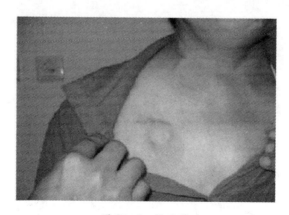

图 20－1　输液港

2. 中心静脉置管

中心静脉置管（CVC）是经颈内静脉、锁骨下静脉或股静脉穿刺，将静脉导管置入上腔静脉或下腔静脉的一种静脉输液管道。中心静脉导管可用 2 个月左右，因

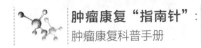
管道较短、易回血，需每周冲洗两次、更换敷料一次，适用于短程输液或只能下肢输液的患者。（图 20-2）

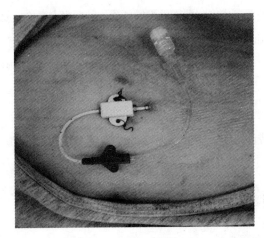

图 20-2　中心静脉置管

3. 经外周静脉穿刺中心静脉置管

经外周静脉穿刺中心静脉置管（PICC），是经外周静脉、贵要静脉、肘正中静脉或头静脉穿刺插管，管道尖端到达上腔静脉下 1/3 处或上腔静脉和右心房交界处的一种输液管道（图 20-3）。PICC 导管可留置一年左右，带管期间需每周维护一次，适用于中长期输液的患者，目前在肿瘤科使用最为广泛。接下来我们将详细介绍 PICC 管道的维护和护理。

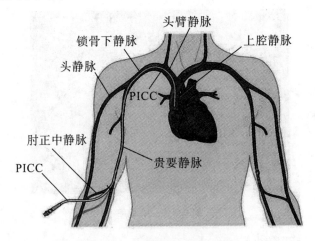

图 20-3　经外周静脉穿刺中心静脉置管

（二）PICC **的优点**

PICC 的管道尖端通常位于管腔较大、血液流速较快的上下腔静脉内，因此不会对血管造成刺激或刺激很小，可减少静脉炎的发生，给患者带来方便。

（1）患者四肢活动不受限制，可以适当活动，让患者对长时间的输液治疗易于耐受。

（2）减少了静脉穿刺的次数，避免因反复穿刺给患者带来的痛苦，同时保护了患者的外周血管。

（3）管道尖端位于大血管内，输入的化疗药物和强刺激性药物立即被稀释，对血管的刺激较小，并且更容易被吸收。

（三）PICC **留置期间观察要点**

（1）穿刺部位及周围皮肤有无发红、肿胀、疼痛、皮疹、瘙痒。

（2）穿刺点有无脓性分泌物、脓肿等。

（3）置管手臂或部位有无肿胀、条索状，患者是否感觉疼痛。

（4）导管内是否有回血，导管是否漏液、断裂。

（5）外露导管的长度有无变化，有无打折。

（6）敷料的干湿程度，有无渗血、渗液或出血。

（7）张贴的敷贴有无卷曲、脱落。

（四）PICC **导管维护**

PICC 导管每周维护 1 次，更换穿刺点敷贴和导管接头，进行脉冲式冲管及正压封管。如出现异常，如穿刺点周围渗血、渗液、疼痛，敷贴卷边、脱落，管道回血，导管接头破裂，残留血液等，应即时进行维护。

（五）PICC **带管期间可以洗澡吗**？

PICC 带管期间可以淋浴，但应避免盆浴、游泳等。淋浴时用塑料保鲜膜将外露管道和接头连同手臂包裹缠绕两至三圈，上下边缘用胶布贴紧，洗澡时避免浸透导管及敷料，淋浴后及时擦干手臂，检查敷贴内是否进水，如有浸湿应立即回医院更换敷料。也可使用专门的 PICC 沐浴袖套。

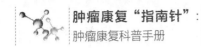
（六）PICC 带管期间的活动注意事项

PICC 导管留置期间可进行适度的功能锻炼，如握拳、旋腕、屈肘等，促进血液循环，防止血栓形成。可进行一般家务劳动（如洗碗、扫地）和日常活动（如吃饭、看书、洗脸、穿衣等）。但应避免手臂剧烈活动（如打球、举重、大范围旋转、抱小孩、拄拐杖、用置管侧手臂支撑起床等）。不可抓捏置管侧手臂，不可提大于3kg 的重物。穿衣时，先穿置管侧；脱衣时，后脱置管侧；睡觉时，避免压迫置管侧手臂。

（七）PICC 带管期间的饮食注意事项

PICC 带管期间应进食清淡易消化食物，多吃蔬菜、水果，保持大便通畅，多饮水，每日饮水量在 2500～3000ml。

（八）PICC 带管期间的功能锻炼

（1）握拳运动：使用压力球，握住后停顿几秒，每日 2 或 3 次，每次10～15 分钟。（图 20—4）

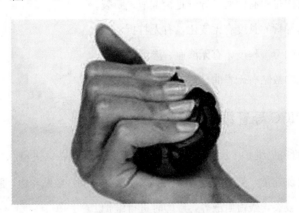

图 20—4　握拳运动

（2）旋腕运动：每日两次，每次 10 分钟。具体如图 20—5 所示。

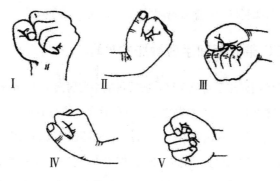

图 20-5 旋腕运动

（3）手指伸屈运动：每日两三次，每次 3～5 分钟。具体如图 20-6 所示。

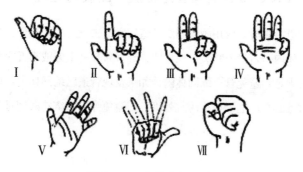

图 20-6 手指伸屈运动

（4）屈肘运动：每日两次，每次 10 分钟。具体如图 20-7 所示。

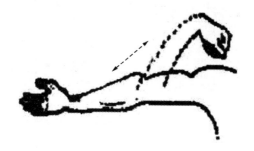

图 20-7 屈肘运动

（九）PICC 带管期间皮肤发红、疼痛的处理

如发现置管外皮肤发红、疼痛，穿刺点有分泌物，体温超过 38.5℃，应警惕感染的发生，应立即到就近医院就诊。若仅是由于长期使用粘胶类产品发生皮肤过敏，导致角质层破坏而无感染者，可在医护人员的指导下，使用水胶体类贴膜或外用抗过敏软膏（如倍他米松尿素霜）等，减轻皮肤的过敏反应，同时避免搔抓过敏

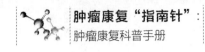

处皮肤，避免自行撕脱导管穿刺处透明敷贴。

（十）PICC 带管期间手臂肿胀的处理

当置管侧手臂明显粗于对侧手臂，或置管侧手臂肘窝上 10cm 臂围超过置管时臂围 2cm 时，应警惕静脉血栓的发生。发生静脉血栓会导致血液回流受阻，出现手臂的肿胀，应立即到就近医院就诊，通过血管彩超确定是否发生静脉血栓，如有血栓应遵医嘱进行溶栓治疗。同时应抬高患侧肢体，使肿胀手臂高于心脏水平，促进血液回流，避免按摩或热敷肿胀部位，以免静脉血栓脱落导致肺血管栓塞。

（十一）PICC 带管期间管道滑脱、断裂的处理

当出现管道滑脱时，应用胶布固定管道后立即去就近医院处理，严禁把滑脱的导管重新送回体内。若管道断裂，应立即在导管断裂处上方或靠近穿刺点处将导管折起并用胶布固定，避免管道缩回体内。如果发现管道已缩回体内，可用弹力带捆扎穿刺侧手臂近心端后立即前往医院处理，应避免弹力带绑扎时间过长。

参考文献

[1] 于乐成，茅益民，陈成伟. 药物性肝损伤诊治指南 [J]. 实用肝脏病杂志，2017，20（2）：257—274.

[2] 陈飞. 中医食疗学及其在肿瘤病中的应用 [J]. 湖北中医杂志，2012，34（11）：128—129.

[3] 杜辉. 运动对癌症患者康复作用的研究进展 [J]. 中华肿瘤防治杂志，2016，（s2）：415—416.

[4] 胡幼平. 中医康复学 [M]. 上海：上海科学技术出版社，2008.

[5] 李俊英，罗艳丽，余春华. 外周中心静脉导管技术的临床应用 [M]. 北京：科学出版社，2013.

[6] 李晔雄. 肿瘤放射治疗学 [M]. 5版. 北京：中国协和医科大学出版社，2018.

[7] 梁繁荣，王华. 针灸学 [M]. 北京：中国中医药出版社，2016.

[8] 林丽珠，肖志伟，张少聪. 中医治肿瘤理论及验案 [M]. 北京：中国中医药出版社，2018.

[9] 刘翠平，聂学诚，汤良. 肿瘤治疗与康复问答 [M]. 北京：人民军医出版社，2007.

[10] 卢铀. 临床肿瘤学 [M]. 2版. 成都：四川大学出版社，2015.

[11] 吕海辰，刘莹，刘基巍，等. 2016年欧洲心脏病学会癌症治疗与心血管毒性立场声明解读 [J]. 中国实用内科杂志，2016，36（11）：949—953.

[12] 罗洁. 中医食疗在肿瘤病中的临床应用研究 [J]. 中国医药指南，2013，11（34）：215—216.

[13] 中国临床肿瘤学会指南工作委员会. 肿瘤放化疗相关中性粒细胞减少症规范化管理指南 [J]. 中华肿瘤杂志，2017，39（11）：868—878.

[14] 中国临床肿瘤学会肿瘤化疗所致血小板减少症共识专家委员会. 肿瘤化

疗所致血小板减少症诊疗中国专家共识（2018版）[J]. 中华肿瘤杂志，2018，40 (09)：714－720.

[15] 美国运动医学学会（ACSM）. ACSM 运动测试与运动处方指南 [M]. 王正珍，译. 北京：人民卫生出版社，2010.

[16] 石远凯，孙燕. 临床肿瘤内科手册 [M]. 6 版. 北京：人民卫生出版社，2015.

[17] 王国辰. 孙桂芝实用中医肿瘤学 [M]. 北京：中国中医药出版社，2009.

[18] Niederhuber JE, Doroshow JH, Kasten MB, et al. 临床肿瘤学 [M]. 5 版. 孙燕，译. 北京：人民军医出版社，2016.

[19] 王中和. 口腔颌面－头颈肿瘤放射治疗学 [M]. 北京：世界图书出版公司，2013.

[20] 吴春晓，钟广恩，周国平. 国外针灸在肿瘤康复治疗中的应用进展 [J]. 针灸临床杂志，2015，31（10）：88－91.

[21] 夏云飞，孙颖，陈晨. 鼻咽癌放射治疗临床参考 [M]. 北京：北京大学医学出版社，2016

[22] 叶星鳞，黄祖萍，熊英. 运动及放松训练对乳腺癌化疗患者疲乏程度的影响 [J]. 中国肿瘤临床与康复，2016，(11)：1397－1399.

[23] 于兑生，恽晓平. 运动疗法与作业疗法 [M]. 北京：华夏出版社，2002.

[24] 赵辉，潘桂花. 肿瘤的预防与康复护理 [M]. 兰州：甘肃科学技术出版社，2014.

[25] 周岱翰. 临床中医肿瘤学 [M]. 北京：人民卫生出版社，2000.

[26] 周仲瑛. 中医内科学 [M]. 北京：中国中医药出版社. 2017.

[27] Boonyawan K, Gomez DR, Komaki R, et al. Clinical and dosimetric factors predicting grade ≥2 radiation pneumonitis after postoperative radiotherapy for patients with non-small cell lung carcinoma [J]. International Journal of Radiation Oncology, Biology, Physics, 2018, 101 (4)：919－926.

[28] Maekura R, Hiraga T, Miki K, et al. Personalized pulmonary rehabilitation and occupational therapy based on cardiopulmonary exercise testing for patients with advanced chronic obstructive pulmonary disease [J]. International

Journal of COPD, 2015, 10 (1): 1787—1800.

[29] Marks LB, Yorke ED, jackson A, et al. Use of normal tissue complication probability models in the clinic [J]. International Journal of Radiation Oncology, Biology, Physics, 2010, 76 (3S): 10—19.

[30] NCCN. Cancer-and Chemotherapy-Induced Anemia (Version 3. 2018) [S/OL]. 2019 [2017—11—21]. http://www.nccn.org

[31] NCCN. Cancer-RelatedFatigue (Version2. 2018) [S/OL]. 2019 [2018—02—20]. http://www.nccn.org

[32] Simcock R, Fallowfield L, Monson K, et al. ARIX: a randomised trial of acupuncture v oral care sessions in patients with chronic xerostomia following treatment of head and neck cancer [J]. Annals of Oncology, 2013, 24 (3): 776—783.

[33] Vern-Gross TZ, Kowal-Vern A. Erythema multiforme, Stevens Johnson syndrome, and toxic epidermal necrolysis syndrome in patients undergoing radiation therapy: a literature review [J]. American Journal of Clinical Oncology, 2014, 37 (5): 506—513.

[34] Wong RK, Deshmukh S, Wyatt G, et al. Acupuncture-like transcutaneous electrical nerve stimulation versus pilocarpine in treating radiation-induced xerostomia: results of RTOG 0537 phase 3 study [J]. International Journal of Radiation Oncology, Biology, Physics, 2015, 92 (2): 220—227.